Ventilazione meccanica non invasiva

T0202654

Stefano Nava · Francesco Fanfulla

Ventilazione meccanica non invasiva

Come, quando e perché

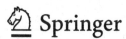 Springer

Stefano Nava
Istituto Scientifico di Pavia
Fondazione S. Maugeri I.R.C.C.S.
Pavia

Francesco Fanfulla
Centro di Medicina del Sonno
ad Indirizzo Cardio-Respiratorio
U.O. di Pneumologia Riabilitativa
Istituti Scientifici di Pavia e Montescano
Fondazione S. Maugeri I.R.C.C.S.
Pavia

Si ringrazia Midia S.r.l. per aver concesso l'autorizzazione a utilizzare alcuni brani pubblicati nel volume "La ventilazione non invasiva in terapia intensiva respiratoria", S. Nava, 1997

ISBN 978-88-470-1547-0   e-ISBN 978-88-470-1548-7

DOI 10.1007/978-88-470-1548-7

9 8 7 6 5 4 3 2 1

Layout copertina: Ikona S.r.l., Milano

Impaginazione: Graphostudio, Milano
Stampa: Arti Grafiche Nidasio, Assago (MI)

Springer-Verlag Italia S.r.l., Via Decembrio 28, I-20137 Milano
Springer fa parte di Springer Science+Business Media (www.springer.com)

• Amused and confused by life little ironies
Oh, what a perfect day,
To think about my silly world

Dal testo Perfect, dei THE THE

Prefazione

Perché un manuale sulla ventilazione non invasiva

A distanza di dodici anni eccoci nuovamente qui. *"Still crazy after all these years"* cantava ai tempi della mia gioventù Paul Simon. Sì, è proprio vero, dopo tutto questo tempo sento ancora l'entusiasmo e la pazzia di lanciarmi in questa nuova avventura.

Cos'è cambiato nel frattempo? Sicuramente è cambiata la medicina, sempre più orientata verso qualcosa che mi piace sempre meno ma chiede sempre di più, dove primeggiano i binomi paziente = cliente, obiettivo = risparmio, qualità = forma, eccellenza = buona pubblicità e infine ricerca = medicina basata sull'evidenza, come se uno studio randomizzato-controllato, magari con placebo, sia automaticamente sinonimo di qualità assoluta. Quanti di voi vorrebbero però essere arruolati nel gruppo placebo in uno studio randomizzato sull'efficacia del paracadute?

È cambiato questo libro, innanzitutto perché è stato ricostruito *ex-novo* a eccezione di pochi capitoli "classici" su argomenti specifici, in merito ai quali in questi ultimi anni ben poco è cambiato (i.e. la fisiologia). Dodici anni sono tanti per una metodica ancora giovane e in via di espansione, che ancora è oggetto di scetticismo forse prevenuto da parte di alcuni e di eccessivo, a volte ingenuo entusiasmo da parte di altri. Di sicuro siamo diventati tutti assieme, noi cultori della materia, più credibili, più apprezzati e sicuramente scientificamente più forti. Dodici anni fa la ventilazione non invasiva era prerogativa di pochi mentre ora è forza di gruppo, ieri veniva usata quasi clandestinamente, ora è la prima modalità di ventilazione in Terapia Intensiva in Francia e forse lo sarà presto anche in altre nazioni. Come ho detto più volte la nostra forza è il lavoro di squadra. Un solo medico per quanto bravo ed esperto non potrà mai applicare con successo la nostra metodica se non supportato dai Colleghi e soprattutto dai nostri amici Fisioterapisti e Infermieri.

Cosa invece non è cambiato?

Il mio approccio alla scrittura, per esempio, che spero continui a tener presente le richieste del lettore. Riprendo per esempio quanto scrivevo nella prefazione del 1997: "In questo manuale ho cercato di ricordare tutte le domande a me poste e ho tentato di dare una risposta logica e consequenziale al fine di rendere più semplice l'approccio alla ventiloterapia".

Non è cambiata ahimè, e lo dico con rammarico la scarsa "educazione" e training che i Colleghi specializzandi ricevono al proposito. Pochìssime, o addirittura nessuna, sono infatti le lezioni sull'argomento ventilazione che vengono inserite nel piano universitario. Poi, però l'indomani i Colleghi si trovano a che fare nella vita reale con un paziente con un pH di 7.25 e non a contare in laboratorio gli eosinofili nello sputo indotto. Tutto questo nonostante la crescita scientifica e la nostra rispettibilità e popolarità all'estero siano aumentate enormemente.

È cambiata infine la copertina. Assieme al mio nome compare infatti quello di Francesco Fanfulla, compagno di scrittura e quindi di oneri che alla mia età è diventato difficile sostenere da solo. Con lui ci siamo divisi la stesura dei capitoli e abbiamo condiviso la rilettura delle rispettive parti, cercando di unirle con un nesso logico e consequenziale.

Come da prassi adesso i ringraziamenti. Grazie a tutte le persone che in questi anni mi hanno più volte chiesto la pubblicazione di un "nuovo libro", ai miei genitori per avermi insegnato la perseveranza, e infine ad Anna Maria per avermi cambiato la vita e soprattutto aver avuto il coraggio di sposarmi.

Pavia, novembre 2009   **Stefano Nava**

Indice

Elenco abbreviazioni

AASM	*American Academy of Sleep Medicine*
A/C	Assistita/Controllata
AHI	Indice di Apnea-Ipopnea
AIMS	Associazione Italiana Medicina del Sonno
AIPO	Associazione Italiana Pneumologi Ospedalieri
ALI	*Acute Lung Injury*
AMV	*Assisted Mechanical Ventilation*
APACHE	*Acute Physiological Score and Chronic Health*
APACHE II	*Acute Physiological Score and Chronic Health II*
APRV	*Airway Pressure-Release Ventilation*
ARDS	*Acute Respiratory Distress Syndrome*
ASV	Ventilazione Servo-Adattativa
Auto-CPAP	CPAP Automatica
Auto-VPAP	*Auto-Variable Positive Airway Pressure*
AVAPS	*Average Volume-Assured Pressure Support*
BAL	Lavaggio Bronchiolo-Alveolare
Bipap	Ventilazione Bilevel
BIPAP	*Biphasic Positive Airway Pressure*
BPCO	Broncopneumopatia Cronico-Ostruttiva
CFR	Capacità Funzionale Residua
CMV	*Controlled Mechanical Ventilation*
Compsas	*Complex Sleep Apnea*
COPD	*Chronic Obstructive Pulmonary Disease*
CPAP	Ventilazione a Pressione Positiva Continua
CPT	Capacità Polmonare Totale
CV	Capacità Vitale
Edi	EMG del diaframma
EELV	*End-Expiratory Lung Volume*
EMG	Elettromiografia
EPA	Edema Polmonare Acuto

EPAP	PEEP Esterna
ERS	*European Respiratory Society*
ETCO$_2$	*End Tidal* CO$_2$
FRC	Capacità Funzionale Residua
HCVR	Risposta Ventilatoria allo Stimolo Ipercapnico
HFJV	*High Frequency Jet Ventilation*
HFO	*High Frequency Oscillation*
HFPPV	*High Frequency Positive Pressure Ventilation*
HH	*Heated Humidifiers*
HME	*Heat and Moisture Exchangers*
ICD	*International Classification of Diseases*, Classificazione Internazionale delle Condizioni Patologiche
ICDSC	*Intensive Care Delirium Screening Checklist*
ICU	*Intensive Care Unit*
IMV	*Intermittent Mandatory Ventilation*
IPAP	*Inspiratory Peak Airways Pressure*, Pressione di picco
IPV	*Intrapulmonary Percussive Ventilation*
IPPV	*Intermittent Positive Pressure Ventilation*
LTMV	*Long Term Mechanical Ventilation*, Terapia Ventilatoria Non Invasiva a Lungo Termine
MDI	*Metered Dose Inhaler*
MEP	*Maximal Expiratory Pressure*
MIP	*Maximum Incidental Pressure*, Pressione Inspiratoria Massima alla Bocca
NIV	*Non-Invasive Ventilation*, Ventilazione Non Invasiva
NPPV	*Non-Invasive Positive Pressure Ventilation*
NPV	Ventilazione a Pressione Negativa Intermittente
ODI	Indice di desaturazione
OHS	*Obesity-Hypoventilation Syndrome*, Sindrome Obesità-Ipoventilazione
OR	*Odd Ratio*
OSA	*Obstructive Sleep Apnea*
OSAS	*Obstructive Sleep Apnea Syndrome*, Sindrome delle Apnee Ostruttive Durante il Sonno
OTLT	Ossigenoterapia a Lungo Termine
PAV	*Proportional Assist Ventilation*
PCV	*Pressure Controlled Ventilation*
Pdi	Pressione Transdiaframmatica
PEEPi,dyn	PEEP Intrinseca Dinamica
Pes	Pressione Esofagea
PETCO$_2$	Pressione Parziale di CO$_2$ di Fine Espirazione
Pga	Pressione Gastrica
PS	Pressione di Supporto
PSV	*Pressure Support Ventilation*
RDI	*Respiratory Disturbance Index*, Indice di Disturbo Respiratorio
RR	*Respiratory Rate*
SAPS	*Simplified Acute Physiological Score*

SAPS II	*Simplified Acute Physiological Score II*
SARS	*Severe Acute Respiratory Syndrome*
SIMV	*Synchronized Intermittent Mandatory Ventilation*
Sonno NREM	Sonno Non-REM (*Self Explanatory*)
SvO_2	Saturazione Venosa Centrale di O_2
TaccP	Tempo di Accelerazione del Picco
TC	Tomografia Computerizzata
Te	Tempo Espiratorio
Ti	Tempo Inspiratorio
TLC	*Total Lung Capacity*
Ttot	Tempo Respiratorio Totale
VAP	*Ventilator Associated Pneumonia*
VAPS	*Volume Assured Pressure Support Ventilation*
VAS	*Visual Analog Scale*
VR	Volume Residuo
VRE	Volume di Riserva Espiratorio
Vt	*Volume Tidal*

Perché ventilo un paziente non invasivamente

1

Sarebbe troppo facile riproporre esattamente il capitolo che scrissi in precedenza sulla insufficienza respiratoria acuta. Le cause, i meccanismi e la fisiopatologia dello scompenso respiratorio sono troppo noti e troppo ben descritti altrove per ripetermi.

Rispondiamo però a una semplice domanda. Da cosa è caratterizzata l'insufficienza respiratoria acuta che risponde meglio alla NIV? Sicuramente, come evidenziato in Figura 1.1, dalla presenza di ipercapnia, e quindi di un deficit della pompa respiratoria, che è composta dal sistema nervoso centrale, i nervi periferici e i muscoli respiratori.

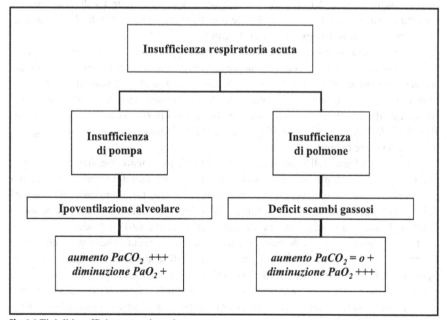

Fig. 1.1 Tipi di insufficienza respiratoria

Ventilazione meccanica non invasiva. Stefano Nava, Francesco Fanfulla
© Springer-Verlag Italia 2010

Un deficit di pompa porta sempre all'ipercapnia e, quando scompensata, all'acidosi attraverso il meccanismo della ipoventilazione alveolare. Essa viene descritta come la condizione nella quale il volume corrente di gas che entra ed esce dai polmoni (volume minuto) non è più sufficiente per soddisfare le richieste metaboliche dell'organismo. I soggetti ipercapnici non sono in grado di raggiungere un equilibrio tra la produzione metabolica di CO_2 e la sua eliminazione, contrariamente a quanto avviene nei pazienti affetti da acidosi respiratoria compensata, o cosiddetta cronica. In parole semplici, a parità di ventilazione minuto (frequenza respiratoria × volume corrente) la ventilazione alveolare potrebbe essere totalmente differente. Poniamo il caso del paziente A, che respiri con una frequenza di 10 atti/min e un volume corrente di 500 ml, e il caso del paziente B, che abbia invece una frequenza di 20 atti/min e un volume corrente di 250 ml. Entrambi hanno la stessa ventilazione minuto (5 L/min), ma ventilazioni alveolari totalmente differenti. Tenendo costanti i valori di spazio morto, per esempio 150 ml, nel primo soggetto la ventilazione alveolare è pari a 3.5 L/min (500 ml − 150 ml = 350 ml × 10 atti/min) mentre nel secondo è di 2 L/min (250 ml − 150 ml = 100 ml × 20 atti/min). È questo pattern respiratorio caratterizzato da respiri rapidi (frequenza elevata) e superficiali (volumi correnti bassi) che porta allo sviluppo di ipercapnia.

La diagnosi di insufficienza respiratoria acuta ipercapnica è stabilita anzitutto per la presenza di valori di PaO_2 (altrimenti che insufficienza respiratoria sarebbe?) < 60 mmHg in aria ambiente, e per valori di $PaCO_2$ > 45–50 mmHg con pH < 7.35. Questi limiti formali non tengono comunque conto di numerosi fattori, primo fra tutti la variabile tempo, oltre alle modalità di insorgenza dell'episodio e l'età del paziente. Per esempio, una $PaCO_2$ = 70 mmHg insorta da settimane ha diversa valenza rispetto a valori simili raggiunti in poche ore; pertanto è sul valore di pH (o grado di compenso) che deve basarsi la nostra diagnosi.

Nella maggioranza dei casi la NIV è in grado di riportare i nostri pazienti verso valori emogasanalitici più consoni, anche se non necessariamente normali, attraverso una correzione del pattern respiratorio, cioè un aumento dei volumi correnti tramite l'aiuto del ventilatore e la contemporanea riduzione della frequenza respiratoria. Quest'ultimo effetto ha anche la caratteristica, nei pazienti con riacutizzazione di BPCO, di dare più tempo ai nostri pazienti per l'esalazione, e quindi ridurre il grado di iperinflazione dinamica.

La fisiopatologia dell'insufficienza respiratoria puramente ipossica è invece più complessa e dipendente da vari fattori, non è sempre imputabile al polmone, ma anche ad esempio a uno scompenso cardiocircolatorio. Le alterazioni più comuni della cosiddetta insufficienza respiratoria di origine parenchimale sono comunque quelle del rapporto ventilazione/perfusione, dello *shunt* e della diffusione.

La definizione classica di insufficienza respiratoria acuta si basa su di un valore di PaO_2/FiO_2 < 300, con criteri di gravità crescenti al diminuire di questo valore. Spesso la NIV non è in queste forme così efficace come la ventilazione invasiva, che pertanto viene preferita come trattamento di prima linea almeno in certi casi per questioni di sicurezza. I motivi per cui si ricorre spesso all'intubazione sono ben noti:
- protezione delle vie aeree;
- necessità di ventilazione continuata, e quindi di profonda sedazione e a volte

anche di curarizzazione;
- instabiltà emodinamica grave;
- uso di frazioni inspirate di ossigeno elevate, a volte non possibili con ventilatori NIV.

Esistono però delle condizioni caratterizzate da insufficienza respiratoria ipossica che rispondono egregiamente alla NIV, in particolare l'edema polmonare acuto e la polmonite nel soggetto immunocompromesso (se ne parlerà nei capitoli dedicati).

Letture consigliate

Bégin P, Grassino A (1991) Inspiratory muscle dysfunction and chronic hypercapnia in chronic obstructive pulmonary disease. Am Rev Resp Dis 143:905-912

Bellemare F, Grassino A (1983) Force reserve of the diaphragm in patients with chronic obstructive pulmonary disease. J Appl Physiol 55:8-15

Ceriana P, Nava S (2006) Hypoxic and hypercapnic respiratory failure. In: Nava S, Welte T (eds) Respiratory Emergencies (European Respiratory Monograph). European Respiratory Society Journals Ltd, Sheffield

Moloney ED, Kiely JL, McNicholas WT (2001) Controlled oxygen therapy and carbon dioxide retention during exacerbations of chronic obstructive pulmonary disease. Lancet 357(9255):526-528

NHLBI Workshop summary (1990) Respiratory muscle fatigue. Report of the Respiratory Muscle Fatigue Workshop Group. Am Rev Respir Dis 142(2):474-480

Similowski T, Yan S, Gauthier AP et al (1991) Contractile properties of the human diaphragm during chronic hyperinflation. N Engl J Med 325(13):917-923

Stevenson NJ, Walker PP, Costello RW, Calverley PM (2005) Lung mechanics and dyspnea during exacerbations of chronic obstructive pulmonary disease. Am J Respir Crit Care Med 172(12):1510-1516

La fisiologia della ventilazione meccanica

2

Scopo di questo capitolo è tentare di descrivere in poche e semplici parole le basi di funzionamento dei ventilatori e di fornire qualche nozione di interazione tra respiratore e paziente.

Un ventilatore è una macchina relativamente semplice disegnata per trasmettere e applicare, seguendo uno schema impostato, un'energia che serve a compiere un lavoro utile. L'energia viene fornita al ventilatore sotto forma di elettricità (= volts × ampère × tempo) o di gas compresso (= pressione × volume) e da qui trasmessa per aumentare o rimpiazzare lo sforzo che i muscoli respiratori del paziente devono compiere per sostenere il lavoro respiratorio.

Facciamo però un passo indietro e cerchiamo di chiarire come respiriamo, ma prima di tutto definiamo quello che deve essere tradotto dalla meccanica pura alla fisiologia respiratoria. La forza è un concetto di meccanica che in fisiologia si definisce pressione (pressione = forza / area), lo spostamento è il volume (volume = area × spostamento) e infine la misura del cambiamento di spostamento è definita come flusso (flusso medio = Δvolume /Δtempo. Nel caso della ventilazione noi consideriamo una pressione generata da un soggetto e/o da una macchina che genera un flusso di gas che entra nelle vie aeree e aumenta il volume presente nei polmoni.

La Figura 2.1 dimostra in maniera schematica, e speriamo semplice, come funziona il nostro atto respiratorio. Per cominciare esistono 3 pressioni che determinano il flusso, e quindi la genesi di un volume; esse sono:
1. la pressione atmosferica (Patm);
2. la pressione alveolare, cioè la pressione all'interno del polmone (Palv);
3. la pressione pleurica, cioè quella generata fra il polmone e la cassa toracica (Ppl).

Il movimento di aria dall'esterno all'interno del polmone e viceversa è assicurato da un gradiente pressorio tra l'esterno (Patm) e l'interno del polmone (Palv). Se la Palv diminuisce, rispetto alla Patm, si parla di ventilazione a Pressione Negativa ed è la condizione naturale. Se la Patm (pressione alla bocca) aumenta, rispetto alla Palv, si parla di ventilazione a Pressione Positiva (durante ventilazione meccanica). Più elevato è il flusso e maggiore sarà la pressione, così come a parità di flusso la pressione aumenta se si innalza la resistenza.

Ventilazione meccanica non invasiva. Stefano Nava, Francesco Fanfulla
© Springer-Verlag Italia 2010

2

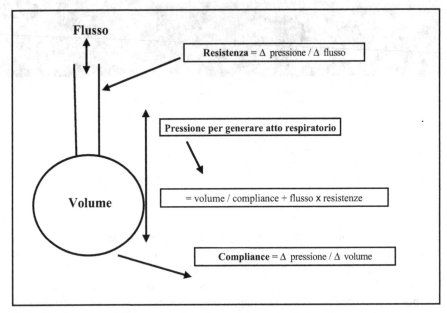

Fig. 2.1 Funzionamento del sistema respiratorio

L'espansione del pallone elastico è determinata dalla cosiddetta pressione trans-polmonare, cioè la differenza fra Palv e Ppl. La forza che genera un atto respiratorio è prodotta durante ventilazione meccanica dalla somma fra la pressione dei muscoli del paziente (Pmusc) e quella generata dal ventilatore (Pvent).

Due altre pressioni sono importanti nel determinare la fisiologia di un atto spontaneo o assistito: la pressione di ritorno elastico (*i.e.* elastanza o E = Δ pressione/Δvolume, con la *compliance* suo reciproco), e la pressione resistiva (*i.e.* R = Δ pressione/Δ flusso), che dipendono dalle caratteristiche del paziente. In ultima analisi la cosiddetta equazione di moto del sistema respiratorio può essere semplificata come segue:

Pvent + Pmusc = Elastanza × Volume + Resistenza × Flusso

Quindi nel paziente ventilato le pressioni generate del ventilatore e dal paziente, in varia proporzione a seconda della patologia e delle modalità, determinano il flusso e il volume che il paziente riceverà. Se ad esempio il paziente è totalmente passivo la sua Pmusc sarà assente, e quindi tutta la forza sarà generata da Pvent; il contrario si verificherà invece nel soggetto che respira spontaneamente.

La pressione, il volume e il flusso sono funzioni del tempo e sono dette *variabili*. Elastanza e resistenze si assume che rimangano costanti durante l'atto respiratorio e per convenzione vengono chiamate *parametri*. Questo vale per la fase inspiratoria.

Supponendo che, come nella maggioranza dei casi, l'espirazione avvenga passivamente, la Pmusc e la Pvent sono assenti e pertanto l'equazione di moto diventa:

– Resistenza × Flusso = Elastanza × Volume

Il segno meno presente a sinistra della formula indica la direzione negativa del flusso espiratorio e suggerisce che durante l'espirazione passiva il flusso è generato dall'energia immagazzinata nella componente elastica durante l'inspirazione.

Questi sono i concetti di base che dobbiamo tenere presente quando ventiliamo un paziente, ricordando che probabilmente l'unica differenza fra ventilazione invasiva e NIV è data dalla componente resistiva del naso e delle prime vie aeree, che sono by-passate dal tubo endotracheale.

Letture consigliate

Bates JH, Rossi A, Milic-Emili J (1985) Analysis of the behaviour of the respiratory system with constant inspiratory flow. J Appl Physiol 58(6):1840-1848

Chatburn RL (2006) Classification of mechanical ventilators. In: Tobin M (ed) Principle and Practice of Mechanical Ventilation. Mc-Graw Hill, New York

Mead J, Lindgren I, Gaensler EA (1955) The mechanical properties of the lungs in emphysema. J Clin Invest 34:1005-1016

(Quasi) tutto quello che volete sapere di un ventilatore

3

La prima considerazione che ci viene da fare, rileggendo dopo anni il precedente capitolo su questo argomento, è quanto la tecnologia sia cambiata e ci abbia anche aiutato nella pratica quotidiana, con continui miglioramenti in questo lasso di tempo. Praticamente i ventilatori che elencavamo sono quasi del tutto spariti e molti di essi fanno già parte della nostalgia dei tempi andati. Nell'elenco delle schede dei ventilatori presente come appendice al libro ci siamo basati su quelli attualmente disponibili per la vendita ben sapendo che alcune macchine, ancora utilizzate, non sono più in commercio. Nella descrizione dei ventilatori ci siamo scrupolosamente attenuti a quanto riportato nelle schede tecniche, che non sempre ci hanno trovato d'accordo (*i.e.* il picco di flusso di per sé ci dice poco, se non sappiamo per quanto tempo è mantenuto a una determinata FiO_2; la FiO_2 somministrata dipende per esempio dalla disponibilità o meno nel ventilatore di miscelatore). Ci siamo inoltre resi conto che non tutte le schede riportano ogni dettaglio (*i.e.* sino dove arriva la compensazione efficace delle perdite, dove e come viene misurato il volume corrente), ma tant'è. Il nostro compito non è quello di guidarvi nella scelta di un modello specifico quanto di darvi una visione generale di quello che offre attualmente il mercato. A voi poi la scelta critica.

Oramai la NIV non si applica esclusivamente con i cosiddetti ventilatori "domiciliari", ma con un'ampia gamma di macchine che spaziano dai sofisticati e costosi ventilatori da Terapia Intensiva a quelli usati per la *Home Care* respiratoria. Per questo motivo li abbiamo divisi in grandi classi di appartenenza, tenendo conto che la gravità del paziente, l'acuzie dell'insufficienza respiratoria, il timing e l'ambiente dove la NIV viene applicata determinano anche la scelta del ventilatore, dell'interfaccia e dei *disposables* connessi alla pratica della NIV. Si tenga inoltre conto che, a causa della continua evoluzione tecnologica, molti modelli di ventilatori vengono modificati o addirittura sostituiti nel giro di pochi mesi. Ci scusiamo per questo in anticipo con le Ditte produttrici per eventuali dimenticanze e omissioni, tenendo conto della nostra buona fede.

I primi ventilatori per la NIV utilizzavano una modalità di ventilazione volumetrica controllata o sincronizzata intermittente (SIMV), mentre solo alcuni di essi

3

offrivano anche l'opzione della ventilazione pressometrica controllata. Essi hanno svolto egregiamente il loro lavoro per circa un trentennio, ventilando migliaia di pazienti al domicilio in modalità soprattutto invasiva, ma anche non invasiva; tuttavia, il principale limite all'utilizzo di questi ventilatori in modalità non invasiva stava nel loro pattern fisso di erogazione del gas inspirato, rendendoli incapaci di compensare le inevitabili fughe aeree, oltre al fatto che in alcuni di essi non era possibile impostare un valore di PEEP estrinseca (PEEPe).

Il "cambio generazionale" che diede origine ai ventilatori pressometrici di moderna concezione derivò da un ventilatore da CPAP utilizzato per il trattamento delle apnee notturne, al quale l'applicazione di una valvola magnetica consentiva l'erogazione di una pressione su due livelli durante la fase inspiratoria ed espiratoria, rispettivamente. Da qui nacque il nome *"bilevel positive airway pressure"*. Il successo di questo ventilatore, e di altri modelli similari che presto vennero immessi sul mercato, stava nel ridotto peso e ingombro, nella facile trasportabilità, nella semplicità di utilizzo e nella possibilità di escludere gli allarmi, spesso non necessari in NIV nei pazienti non dipendenti dal ventilatore.

L'evoluzione tecnologica avvenuta in questi ultimi vent'anni ha fatto sì che attualmente sia disponibile sul mercato una gamma di ventilatori specificatamente disegnati per la NIV, le cui prestazioni non si discostano di molto da quelle dei ventilatori da terapia intensiva. Questa grande varietà di ventilatori oggi disponibili sul mercato rende non sempre agevole la loro classificazione all'interno di una categoria ben precisa essendo molti, come indicato sopra, i modelli "ibridi". Detto questo, per semplicità abbiamo catalogato 4 principali classi di ventilatori:

* ventilatori da Terapia Intensiva con modulo NIV;
* ventilatori da Terapia Intensiva specifici per NIV;
* ventilatori *Bilevel* semplici e/o domiciliari;
* *Stand-alone* CPAP.

3.1
Come funziona un ventilatore

Qui di seguito cercheremo di semplificare alcuni concetti fondamentali per il funzionamento di una macchina, che vengono spesso misconosciuti dal "grande pubblico".

Un ventilatore ha il compito di trasformare energia in una delle variabili di *output*, come flusso, pressione o volume. Si può ottenere questo applicando una pressione positiva alle vie aeree oppure una pressione sub-atmosferica all'esterno del torace, come nel caso della ventilazione a pressione negativa. In questo libro ci soffermeremo principalmente sui primi respiratori.

Schematicamente un ventilatore può essere classificato come a: pressione, volume, flusso, tempo. Dal punto di vista pratico è utile tenere in considerazione le seguenti regole:

* se il segnale di pressione non cambia al modificarsi delle proprietà meccaniche del paziente, allora il ventilatore è controllato a *pressione*;

- se il volume erogato è misurato direttamente dal ventilatore, allora quest'ultimo è controllato a *volume*;
- se il volume erogato è determinato da un trasduttore di flusso, allora il ventilatore è ciclato a *flusso*;
- se i segnali di flusso e volume si modificano in seguito a cambiamenti di resistenze e *compliance*, allora si parla di ventilatore controllato a *tempo*.

Naturalmente i ventilatori ciclati a volume o pressione sono i più comunemente usati. I respiratori necessitano di una fonte elettrica sotto forma di corrente AC, oppure DC quando alimentati a batteria.

3.1.1
Sistema pneumatico

La fonte di gas può essere ottenuta da un gas esterno ad alta pressione, come nel caso di sistema di erogazione centralizzato, da un compressore interno, una turbina o un pistone, oppure un sistema ibrido.

Semplificando le cose, un ventilatore con opzione NIV può funzionare con ossigeno e aria ad alta pressione (*i.e.* 4 atmosfere) oppure con ossigeno e aria atmosferica.

Nel primo tipo di macchina, tipicamente presente in Terapia Intensiva, la pressione all'interno del ventilatore viene ridotta al livello atmosferico per permettere al paziente una respirazione fisiologica. Di solito il picco di flusso erogato è molto rapido e raggiunge i 200 L/m, e viene mantenuto come costante su un valore di 130-150 L/m.

Nel secondo tipo di ventilatori, a cui appartiene la maggior parte dei ventilatori disegnati specificatamente per la NIV, il pistone o una turbina aspirano l'aria dall'ambiente. L'uso simultaneo di ossigeno ad alto flusso permette l'uso di questi presidi anche in Terapia Intensiva. Il picco di flusso raggiunto supera ampiamente i 200 L/m ma, soprattutto nei respiratori più datati, l'applicazione di una resistenza può portare a una drammatica riduzione del flusso su valori anche <100 L/m. Le turbine veloci o quelle rotanti a una velocità costante regolate da una valvola proporzionale hanno permesso ai ventilatori di ultima generazione di ottenere prestazioni equivalenti a quelli alimentati a ossigeno e aria ad alta pressione. Questi presidi permettono molto spesso di soddisfare le domande ventilatorie dei pazienti in *distress* respiratorio.

Alcuni ventilatori domiciliari operanti a turbina possiedono l'opzione di poter arricchire il sistema solo con ossigeno a basso flusso (da una bombola o dal classico flussometro ospedaliero), ma in questo caso la tensione del gas non è costante.

3.1.2
Fonte di gas

I ventilatori di entrambe le categorie molto spesso utilizzano un miscelatore interno guidato da una valvola proporzionale. Alcuni respiratori che funzionano con aria

3

ambiente non hanno un miscelatore vero e proprio ma un sistema di erogazione di ossigeno composto da una valvola proporzionale che si combina con l'aria aspirata dalla turbina.

3.1.3
Valvole inspiratorie ed espiratorie

Le due valvole hanno il compito principale di regolare il ciclo respiratorio, e in particolare determinare l'inizio e la fine della fase inspiratoria. La valvola inspiratoria nella maggioranza dei ventilatori è regolata con un sistema *on-off*, oppure tramite una valvola proporzionale (tipicamente solenoide) che si apre e si chiude appunto in maniera proporzionale a seconda del flusso, mantenendo il circuito potenzialmente sempre aperto.

La valvola espiratoria può quindi funzionare con un meccanismo di apertura-chiusura, in fase alterna con la valvola inspiratoria (tipica valvola a "fungo" o a "diaframma"), oppure con una apertura proporzionale, come descritto sopra. Le valvole espiratorie determinano anche la pressione del sistema durante la fase espiratoria, a livello atmosferico o mantenendo una pressione positiva espiratoria (PEEP esterna). L'uso di valvole elettromagnetiche o di microprocessori che regolano la valvola espiratoria è utile per ridurre le costanti di tempo espiratorie, soprattutto nei pazienti con limitazione al flusso. In alcune modalità e ventilatori esiste la possibilità di avere le cosiddette valvole espiratorie sempre attive, che permettono al paziente di respirare spontaneamente durante un atto controllato a pressione (*i.e.* APRV o BIPAP).

3.1.4
Trigger inspiratorio ed espiratorio

Si rimanda a quanto scritto nei capitoli relativi al settaggio del ventilatore.

3.1.5
Allarmi

Esistono in quasi tutti i ventilatori allarmi di sicurezza "assoluta" che non possono quindi essere esclusi dall'operatore, in quanto il loro silenziamento potrebbe mettere a rischio la salute del paziente. A questa categoria di allarmi appartengono quelli di *defaillance* elettrica, apnea, FiO_2 e di pressione elevata, quest'ultimo di solito posizionato tra la valvola inspiratoria ed espiratoria, che agisce in automatico eliminando ogni eccesso di pressione nel circuito. Un'opzione interessante di alcuni ventilatori con modulo NIV è la differenziazione dell'allarme di reale disconnessione da quello di perdita aerea massiva per cattivo posizionamento dell'interfaccia. Gli allarmi più comuni che l'operatore può modificare sono quelli di pressione, volume, frequenza e ventilazione/minuto.

3.1.6
Il sistema di monitoraggio

La presenza o meno di un sistema di monitoraggio non interferisce direttamente con la sicurezza del paziente, ma aiuta sicuramente l'operatore a meglio interpretare l'andamento clinico del paziente.

Durante la NIV è sicuramente importante poter visualizzare i valori di volume corrente, che ricordiamo è calcolato come integrazione del segnale di flusso. Il volume espirato è essenziale per verificare l'efficacia della ventilazione meccanica. La differenza fra il volume inspirato e quello espirato è utile per quantificare la presenza di perdite del sistema durante NIV. Esistono ventilatori che misurano direttamente i due volumi (*i.e.* in- ed espiratorio) e altri che lo estrapolano dal segnale di flusso e dalle perdite. La misura vera dei due volumi si può ottenere solo con due pneumotacografi posizionati sulla via inspiratoria ed espiratoria, oppure con uno pneumotacografo inserito a livello della Y di un sistema a doppio tubo. Nelle schede tecniche di ciascun ventilatore sono illustrati anche i sistemi di monitoraggio di ciascun ventilatore. Fortunatamente sono quasi spariti dal commercio i ventilatori che quantificavano il volume esclusivamente dal flusso inspiratorio senza tenere conto delle eventuali perdite. In questo caso infatti l'algoritmo del ventilatore cercava di compensare aumentando il flusso inspiratorio, andando quindi direttamente a influenzare la lettura del volume, che risultava abnormemente elevato quanto più significative erano le perdite. Ci trovavamo pertanto di fronte a numeri che indicavano volumi anche superiori al litro, quando magari il volume corrente effettivo era di poche decine di ml. Questo ha generato per anni molta confusione. La visualizzazione delle tracce di flusso, pressione e volume è diventata di grande moda negli ultimi anni; il nostro parere è che in realtà la loro importanza è direttamente proporzionale alle conoscenze fisiopatologiche dell'operatore. Queste curve sono molto utili per visualizzare l'interazione paziente-ventilatore e le caratteristiche del flusso espiratorio. Nel malato ventilato invasivamente, dove è possibile la sedazione profonda e/o la curarizzazione, si possono misurare direttamente i valori di meccanica respiratoria (ad esempio *compliance*, resistenze, PEEP intrinseca statica) tramite le manovre di occlusione di fine in- ed espirazione.

3.1.7
Studi comparativi

Non vogliamo entrare a far parte della schiera dei politicamente corretti, e quindi spesso ipocriti, e dichiariamo qui che, sebbene mediamente la tecnologia abbia fatto passi da gigante e quasi tutti i ventilatori disponibili siano affidabili e sicuri, esistono delle importanti differenze fra ventilatori delle stessa categoria. Innanzi tutto vogliamo smentire il luogo comune che i ventilatori da Terapia Intensiva siano per forza più sofisticati e "performanti" solo perchè costano di più e hanno monitoraggi più sofisticati. Ricordiamo che un ventilatore da NIV per principio deve avere algoritmi complessi per permettere la compensazione delle perdite. Detto questo, esistono oramai parecchi studi in letteratura che paragonano in vitro, ma quasi mai in vivo, le prestazioni di varie macchine. Vi invitiamo ad analizzare i lavori citati alla fine di questo capitolo per scoprire quali siano i ventilatori più o meno affidabili per quanto riguarda il sistema di triggeraggio in- ed espiratorio, lo sforzo necessario da parte del paziente e infine, dettaglio non trascurabile, la facilità d'uso. A questo proposito vogliamo riportare quanto evidenziato da Gonzalez-Bermejo (Gonzalez-Bermejo et al, 2006) che ha dimostrato come il tempo necessario per avviare un ventilatore vari mantenendo costante l'operatore dai 20 ai 120 secondi a seconda del tipo di macchina utilizzata. Ricordiamo inoltre che la presenza di perdite influenza in maniera significativa le *performance* di un respiratore.

Tenete però presente se e quando leggerete questi lavori che: spesso sono già "vecchi" al momento della loro uscita, in quanto alcuni dei ventilatori testati potrebbero aver cambiato algoritmo oppure essere stati soppiantati da nuovi modelli; ogni estrapolazione dei lavori in vitro sui pazienti potrebbe non sempre essere adeguata; i test eseguiti per verificare l'efficacia della compensazione per le perdite sono spesso eseguiti con valori prefissati (di solito media e grossa perdita), mentre nella vita reale la quantità di fughe d'aria varia considerevolmente anche da atto ad atto.

Da ultimo ricordatevi che le prestazioni di un ventilatore non si giudicano sulla carta o meglio sulle *brochures* che le Ditte vi mostrano. Un esempio su tutti: il flusso erogato da un ventilatore non è necessariamente sinonimo di buona o cattiva *performance*; una macchina può garantire un elevato flusso, ma vi siete mai chiesti per quanti secondi quel flusso può essere mantenuto variando per esempio la FiO_2 o variando la componente resistiva? L'efficacia di un ventilatore si giudica anche da questo.

Letture consigliate

Gonzalez-Bermejo J, Laplanche V, Husseini FE et al (2006) Evaluation of user-friendliness of 11 home mechanical ventilators. Eur Respir J 27(6):1236-1243

Gregoretti C, Navalesi P, Tosetti I, Pelosi P (2008) How to choose an Intensive Care Unit ventilator. The buyers' guide to respiratory care products

Kaczmarek RM et al (2006) Basic principles of ventilatiory machinery. In: Tobin M (ed) Priciples and Practice of mechanical ventilation. McGraw-Hill, New York

Mehta S, McCool FD, Hill NS (2001) Leak compensation in positive pressure ventilators: a lung model study. Eur Respir J 17(2):259-267

Richard JC, Carlucci A, Breton L et al (2002) Bench testing of pressure support ventilation with three different generations of ventilators. Intens Care Med 28(8):1049-1057

Vignaux L, Tassaux D, Jolliet P (2007) Performance of noninvasive ventilation modes on ICU ventilators during pressure support: a bench model study. Intensive Care Med 33(8):1444-1451

Vitacca M, Barbano L, D'Anna S (2002) Comparison of five bilevel pressure ventilators in patients with chronic respiratory failure. A physiologic study. Chest 122(6):2105-2114

Le interfacce per NIV

4

La scelta dell'interfaccia più appropriata è senza dubbio uno dei cardini del successo della NIV, non solo nel paziente in fase di insufficienza respiratoria acuta, dove la tenuta e l'efficacia sono gli elementi più rilevanti, ma anche nel contesto della ventilazione a lungo termine, dove il comfort assume maggiore importanza. La scelta dell'interfaccia assume anche una notevole rilevanza nell'insorgenza di effetti collaterali quali perdite d'aria, claustrofobia, eritema facciale, rash acneiforme, lesioni da decubito e irritazione congiuntivale; e a conferma di come questo aspetto, se pur noto, venga spesso disatteso, in uno studio condotto su oltre 3.000 pazienti in ventilazione domiciliare con CPAP venne evidenziato come solo la metà dei pazienti giudicava in maniera soddisfacente la propria maschera per NIV.

Le interfacce possono essere classificate come:

- orali: unica di questo tipo è il boccaglio, un'interfaccia introdotta tra le labbra e tenuta in sede tramite una sigillatura labiale;
- nasali: maschere nasali e olive nasali; queste ultime, in inglese *nasal pillows*, sono soffici tappi gommati inseriti nelle narici;
- oro-nasali: maschere facciali (coprono naso e bocca), maschere facciali totali (includono anche gli occhi);
- casco: include anche il collo ma non viene a contatto con la cute del viso.

Possono essere di costruzione industriale pronte all'uso e distribuite da differenti compagnie mediche in varie misure per bambini e adulti, oppure fabbricate su misura per il paziente tramite impronta presa direttamente sul viso o tramite calco. Le maschere industriali pronte all'uso sono in genere modulari e composte di due o più parti: un cuscinetto, a diretto contatto con la cute, in materiale morbido (PVC, polipropilene, silicone, idro-gel, elastomero di silicone, ecc.) e un guscio in materiale rigido, in genere trasparente (PVC rigido, policarbonato, ecc.); queste parti possono essere staccate e si montano con meccanismo a incastro, oppure possono essere saldate tra loro. Le maschere modulari offrono il vantaggio di poter sostituire solo il cuscinetto quando usurato, con riduzione dei costi di manutenzione. Sulla maschera vi è un certo numero di punti di ancoraggio variabile da due a otto dove viene agganciato il sistema (calotta, cuffia, nastro) di fissaggio della maschera stessa che utilizza

Ventilazione meccanica non invasiva. Stefano Nava, Francesco Fanfulla
© Springer-Verlag Italia 2010

4

ganci o strisce di velcro. Quanto più numerosi sono i punti di ancoraggio, tanto maggiore sarà la possibilità di ottenere un fissaggio ottimale e di poter variare i punti di massima pressione; in genere gli agganci disposti perifericamente sulla maschera determinano una distribuzione più uniforme della pressione sul viso. Le maschere possono essere dotate di fori che fungono da sistemi *anti-rebreathing*; nel caso si adoperino queste maschere non bisogna utilizzare un circuito del respiratore a doppia via o inserite sul circuito mono-via un altro dispositivo per l'eliminazione dell'anidride carbonica (vedi più avanti). Fori supplementari eventualmente presenti sulle maschere possono servire per la somministrazione di ossigeno, per la misurazione della pressione all'apertura delle vie aeree o della capnometria.

La sella nasale è in genere il punto più delicato e più a rischio di arrossamenti o lesioni da pressione, anche in virtù di una possibile individuale intolleranza cutanea al materiale della maschera o alla eccessiva sudorazione. Comunque il fissaggio non troppo stretto della maschera rimane il punto fondamentale per la prevenzione delle lesioni da decubito: in genere si consiglia di fissare la cuffia in modo che tra questa e il capo possano passare due dita, in questo modo tollerando un minimo grado di fughe aeree, se queste non interferiscono con l'interazione tra paziente e macchina. Una strategia aggiuntiva per la prevenzione dei decubiti è quella di utilizzare differenti tipi di maschere, nel caso in cui il paziente debba mantenere la NIV per molte ore consecutive, in modo da alternare la distribuzione della pressione sulla cute variando i punti di attrito massimo, specialmente sul dorso nasale.

4.1
Boccagli

Il loro utilizzo è abbastanza diffuso, soprattutto negli Stati Uniti d'America, nei pazienti affetti da patologie neuro-muscolari come unica interfaccia, oppure come interfaccia diurna alternata ad altra interfaccia durante le ore notturne. Sono disponibili in diverse forme e misure, in modo da adattarsi alle diverse conformazioni del cavo orale; alcuni si possono applicare come dispositivi ortodontici in modo da poter essere espulsi con una semplice protrusione della lingua. Gli inconvenienti legati al loro utilizzo sono la stimolazione della salivazione e del riflesso faringeo fino a causare vomito; il loro utilizzo sul lungo termine può anche indurre deformità alle arcate dentali. L'aerofagia e la distensione gastrica sono più frequenti che con altri tipi di interfaccia.

4.2
Maschere nasali

Sono usate preferenzialmente per il paziente stabile in NIV domiciliare a lungo termine o anche in ambito ospedaliero, in caso di insufficienza respiratoria di nuova insorgenza, una volta superata la fase di acuzie. Nell'uso domiciliare bisogna sempre verificare l'effettiva presenza di fughe aeree dalla bocca, soprattutto durante le ore di sonno notturne, durante le quali il paziente può non accorgersi dell'apertura involontaria della bocca in mancanza di un sistema di controllo (allarmi sul volume corrente inspirato o persona in grado di sorvegliare). A questo inconveniente si può ovviare con appositi sistemi di fissaggio con velcro (reggi-mento) che impediscono il movimento della mandibola.

4.3
Olive nasali

Questo tipo di interfaccia offre gli stessi vantaggi delle maschere nasali per quanto riguarda la possibilità del paziente di espettorare, assumere alimenti e parlare senza toglierla; inoltre riduce la sensazione di claustrofobia, per coloro che ne soffrono e, aspetto spesso non trascurabile, consente di indossare gli occhiali da vista durante la NIV. Viene per lo più impiegata come alternativa alla maschera facciale o nasale per eliminare il problema di attrito sulla cute nasale, almeno per alcune ore, nei casi ad alto rischio di sviluppo di lesioni da decubito. In questo modo la tolleranza alla NIV può aumentare, e così il numero di ore di applicazione. Vantaggi e svantaggi sono analoghi a quelli delle maschere nasali.

4.4
Maschere facciali

Sono l'interfaccia di prima scelta nel paziente in fase di insufficienza respiratoria acuta il quale, per ridurre le resistenze inspiratorie, adotta una respirazione oro-nasale. Anche una recente indagine, effettuata presso circa 300 reparti tra terapie intensive e reparti pneumologici, ha confermato che la maschera facciale è la più usata durante un episodio di insufficienza respiratoria acuta, seguita dalla maschera nasale, dalla facciale totale e dal casco. Il motivo di questa preferenza sta nella familiarità di utilizzo da parte di infermieri e/o terapisti respiratori, nel comfort del paziente e nella minore entità di fughe aeree. In questi ultimi anni si è assistito a un notevole progresso tecnologico con miglioramento del cuscinetto di appoggio facciale, con adozione di meccanismi di aggancio e sgancio veloce e di valvole antisoffocamento per prevenire fenomeni di *rebreathing* o di asfissia in caso di malfunzionamento del ventilatore. Le maschere *full face* hanno un cuscinetto morbido che ben si adatta al contorno del viso in modo da evitare la pressione diretta sul viso; il guscio della maschera comprende una valvola anti-asfissia che si apre automaticamente all'aria ambiente in caso di malfunzionamento del ventilatore quando la pressione nelle vie aeree scende al di sotto di 3 cmH$_2$O.

4

4.5
Casco

Si tratta di un involucro cilindrico e trasparente in PVC, separato tramite un anello metallico dal collare (in PVC o silicone) che aderisce al collo consentendo una connessione sigillata e una tenuta ottimale, disponibile in diverse taglie. Vi sono due ingressi che fungono da vie inspiratoria ed espiratoria, una valvola anti-soffocamento e dei perni in metallo, sulle superfici anteriore e posteriore dell'anello, che consentono l'ancoraggio alle ascelle del paziente per mezzo di due cinghie imbottite. È stato impiegato per il trattamento dell'insufficienza respiratoria ipossiemica e ipercapnica e ha il vantaggio di evitare il contatto diretto dell'interfaccia con la cute del paziente e di poter essere applicato in maniera continuativa per lunghi periodi di tempo. Tuttavia, l'elevato spazio morto può facilitare il *rebreathing* e ridurre l'eliminazione dell'anidride carbonica, mentre la distensibilità della parete e l'elevato volume interno di gas possono interferire con il meccanismo del trigger in- ed espiratorio, peggiorando l'interazione tra paziente e macchina, fenomeno questo che sembra presentare alcune differenze a seconda del modello di casco utilizzato. Questi aspetti lo rendono ideale per l'utilizzo in CPAP, purché connesso a una sorgente di gas freschi in grado di erogare elevati flussi superiori ai 30 L/m, mentre l'utilizzo in NIV è consigliabile nelle mani di operatori esperti e in centri ad alta specializzazione.

I vantaggi e gli svantaggi di ciascuna classe e tipo di interfaccia sono illustrati nella Figura 4.1, mentre alcuni "miti" che circondano l'uso dei diversi tipi di maschere (ad esempio lo spazio morto e la frequenza d'uso) sono descritti in dettaglio nei capitoli "Miti" e "Trucchi e trappole".

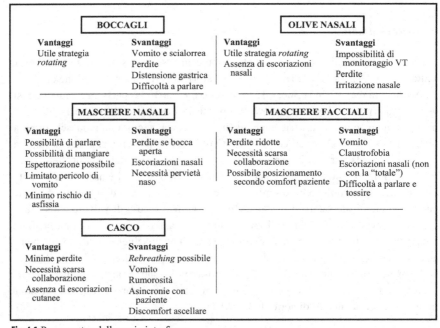

Fig. 4.1 Pro e contro delle varie interfacce

Letture consigliate

Antonelli M, Conti G, Pelosi P et al (2002) New treatment of acute hypoxemic respiratory failure: noninvasive pressure support ventilation delivered by helmet–a pilot controlled trial. Crit Care Med 30(3):602-608

Antonelli M, Pennisi MA, Pelosi P et al (2004) Noninvasive positive pressure ventilation using a helmet in patients with acute exacerbation of chronic obstructive pulmonary disease: a feasibility study. Anesthesiology 100(1):16-24

Fauroux B, Lavis JF, Nicot F (2005) Facial side effects during noninvasive positive pressure ventilation in children. Intensive Care Med 31(7):965-969

Nava S, Navalesi P, Gregoretti C (2009) Interfaces and humidification for non-invasive ventilation. Respir Care 54(1):71-84

Navalesi P, Fanfulla F, Frigerio P et al (2000) Physiologic evaluation of noninvasive mechanical ventilation delivered with three types of masks in patients with chronic hypercapnic respiratory failure. Crit Care Med 28(6):1785-1790

Patroniti N, Saini M, Zanella A et al (2007) A Danger of helmet continuous positive airway pressure during failure of fresh gas source supply. Intensive Care Med 33(1):153-157

Saatci E, Miller DM, Stell IM et al (2004) Dynamic dead space in face masks used with noninvasive ventilators: a lung model study. Eur Respir J 23(1):129-135

Schettino P, Tucci R, Sousa R et al (2001) Mask mechanics and leak dynamics during noninvasive pressure support ventilation: a bench study. Intensive Care Med 27(12):1887-1891

Quando iniziare (o meno) il trattamento ventilatorio

5

Spesso davanti a un paziente in insufficienza respiratoria acuta, dispnoico e sofferente ci domandiamo se esistono le condizioni oggettive per l'inizio della ventiloterapia. A noi cultori della NIV viene sempre chiesto quali siano i criteri per iniziare la NIV, mentre non ho mai sentito chiedere a un Intensivista quali siano i parametri obiettivi per intubare un paziente. Esistono casi in cui l'impostazione di ventiloterapia invasiva è obbligatoria come l'anestesia, l'arresto respiratorio da varie cause, la necessità di mantenere pervie le vie aeree, il sensorio gravemente compromesso, l'ipossia gravissima. Il buon senso, l'"occhio clinico", il grado di dispnea, il deterioramento dei gas ematici e, ultimo ma non trascurabile aspetto, la disponibilità di posti letto, sono i fattori che influenzano la scelta del medico intensivista di fronte a un paziente affetto da grave insufficienza respiratoria acuta.

5.1
Il timing di applicazione

Per quanto riguarda la NIV invece esistono dei criteri abbastanza chiari di inizio, poiché tutti gli studi pubblicati negli ultimi anni hanno posto molta enfasi nello standardizzare i parametri di applicazione della NIV a seconda del tipo di insufficienza respiratoria. Quello che a nostro parere non è invece mai stato sottolineato a sufficienza è il timing di applicazione della NIV. Esso dipende dal diverso grado di severità del paziente, dall'ambiente in cui la metodica viene applicata e, soprattutto, da quelle che sono le nostre aspettative riguardo la NIV.

In altre parole esistono a nostro avviso tre momenti fondamentali, illustrati nella Figura 5.1, che dipendono dalla severità dell'insufficienza respiratoria e, contemporaneamente, dal significato che diamo all'inizio della NIV.

Il primo momento è quello in cui applichiamo la NIV in un paziente nelle fasi iniziali di insufficienza respiratoria acuta ipercapnica o ipossica, quando per quello stato clinico in passato nessuno avrebbe pensato di ventilare il paziente né, tanto

5

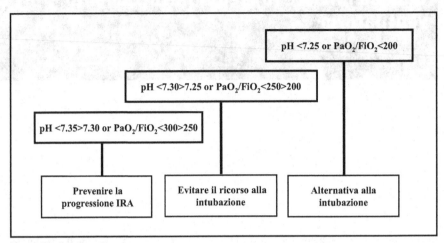

Fig. 5.1 Timing di applicazione

meno, di ricoverarlo in Terapia Intensiva, per *prevenire* un peggioramento dello scompenso respiratorio.

Il secondo momento si verifica quando le condizioni del paziente sono più critiche, l'insufficienza respiratoria più conclamata, ma forse il paziente potrebbe ancora essere trattato al di fuori di una Terapia Intensiva con la terapia medica, dove la NIV è applicata per *evitare* l'intubazione.

Infine il terzo momento, quando il "gioco si fa duro" e la NIV può venire utilizzata come breve *trial* di prova in ambiente protetto (*i.e.* Terapia Intensiva o Terapia Subintensiva), con lo scopo di essere una *alternativa* all'intubazione.

Per quanto riguarda i parametri da considerare, l'emogasanalisi arteriosa è insostituibile, dal momento che è la sola indagine che ci permette la diagnosi di insufficienza respiratoria. Gli altri parametri servono soprattutto per stabilire la severità del paziente e del suo di stress respiratorio.

5.2
L'emogasanalisi arteriosa

La prima informazione che otteniamo da una emogasanalisi è se l'insufficienza respiratoria è di tipo iposico oppure ipercapnico e, in quest'ultimo caso, se essa è associata ad acidosi respiratoria.

Generalmente un rapporto PaO_2/FiO_2 che scende improvvisamente <300 è indice di insufficienza respiratoria acuta e pertanto potrebbero già sussistere i criteri di inizio della NIV. Naturalmente una PaO_2 di 63 Torr in aria in un malato respiratorio cronico non assume lo stesso valore che invece avrebbe in un giovane di 25 anni con una polmonite.

Per quanto riguarda la $PaCO_2$, lo sviluppo di ipercapnia è quasi sempre legato a un difetto di pompa respiratoria. Un valore superiore ai 50 mmHg deve suonare in

ogni caso come campanello di allarme, ma è chiaro che la necessità di intraprendere
ventilazione meccanica deve essere basata sulla cronicità della malattia, e quindi sul
grado di acidosi.

Come è evidenziato nella Tabella 5.1, l'indicazione alla NIV viene posta in
pazienti affetti da BPCO con valori di $PaCO_2$ elevati ma solo in presenza di pH
<7.35. L'ipercapnia in assenza di acidosi non è mai un criterio di ventilazione in
acuto. La lettura dell'emogasanalisi non deve naturalmente limitarsi ai soli tre parametri classici sopra descritti, ma deve analizzare anche i bicarbonati, l'eccesso di
base, il gradiente alveolo-capillare, ecc. per meglio comprendere il reale stato dell'e-
quilibrio acido-base.

Tabella 5.1 Selezione di pazienti

è same obiettivo
Aumento dispnea • Tachipnea (≥ 25 atti/min nella BPCO; ≥ 30 nelle patologie restrittive) • Segni di aumentato lavoro respiratorio (*i.e.* uso dei m. accessori e paradosso addominale)
Scambio gassoso
Insufficienza Respiratoria Acuta nel paziente cronico • $PaCO_2 > 45$ mm Hg, pH < 7.35 Ipossia • $PaO_2/FiO_2 < 300$
Controindicazioni
Arresto respiratorio • Shock • Aritmia cardiaca e/o infarto miocardico incontrollati • Sanguinamento incontrollato apparato gastro-enterico • Incapacità di proteggere le vie aeree • Eccessive secrezioni con impossibilità di espettorazione, nonostante aiuti manuali o meccanici • Inabilità di fissare l'interfaccia • Chirurgia recente delle alte vie aeree o delle alte vie digestive

5.3
La dispnea

Essa è definita in vario modo come mancanza di fiato, sensazione di respiro difficol-
toso, fame d'aria. La più interessante e forse azzeccata descrizione della dispnea è
stata però formulata da Jesse, 5 anni e già testimonial della *Asthma American
Association*, come "mi sento come un pesce quando è fuori dall'acqua".

5

La severità del sintomo, la rapidità di insorgenza e la sua progressione ci forniscono importanti parametri riguardo a quanto il paziente è in grado di tollerare una ventilazione totalmente spontanea, ma non ci danno alcuna informazione sul reale stato di gas ematici, di acidosi e di tolleranza e necessità di ventiloterapia. La dispnea è un sintomo estremamente variabile, legato a una serie di meccanismi patogenetici completamente differenti fra loro e pertanto non deve sorprendere che non esista una chiara correlazione fra sintomo e grado di severità dell'insufficienza respiratoria acuta. Paradossalmente, a parità di compromissione funzionale respiratoria, un paziente che accetta livelli cronicamente alti di $PaCO_2$ riferisce meno dispnea rispetto a un paziente che combatte accanitamente per mantenere un normale grado di capnia. Lo stesso dicasi per chi è portatore di ripetuti attacchi asmatici, come se l'abitudine all'ostruzione bronchiale potesse interagire in qualche modo con la sensazione acuta di mancanza di fiato. Pertanto la severità della dispnea è generalmente più contenuta durante un episodio di insufficienza respiratoria acuta su cronica.

Due sono i meccanismi responsabili di tale comportamento. Il primo è legato alla ritenzione compensatoria dei bicarbonati, che riduce l'acidosi e quindi anche la ventilazione minuto che, non incrementando, risparmia un lavoro addizionale ai muscoli respiratori, spesso compromessi in corso di patologia polmonare cronica. Il secondo meccanismo appare connesso alla produzione endogena di endorfine in risposta a un aumentato carico respiratorio: esse ridurrebbero il drive aumentando la produzione di CO_2 ma mantenendo il lavoro respiratorio su limiti accettabili.

La dispnea si può misurare con scale assai note a noi pneumologi e di facile uso e comprensione. Misuriamola allora! Per esempio un punteggio di 3-4 alla scala di Borg è già suggestivo di un disagio respiratorio allarmante, mentre altrettanto importanti sono le variazioni in risposta a un provvedimento terapeutico, come per esempio la NIV. Che tristezza però vedere nelle U.O. di Pneumologia i fogli della curva termometrica privi di ogni indicazione riguardante la dispnea o addirittura la frequenza respiratoria.

5.4
Cianosi, tachipnea e reclutamento dei muscoli accessori

Gli altri segni clinici di *distress* respiratorio tanto grave da necessitare l'impostazione di ventiloterapia sono alquanto variabili e non specifici e sono soprattutto legati alla patologia di base.

Per esempio la cianosi, che rappresenta il marker clinico dell'ipossiemia, dipende dalla presenza di almeno 5 g/dl di emoglobina non ossigenata nel sangue capillare. Nei casi di anemia (Hb <10 g/dl), il grado di ipossiemia deve essere severo (SaO_2= 50-60%) prima che la cianosi si manifesti, mentre in un paziente policitemico essa sarà evidente per livelli di ossiemia molto più elevati (SaO_2>70%).

La tachipnea è un fenomeno spesso associato alla dispnea e comune sia all'insufficienza di pompa che a quella parenchimale. La tachipnea diventa, nel paziente affetto da malattia polmonare cronica ostruttiva, un iniziale meccanismo di compenso all'aumentato carico elastico. Il pattern respiratorio che questi pazienti adottano durante un grave episodio di insufficienza respiratoria acuta è infatti caratterizzato dal cosiddetto "respiro rapido e superficiale" che, riducendo lo sforzo inspiratorio per ogni atto, e di conseguenza il volume corrente, tende a minimizzare anche il lavoro totale del sistema respiratorio.

L'osservazione dei movimenti toraco-addominali e dell'impegno dei muscoli respiratori, soprattutto quelli accessori, ci fornisce una fotografia empirica dello stato di disagio respiratorio. Per l'analisi dettagliata di questi segni si rimanda al capitolo relativo al monitoraggio.

5.5
Stato neurologico

Lo stato neurologico è altresì importante per decidere l'inizio della ventiloterapia. Esistono oltre alla classica Glasgow Coma Scale, che peraltro si è rivelata assai poco sensibile nei pazienti affetti da insufficienza respiratoria acuta, altri tipi di valutazione neurologica, prima fra tutte la scala di Kelly, disegnata per stabilire il deficit dello stato di coscienza nel paziente respiratorio (Tabella 5.2). Lo stato soporoso, limitato alla risposta a comandi verbali semplici o allo stimolo doloroso, è sicuramente un'indicazione precisa alla ventiloterapia. Il paziente comatoso non è necessariamente avviato all'intubazione in quanto esistono oramai evidenze in letteratura che questi pazienti possono essere trattati con NIV.

Caso differente è invece quello del paziente molto agitato e intollerante con un elevato grado di eretismo che spesso pone ostacoli insormontabili per l'inizio di NIV, a meno che non si ricorra alla sedazione, come verrà illustrato nei capitoli successivi.

Tabella 5.2 Scala di Kelly

1	Sveglio. Esegue una serie di 3 comandi
2	Sveglio. Esegue semplici comandi
3	Sonnolento ma risvegliabile. Esegue semplici comandi
4	Soporoso. Esegue semplici comandi saltuariamente e solo dopo stimoli vigorosi
5	Comatoso con sistema nervoso centrale integro
6	Comatoso con patologia del sistema nervoso centrale

5

5.6
Efficacia della tosse

Nei pazienti respiratori cronici va anche sempre valutata l'efficienza del riflesso della tosse. Una componente secretiva abbondante associata a una difficoltà di espettorazione (da inibizione centrale della tosse o da insufficiente forza dei muscoli espiratori) sono controindicazioni relative alla NIV e pertanto è preferibile ricorrere all'intubazione tracheale, a meno che non si ricorra a tecniche tradizionali (*i.e.* assistenza alla tosse) o alternative (*i.e. in-exufflator*®, *percussionaire*®). Esiste la possibilità di monitorare un surrogato della capacità di rimuovere le secrezioni, e cioè la misura del picco di flusso espiratorio, utilizzato per esempio nei pazienti neuromuscolari come indice di efficacia della tosse.

5.7
Altre considerazioni cliniche

Il grado di instabilità cardio-vascolare è un altro di quei parametri da tenere presente quando si prospetta la necessità di ventilare un paziente. L'insorgenza di insufficienza cardio-vascolare ha molteplici cause e vari segni clinici, primo fra tutti una gettata cardiaca compromessa, accompagnata spesso da disturbi del ritmo e della conduzione e da un'instabilità pressoria. Tutti questi eventi possono venir peggiorati da un elevato grado di ipossiemia e da un aumentato carico di lavoro del sistema respiratorio tramite un complesso di riflessi cardio-polmonari. In questi casi si tende ad applicare una ventilazione di tipo invasivo soprattutto per ragioni di sicurezza. In effetti, secondo alcuni stati dell'arte la NIV sarebbe controindicata in presenza di instabilità cardio-vascolare, anche se non esistono studi che abbiano chiaramente dimostrato i pericoli legati a questa modalità di ventilazione.

Il problema etico e medico più importante, secondo il mio parere, non è tanto la decisione di quando iniziare la ventiloterapia (soprattutto quella invasiva), quanto piuttosto se vale la pena impostarla, correndo il rischio di un accanimento terapeutico. Di fronte a un paziente affetto da patologia polmonare o neuromuscolare cronica con ricorrenti episodi di insufficienza respiratoria acuta si pone il grave dilemma se lasciare la malattia al suo decorso naturale o intervenire con provvedimento terapeutico straordinario. Questo sottogruppo di pazienti ha un'alta percentuale di mancato svezzamento dalla protesi meccanica, e pertanto vi è un'elevata probabilità che essi divengano ventilatore-dipendenti.

Al di là del fatto che personalmente siamo molto scettici sull'effettivo miglioramento della qualità di vita di questi pazienti una volta posti in ventiloterapia continua per via tracheostomica, rimane il grosso problema della gestione da parte del personale sanitario e dalla *compliance* dei familiari che quasi sempre debbono di fatto sostituire, spesso completamente, la mancata efficienza della struttura pubblica. È noto infatti che la cura e il carico di questi pazienti vengono quasi sempre affidati ai congiunti e al volontariato, che comunque in Italia è ancora poco sviluppato, nonostante si dica il contrario. Molti altri esami di laboratorio e indagini diagnostiche possono aiutare il medico a porre precisa diagnosi e a focalizzare meglio lo stato di gravità del paziente, e pertanto essere più lucidi nel decidere se e quando iniziare la ventiloterapia. Tuttavia spesso ci si trova da soli e in situazioni stressanti, con poco tempo e forse con pochi mezzi strumentali, a dover decidere quale sia l'approccio terapeutico migliore. A questo proposito citiamo una frase scritta 40 anni fa, quando forse non esistevano ancora problemi economici pressanti, dal Dr. Feinstein: "Se il medico ordina troppi test ed esami indiscriminatamente sciupa tempo, sforzi e denaro. Il loro costo può incidere troppo pesantemente sulle spese ospedaliere e inoltre l'eccessiva quantità di esami può superare le capacità del laboratorio di ottenere risultati corretti. D'altro lato se il medico ordina solo pochi test basandosi solamente sul suo presunto occhio clinico, senza bisogno di conferme oggettive, corre il rischio di gravi errori diagnostici e terapeutici".

Letture consigliate

Elliott M, Moxham J (1994) Noninvasive mechanical ventilation by nasal or face mask. In: Tobin M (ed) Principles and practice of mechanical ventilation. McGraw-Hill, New York

Kelly BJ et al (1993) Prevalence and severity of neurological dysfunction in critically ill patients. Influence on need for continued mechanical ventilation. Chest 104:1818-1824

Nava S, Navalesi P, Conti G (2006) Time of non-invasive ventilation. Intensive Care Med 32(3):361-370

Sancho J, Servera E, Dìaz J, Marìn J (2007) Predictors of ineffective cough durino a chest infection in patients with stable amyotrophic lateral sclerosis. Am J Respir Crit Care Med 175(12):1266-1271

Modalità con cui ventilo il paziente in NIV

6

Qual'è la modalità di scelta per ventilare un paziente non invasivamente? Questa è una delle domande più frequenti a cui nessuno è forse in grado di rispondere in quanto non esistono in letteratura studi di comparazione, se non un paio di lavori fisiologici che si limitano a paragonare volume assistito con pressione di supporto, mostrando differenze non significative fra le due tecniche. Di sicuro è più facile affermare che le modalità pressometriche (*i.e.* pressione di supporto e pressione controllata) sono decisamente le più usate nella pratica clinica. La Tabella 6.1 illustra una percentuale stimata di utilizzo delle differenti modalità, basandosi sui lavori pubblicati durante un episodio di insufficienza respiratoria acuta.

Di seguito riportiamo le caratteristiche principali delle ventilazioni più importanti, ricordando che verranno descritte solo le modalità assistite (cioè modalità nelle quali il paziente può comunque triggerare il ventilatore), dal momento che per definizione la NIV può essere applicata solo nei pazienti con una anche minima autonomia respiratoria. Esiste un grossa confusione tra le varie sigle che caratterizzano le diverse modalità poichè, per problemi di *copyright*, la stessa ventilazione viene chiamata in maniera diversa a seconda dei ventilatori. Per esempio, la PAV è chiamata così in alcuni ventilatori e con altri nomi in altre macchine. Un'altra sigla che gene-

Tabella 6.1 Percentuali stimate di utilizzo modalità NIV durante Insufficienza Respiratoria Acuta

Pressione di supporto	54%
Pressione controllata	14%
Assistita volumetrica	4%
PAV	3%
CPAP	23%
Altre	2%

6

ra parecchia confusione è il termine BiPAP®, che così scritta è il nome di un ventilatore, oramai però sinonimo di ventilazione *bilevel*. Questo acronimo non va inoltre
confuso con BIPAP®, modalità che descriveremo più avanti, sviluppata e disponibile
con questo nome nei ventilatori *Draeger*. Quando si dice rendere le cose semplici...

6.1
Pressione Positiva Continua delle vie aeree (CPAP)

Qualcuno si sorprenderà, ma non abbiamo inserito la CPAP sotto il paragrafo modalità ventilatorie (vedi oltre), in quanto essa non è considerata una vera e propria ventilazione.

In effetti la CPAP è un respiro spontaneo in cui la ventilazione è affidata completamente al paziente, mentre il respiratore o il generatore di pressione ha il compito
di mantenere una pressione positiva prefissata, quindi superiore a quella atmosferica, costante per tutto l'atto inspiratorio (Fig. 6.1). Durante CPAP nessun atto inspiratorio a pressione positiva viene erogato ed è pertanto improprio definire la CPAP
un supporto ventilatorio, secondo l'equazione di moto descritta in precedenza.

L'operatore deve semplicemente regolare il livello di pressione stabilita e la sensibilità del respiratore, che varia a seconda dei sistemi usati (a flusso continuo o a
domanda). La CPAP è spesso confusa nel linguaggio comune con la PEEP esterna.

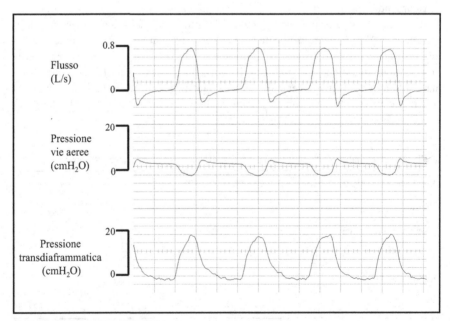

Fig. 6.1 Paziente ventilato in CPAP

La prima, come dice la parola, è una erogazione di pressione continua, mentre la seconda entra in gioco solo nella fase espiratoria durante altre metodiche a pressione positiva, come ventilazione volumetrica in A/C o PSV, PCV o PAV.

6.1.1
Applicazioni

Trattandosi di una modalità totalmente spontanea è chiaro che l'applicazione della CPAP deve avvenire solo in pazienti con drive respiratorio integro e un buono stato funzionale dei muscoli respiratori. Le modificazioni fisiologiche indotte dalla CPAP, e quindi le sue indicazioni, sono differenti a seconda della patologia.

Nel malato affetto da BPCO con insufficienza respiratoria acuta ipercapnica la CPAP può controbilanciare l'effetto negativo della PEEP intrinseca (PEEPi), che ricordiamo contribuisce in maniera considerevole (anche superiore al 60%) al lavoro dei muscoli inspiratori. Grande attenzione deve essere comunque posta al valore impostato, dal momento che questo non dovrebbe superare quello di PEEPi, onde evitare un'ulteriore iperinflazione in soggetti che già di base lavorano a volumi polmonari elevati. Ciò comporta una riduzione della forza massima dei muscoli respiratori che si trovano a lavorare in una porzione ancora più sfavorevole della curva tensione/lunghezza e un aumento del carico soglia che il paziente deve superare prima di iniziare l'atto respiratorio. Ricordiamo che la PEEPi dinamica registrata in questi pazienti affetti da insufficienza respiratoria acuta raramente supera la soglia di 6-8 cmH_2O, mentre a volte giungono alla nostra osservazione soggetti affetti da BPCO e ventilati con livelli di CPAP superiori ai 10 cmH_2O, questo probabilmente a causa dell'impossibilità di monitorizzare adeguatamente il valore di PEEPi, se non con la misura della pressione transdiaframmatica (Pdi), come illustrato nella Figura 6.2. In essa si può chiaramente vedere come la PEEPi venga definita la quota di pressione transdiaframmatica spesa "inutilmente" prima che il flusso torni a zero, cioè al valore di equilibrio del sistema respiratorio.

La CPAP è a volte ancora utilizzata in Terapia Intensiva nei tentativi di svezzamento dalla protesi meccanica in pazienti affetti da malattia polmonare cronica ostruttiva, ma il rischio di iperinflazione con questo livello di pressione non deve essere assolutamente trascurato.

In letteratura esiste, a nostra conoscenza, solo uno studio che ha utilizzato la CPAP nell'insufficienza respiratoria acuta ipercapnica, e pertanto non ci sentiamo di suggerire il suo utilizzo in questa patologia, se non eventualmente in associazione con un supporto inspiratorio.

L'uso più razionale della CPAP è riservato pertanto a quelle patologie caratterizzate da insufficienza respiratoria acuta non ipercapnica e soprattutto nell'edema polmonare acuto cardiogeno, ma anche nei traumi toracici complicati da fratture costali, ustioni e nel trattamento o nella prevenzione delle atelectasie. Il meccanismo con cui la CPAP migliora in queste condizioni lo stato di ossigenazione è legato all'effetto che la pressione positiva avrebbe nel contribuire a migliorare la *compliance* polmonare (a "tenere aperti gli alveoli"). Nel caso dell'edema polmonare acuto cardio-

6

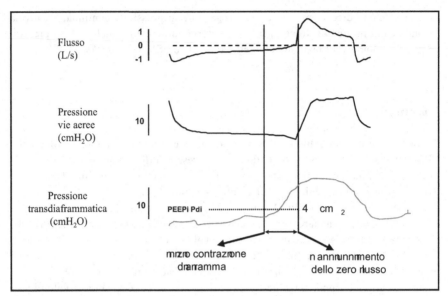

Fig. 6.2 Riconoscimento della PEEP intrinseca

geno l'effetto emodinamico è altrettanto importante e verrà discusso in dettaglio nel capitolo dedicato all'uso della NIV in questa patologia.

Esistono tre sistemi attraverso cui la CPAP può essere erogata. Il primo è il cosiddetto circuito CPAP, o sistema a flusso continuo, che comprende una serie di componenti (miscelatore di gas, *reservoir*, umidificatore e valvola PEEP) attraverso i quali passano i gas freschi con flussi intorno ai 30 L/m. L'apparato ha il pregio di essere poco costoso, facilmente costruibile e artigianalmente assemblabile. Gli altri due sistemi di somministrazione della CPAP dipendono dalle caratteristiche del ventilatore. Alcuni respiratori di vecchia concezione sono infatti forniti del sistema a domanda (*demand flow*), mentre i più recenti impiegano un sistema a flusso continuo chiamato, a seconda delle ditte produttrici, *flow-by* o *bias-flow*. Il vantaggio di quest'ultimo sistema è quello di ridurre notevolmente il lavoro dei muscoli inspiratori ed è largamente utilizzato quando si eroga la CPAP tramite un ventilatore tradizionale, soprattutto durante i tentativi di respiro spontaneo del paziente intubato tramite tubo a T. All'atto pratico, per quanto riguarda l'uso della CPAP in modalità NIV, il sistema *stand-alone*, cioè svincolato dal ventilatore, è decisamente il più utilizzato per la sua facilità d'uso.

6.2
Modalità volumetriche

Una semplice regola per capire come funziona una modalità ventilatoria è quella di chiedersi quale sia o quali siano le variabili determinate dall'operatore (variabile/i indipendente/i) e quali quelle che invece ne sono la conseguenza (variabile/i dipendente/i). Chi determina le variabili dipendenti è in ultima analisi il paziente, con meccanismi involontari (le proprietà meccaniche del sistema respiratorio) oppure volontari (il drive respiratorio, la frequenza respiratoria, ecc.).

6.2.1
Ventilazione Assisitita-Controllata (A/C)

6.2.1.1
Variabili indipendenti e dipendenti durante A/C

Durante ventilazione A/C le variabili indipendenti (Fig. 6.3) sono logicamente il volume corrente settato dall'operatore, la sensibilità del trigger inspiratorio (qualora questo settaggio fosse possibile) e il tempo con cui questo volume viene erogato, espresso come tempo inspiratorio (Ti) oppure, in alcuni ventilatori, come flusso. Ricordiamo che il volume non è altro che l'integrazione del flusso, pertanto per un volume corrente stabilito la velocità di flusso determina il Ti e viceversa. Le variabili dipendenti sono la pressione delle vie aeree e la frequenza respiratoria.

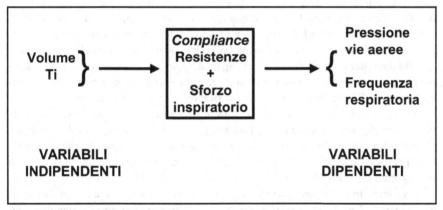

Fig. 6.3 Ventilazione Assistita Volumetrica

6.2.1.2
Applicazioni

Questa modalità di ventilazione è la più vecchia ma, come dicevamo prima, scarsamente utilizzata attualmente per la NIV. Essa gode ancora di popolarità in Nord America e nei Paesi di scuola affine (Australia, Sud Africa, India e Centro-Sud America) nei pazienti ventilati per via invasiva, mentre in Europa le PSV, PCV o BIPAP sono attualmente impiegate dopo i primi giorni di ventilazione anche nei pazienti con ARDS.

La A/C è una modalità cosiddetta volumetrica. Come è implicitamente indicato nella sigla, essa può essere totalmente controllata quando la sensibilità del trigger viene annullata e il paziente non può interagire con il ventilatore, oppure assistita. In alcuni ventilatori le due modalità sono separate e caratterizzate rispettivamente dalle sigle CMV e AMV, mentre nella maggioranza dei casi sono raggruppate come unica modalità sotto la sigla ACV o A/C con la possibilità di escludere o meno il trigger.

Nel caso di ventilazione controllata "pura" la maggioranza dei pazienti necessita inoltre di sedazione o addirittura di curarizzazione per ottenere maggiore adattamento a questa modalità, tipicamente usata solo nelle prime ore di ventilazione nei pazienti gravemente ipossici.

Durante ventilazione assistita, la sensibilità del trigger viene determinata dall'operatore e il paziente è in grado, una volta superato il valore soglia con uno sforzo inspiratorio, di attivare il ventilatore. Una frequenza minima è in ogni caso impostata per permettere una ventilazione efficace qualora il paziente non inizi l'atto respiratorio in un arco di tempo che dipende dalla frequenza respiratoria impostata. Per esempio se si stabilisce una frequenza respiratoria minima di 10 atti/minuto, ogni atto respiratorio completo è quantificabile in 6 secondi (60/10); se dopo questo intervallo di tempo il ventilatore non viene sollecitato, inizia automaticamente l'insufflazione a volume costante. Una frequenza di *back-up* troppo elevata può causare alcalosi, inibire il drive respiratorio del paziente oppure, nel caso di un paziente con BPCO, indurre una iperinflazione dinamica. Non esistono apparenti vantaggi della A/C volumetrica durante NIV rispetto alle più classiche modalità pressometriche, in quanto studi fisiologici hanno smentito un luogo comune, e cioè quello che durante A/C il lavoro dei muscoli respiratori venga maggiormente ridotto rispetto per esempio alla pressione di supporto. È quindi un errore pensare che questa modalità ventilatoria sia quella che riduce al minimo lo sforzo dei muscoli inspiratori.

Tra i maggiori svantaggi della A/C si ricordano gli effetti emodinamici. La gettata cardiaca dipende soprattutto dal ritorno venoso, che è determinato dal gradiente pressorio fra l'atrio destro e la pressione venosa sistemica. La ventilazione volumetrica provoca l'incremento della pressione intratoracica durante l'inspirazione con conseguente aumento della pressione atriale destra e diminuzione del ritorno venoso.

Un campo in cui la ventilazione A/C è ancora molto popolare è la ventiloterapia domiciliare del paziente non svezzabile e ventilato pertanto tramite cannula endotracheale.

6.2.2
Ventilazione Mandatoria Intermittente Sincronizzata (SIMV)

La *Intermittent Mandatory Ventilation* (IMV) o *Synchronized Intermittent Mandatory Ventilation* (SIMV) è una modalità studiata già negli anni '50 che ha avuto successo fino all'inizio degli anni '80, quando è stata pressoché abbandonata nella pratica clinica in molti Paesi Europei, pur mantenendo ancora vasta popolarità in Nord America e in altri Paesi extraeuropei. Non esistono studi sull'impiego della SIMV durante

NIV. La SIMV è una modalità originariamente proposta per il trattamento ventilatorio dei neonati e impiegata più tardi per lo svezzamento dei pazienti post-chirurgici e quelli con difficoltà di *weaning*.

6.2.2.1
Variabili indipendenti e dipendenti durante SIMV

Alcuni atti mandatori, impostati in volume o pressione di supporto o controllata, vengono stabiliti dall'operatore (variabili indipendenti). Quindi alcune variabili dipendenti sono derivate dal tipo di SIMV usata (pressione o volume), così come il timing di questi atti mandatori. Durante gli atti non assistiti è il paziente che determina il suo pattern respiratorio. In pratica la SIMV è un supporto ventilatorio in cui una serie di atti vengono forniti obbligatoriamente con modalità volumetrica o pressometrica dal ventilatore, ma tra un atto e l'altro il paziente può respirare senza alcun supporto oppure con un livello settato di CPAP. In questo modo il paziente può variare autonomamente il suo pattern respiratorio e, qualora la frequenza mandataria fosse relativamente bassa, il malato potrebbe anche riprendere totalmente il controllo della ventilazione. Al contrario, quando la frequenza respiratoria fissata dall'operatore è elevata, l'attività spontanea del paziente viene praticamente soppressa. Naturalmente fra questi due estremi esistono ampie possibilità di supporto parziale.

I ventilatori più vecchi fornivano gli atti obbligatori sotto forma di ventilazione volumetrica, mentre le macchine più recenti prevedono la possibilità di dare supporti di pressione, ciclati a tempo o a caduta di flusso, con sistemi di trigger a flusso o a pressione.

6.2.2.2
Applicazioni

Rispetto alle altre modalità di ventilazione la SIMV è sicuramente più vantaggiosa rispetto alla controllata. In particolare, la coordinazione paziente-ventilatore è migliore, dal momento che tutti gli sforzi inspiratori del paziente sono recepiti dalla macchina; inoltre alcuni studi hanno dimostrato come il rischio baro- o volutraumatico e la riduzione della gettata cardiaca legati alle alte pressioni di insufflazione siano ridotte durante SIMV, dal momento che i respiri spontanei sono intervallati a quelli imposti e pertanto la pressione media in un determinato intervallo di tempo è più bassa. Inoltre questa ultima modalità sembra minimizzare i rischi di alcalosi respiratoria, migliorare la distribuzione intrapolmonare dei gas e prevenire l'atrofia da disuso.

Meno evidenti sembrano i vantaggi della SIMV rispetto alle modalità assistite. Per quanto riguarda il confronto con la assistita volumetrica, i pochi studi pubblicati non documentano sostanziali differenze fra le due modalità per quanto riguarda gli effetti sulla gettata cardiaca, il consumo d'ossigeno e la prevenzione dell'alcalosi respiratoria. Non esistono invece studi di comparazione fra la SIMV e la PSV durante episodi di insufficienza respiratoria acuta, mentre un *trial* eseguito su pazienti post-chirurgici ha evidenziato come la pressione di picco delle vie aeree sia ridotta durante PSV. Considerando l'impiego più comune della SIMV, e cioè nello svezzamento dalla ventilazione meccanica, essa appare di efficacia nettamente inferiore sia al PSV che al *trial* con tubo a T.

Per quanto riguarda la NIV, molti ventilatori domiciliari volumetrici offrono l'opzione SIMV, ma a nostra conoscenza questa metodica non è mai stata applicata non invasivamente.

6.3
Modalità pressometriche

6.3.1
Ventilazione a Pressione di Supporto (PSV)

L'avvento di ventilatori portatili pressometrici per la ventilazione non invasiva, tipo *bilevel*, ha aumentato l'entusiasmo e reso popolare anche fra gli pneumologi questa modalità di ventilazione. I vantaggi clinici della PSV sono visibili anche ai profani, vista la sua buona adattabilità alle esigenze del paziente che ben la tollera, sia nelle prime fasi di ventilazione che durante lo svezzamento. È stato però spesso trascurato il fatto che questo tipo di ventilazione potrebbe anche avere delle limitazioni.

6.3.1.1
Variabili indipendenti e dipendenti durante PSV

Riprendiamo anche qui il concetto di variabili dipendenti e indipendenti. Durante ventilazione PSV le variabili indipendenti (Fig. 6.4), cioè quelle settate dall'operatore, sono la pressione inspiratoria ed eventualmente quella espiratoria, la sensibilità del trigger inspiratorio ed eventualmente quella del trigger che determina il passaggio inspirazione/espirazione. Le variabili dipendenti sono il tempo inspiratorio, quello inspiratorio, il volume corrente e la frequenza respiratoria.

Il *Pressure Support* o Pressione di Supporto (PSV) è quindi una metodica di ventilazione in cui ogni atto respiratorio spontaneo del paziente riceve un supporto pressorio inspiratorio. La pressione inspiratoria delle vie aeree è mantenuta costante al livello stabilito dall'operatore, e poiché il passaggio alla fase espiratoria è ciclato a caduta di flusso, il paziente teoricamente dovrebbe avere il completo controllo del timing respiratorio e del volume corrente. Questo dovrebbe, almeno in teoria, migliorare non solo la tolleranza alla ventilazione, ma anche l'interazione paziente/macchina. Per le sue caratteristiche, in alcuni respiratori la modalità in PSV viene anche chiamata, impropriamente, "Respiro Spontaneo".

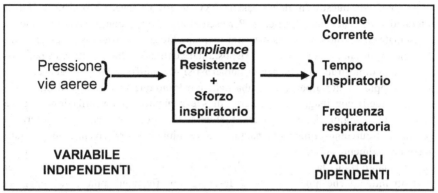

Fig. 6.4 Pressione di supporto ciclata a flusso

6.3.1.2
Applicazioni

La PSV è la modalità più frequentemente usata durante NIV, forse perché erroneamente si pensa che essa sia la più facile e immediata da impostare.

Clinicamente, il passaggio da qualsiasi altra modalità di ventilazione alla PSV provoca di solito un comfort e una *compliance* maggiori da parte del paziente. Questo è stato anche dimostrato in numerosi studi, che tuttavia si sono limitati all'effetto acuto, non addentrandosi in periodi di tempo più lunghi.

L'altro grosso vantaggio della PSV è il fatto che lo sforzo dei muscoli inspiratori può essere graduato e personalizzato a seconda delle esigenze individuali, variando il livello di pressione di supporto. L'aggiunta di PEEP esterna o CPAP durante PSV può ulteriormente ridurre il lavoro a cui i muscoli respiratori sono sottoposti, sia durante episodio di insufficienza respiratoria acuta in pazienti con elevata iperinflazione dinamica, sia in fase di stabilità clinica. Il successo della PSV applicata non invasivamente può anche mettersi in relazione al fatto che quasi tutti i più popolari ventilatori cosiddetti domiciliari a presssione rendono possibile impostare anche una pressione espiratoria (*i.e.* PEEP esterna o CPAP), e ciò non è sempre consentito ai ventilatori volumetrici domiciliari.

Come sappiamo i pazienti sottoposti a NIV non possono essere nè curarizzati nè sedati troppo drasticamente e pertanto necessitano di un supporto ventilatorio molto confortevole e fisiologico. Il campo di applicazione clinica della PSV durante NIV è così ampio che non esistono di fatto delle limitazioni all'uso sia per quanto riguarda l'insufficienza respiratoria acuta ipossica sia ipercapnica. È chiaro però che in caso di diminuito drive respiratorio, o nelle alterazioni respiratorie durante il sonno, una frequenza di *back-up*, oppure il passaggio a una pressione controllata, potrebbe essere consigliato. Detto questo, un corretto settaggio di tutte le variabili indipendenti è la chiave del successo della PSV che, come vedremo nel capitolo dedicato a questo argomento, non è sempre così semplice perchè "*debbo girare solo un paio di manopole*".

In linea con questo, in alcuni casi la PSV determina invece grossi problemi di interazione fra macchina e paziente. Per esempio nei BPCO con grossa componente enfisematosa, e non solo, è stato ormai ampiamente descritto un asincronismo fra domanda ventilatoria del paziente e risposta del ventilatore durante PSV. In particolare è stata dimostrata la presenza di numerosi sforzi inefficaci, oppure del fenomeno del doppio-trigger. I pazienti intubati che mostrano queste anomalie di interazione sono quelli con maggiore problema di svezzamento dalla ventilazione e dove viene fatto maggior ricorso alla tracheotomia. Quanto la presenza di asincronie determini l'outcome clinico dei pazienti in termini di sopravvivenza non è stato ancora attualmente studiato.

Per quanto riguarda l'effetto emodinamico di questa ventilazione eseguita sia nei pazienti intubati che non, sono state descritte modificazioni minori dei maggiori parametri cardiaci, usando un vario *range* di pressioni.

6.3.2
Ventilazione a Pressione Controllata (PCV)

La PCV è una modalità di ventilazione pressometrica che si avvicina, con le debite differenze, alla modalità assistita/controllata volumetrica. Il principio su cui si basa è fornire, come per altro la PSV, un supporto pressorio, in cui il ciclaggio tra l'inspirazione non è determinato dalla caduta di flusso e quindi, in ultima analisi, dalla caratteristiche della meccanica respiratoria del paziente ma è prefissata dall'operatore. La forma più utilizzata di PCV durante NIV è quella del ciclaggio a tempo ed è appunto a questa che ci riferiremo di seguito.

6.3.2.1
Variabili indipendenti e dipendenti durante PCV

Durante ventilazione PCV le variabili indipendenti (Fig. 6.5), cioè quelle settate dall'operatore, sono la pressione inspiratoria ed eventualmente quella espiratoria, la sensibilità del trigger inspiratorio e il tempo inspiratorio per cui questa pressione viene mantenuta.

Esistono dei ventilatori dove, come per la modalità controllata volumetrica, il paziente non può interagire con la macchina, e pertanto il settaggio del trigger non è possibile. Le variabili dipendenti sono il volume corrente e la frequenza respiratoria, quest'ultima solo nel caso in cui il ventilatore permetta il triggeraggio.

Una volta specificati i parametri, la pressione media delle vie aeree, e quindi approssimativamente anche la pressione alveolare, non dovrebbero superare un determinato valore stabilito, ma come per la PSV il Vt, la ventilazione minuto e quella alveolare non possono essere controllate dal momento che esse variano in seguito ai cambiamenti della meccanica respiratoria.

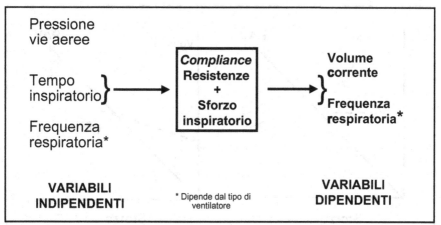

Fig. 6.5 Pressione controllata ciclata a tempo

6.3.2.2
Applicazioni

Il vantaggio della PCV è, come dice il nome stesso, quello di poter essere applicata nel caso di un paziente che abbia un drive respiratorio ridotto o una marcata debolezza muscolare, riducendo nel contempo il rischio volu- o barotraumatico rispetto a una volumetrica controllata, nel caso le condizioni di meccanica respiratoria cambiassero improvvisamente. La PCV è usata anche in caso di fughe aeree, quando i ventilatori utilizzati (soprattutto quelli da Terapia Intensiva di vecchia generazione) non sono in grado di compensare per le perdite. Infatti nel caso di ventilazione in PSV la soglia di ciclaggio fra inspirazione ed espirazione potrebbe essere raggiunta solo dopo un inaccettabile periodo di tempo, qualora a causa di fughe aeree il flusso non si riducesse ai valori prefissati dall'algoritmo del ventilatore. Questo fenomeno, sempre meno frequente nei ventilatori più moderni, viene chiamato *hang-up*, descrivendo con questo termine l'impossibilità del paziente a terminare la fase inspiratoria mentre la macchina continua a insufflare aria.

6.3.3
Proportional Assist Ventilation (PAV)

Questa modalità di ventilazione è sicuramente un'opzione molto interessante, anche se onestamente è poco impiegata nella pratica clinica. Quali le ragioni? Prima di tutto non tutti i ventilatori permettono questa opzione, che per esempio non è attualmente registrata negli USA in quanto non ancora approvata dalla *Food and Drug Administration* (FDA); in secondo luogo, basandosi su presupposti fisiologici non immediatamente comprensibili è guardata spesso dai clinici con sospetto.

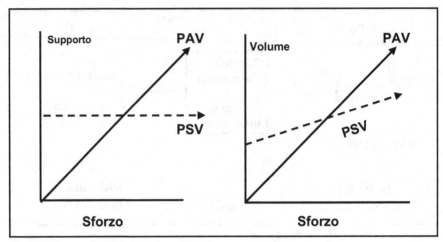

Fig. 6.6 Differenze fra PAV e Pressione di Supporto

Come mostrato in Figura 6.6, al contrario della PSV, dove il supporto di pressione durante l'inspirazione è prefissato, la PAV è una forma di supporto proporzionale allo sforzo del paziente. Teoricamente questa modalità dovrebbe permettere una sincronia automatica con i cambiamenti della domanda ventilatoria del paziente.

6.3.3.1
Variabili indipendenti e dipendenti durante PCV

La PAV divide con la PSV alcune caratteristiche di base, e in particolare il fatto che entrambe le modalità siano state disegnate per sostenere uno sforzo inspiratorio spontaneo fornendo un certo grado di supporto pressorio alle vie aeree. È difficile stabilire le variabili indipendenti e dipendenti in questa modalità. Con la PAV infatti non si stabilisce a priori una pressione delle vie aeree, un flusso o un volume corrente, ma lo scopo è quello di garantire istante per istante un supporto in rapporto allo sforzo del paziente.

Durante ventilazione assistita, la pressione applicata al sistema respiratorio (Prs) è data dalla pressione dei muscoli respiratori (Pmus) e dal ventilatore (Paw), che rappresenta il livello di assistenza "esterna" al paziente. Quindi:

Prs = Pmus + Paw

Tutti noi, e i pazienti in particolare, dobbiamo anche vincere un carico elastico e resistivo e pertanto lo sforzo del paziente può essere determinato con formula:

Pmus = R × V + E × VT + PEEPi – Paw

dove V è il flusso, VT il volume generato, R le resistenze, E l'elastanza e PEEPi la PEEP intrinseca.

Durante PAV il ventilatore genera una pressione positiva durante la fase inspiratoria proporzionale la flusso e al volume generato dal paziente e pertanto:

$$Paw = FA \times V + VA \times VT$$

Di conseguenza, più il paziente genera sforzo più la macchina lo assiste e viceversa. L'operatore può settare il livello di assistenza al flusso e al volume e così "modulare" lo sforzo del paziente rispetto alle sue condizioni.

Dal punto di vista pratico quindi la PAV necessita della regolazione di un solo parametro, e cioè la percentuale di *compliance* e resistenza del paziente di cui il ventilatore deve farsi carico. Assumendo che le misure di meccanica respiratoria siano corrette, il settaggio di una assistenza pari al 100% ridurrebbe al minimo il lavoro respiratorio del paziente e viceversa quando essa è settata allo zero.

Critica diventa però, nel settaggio dell'assistenza ventilatoria, la misurazione della *compliance* e delle resistenze (quelle del tubo endotracheale vanno sottratte). Il metodo più scientifico sarebbe quello di misurare tali parametri durante un breve periodo di ventilazione volumetrica controllata, ma qualora ciò non sia possibile esistono due alternative durante ventilazione con PAV.

La prima si basa sul metodo dell'occlusione delle vie aeree durante un'inspirazione mantenuta per tutto il ciclo espiratorio. L'elastanza o la *compliance* (il suo reciproco) vengono calcolate con formule matematiche.

Il secondo metodo, più empirico ma alquanto pratico, per misurare l'elastanza, e scegliere quindi il livello di assistenza respiratoria, è quello del cosidetto "*runaway*". L'operatore incrementa gradualmente il grado di *volume assist* fino al livello in cui il ventilatore non è più in grado di ciclare l'atto respiratorio nel tempo usuale e pertanto il tempo inspiratorio viene protratto per un periodo lungo. Questo valore di *volume assist* è di solito appena superiore all'elastanza del paziente e pertanto in questo modo essa può essere calcolata senza equazioni particolari.

La nuova opzione PAV*plus* è in grado di monitorare automaticamente i valori di resistenza ed elastanza, e quindi semplificare notevolmente il settaggio del ventilatore.

6.3.3.2
Applicazioni

Ormai esistono alcuni studi sia fisiologici che clinici capaci di dimostrare l'efficacia clinica della PAV durante insufficienza respiratoria cronica e acuta, in quest'ultimo caso sia ipercapnica sia ipossica. La maggior parte delle ricerche si è focalizzata sul confronto con la Pressione di Supporto, evidenziando la "non inferiorità" rispetto alla metodica più consolidata. Inoltre la PAV sembra essere meglio tollerata, almeno nelle prime ore di ventilazione, induce miglior sincronia tra paziente e ventilatore e migliora anche la qualità del sonno in ICU. La nuova opzione PAV*plus* sembra apportare ulteriori miglioramenti rispetto alla PAV tradizionale, monitorando automaticamente la meccanica respiratoria a intervalli prefissati e permettendo quindi cambiamenti "in corso" del settaggio di *flow and volume assists*. Tuttavia, come si diceva

6

prima, la presunta maggior facilità d'uso della Pressione di Supporto limita l'uso nella PAV nella pratica clinica. Ma sappiamo anche come in medicina sia difficile cambiare la mente e soprattutto le abitudini di chi da anni applica una metodica che ha dato comunque soddisfazioni.

Letture consigliate

Appendini L, Patessio A, Zanaboni S (1994) Physiologic effects of positive end-expiratory pressure and mask pressure support during exacerbations of chronic obstructive pulmonary disease. Am J Respir Crit Care Med 149(5):1069-1076

Brochard L (2002) Intrinsic (or auto-) PEEP during controlled mechanical ventilation. Intensive Care Med 28(1):1376-1378

Brochard L, Pluskwa F, Lemaire F (1987) Improved efficacy of spontaneous breathing with inspiratory pressure support. Am Rev Respir Dis 136(2):411-415

Gay PC, Hess DR, Hill NS (2001) Noninvasive proportional assist ventilation for acute respiratory insufficiency. Comparison with pressure support ventilation. Am J Respir Crit Care Med 164(9):106-111

MacIntyre NR, Ho LI (1991) Effects of initial flow rate and breath termination criteria on pressure support ventilation. Chest 99(1):134-138

Nava S, Ambrosino N, Rubini F (1993) Effect of nasal pressure support ventilation and external PEEP on diaphragmatic activity in patients with severe stable COPD. Chest 103(1):143-150

Nava S, Bruschi C, Rubini F (1995) Respiratory response and inspiratory effort during pressure support ventilation in COPD patients. Intensive Care Med 21(11):871-879

Petrof BJ, Legaré M, Goldberg P (1990) Continuous positive airway pressure reduces work of breathing and dyspnea during weaning from mechanical ventilation in severe chronic obstructive pulmonary disease. Am Rev Respir Dis 141(2):281-829

Sassoon C, Zhu E, Caiozzo VJ (2004) Assist-control mechanical ventilation attenuates ventilator-induced diaphragmatic dysfunction. Am J Respir Crit Care Med 170(6):626-632

Come imposto il ventilatore

7

L'impostazione del ventilatore è solo apparentemente semplice e richiede alcune nozioni di fisiologia respiratoria, poichè il settaggio di alcuni parametri può influenzarne direttamente altri.

Prima di intraprendere qualsiasi azione sul ventilatore, e quindi sul paziente, fatevi sempre una semplice domanda: quali sono le variabili indipendenti e quelle dipendenti e quanto possono le condizioni del malato influenzare queste ultime? Per esempio vale la pena cominciare la ventilazione in Pressione di Supporto con valori superiori ai 18-20 cmH$_2$O in un paziente enfisematoso, e quindi con elevata *compliance*, in cui potremmo forse ottenere un volume corrente congruo con pressioni più basse?

7.1
Cosa hanno in comune il settaggio di una modalità volumetrica e una pressometrica?

7.1.1
Il trigger

Durante una modalità assistita l'atto fornito dal ventilatore è la risposta allo sforzo inspiratorio del paziente. Lo sforzo richiesto al paziente per iniziare un ciclo è determinato dall'operatore che imposta il livello di sensibilità del trigger.

Esistono vari tipi di trigger ma i principali sono: a pressione, a flusso. Entrambi non sono istantanei e un certo ritardo intercorre fra l'inizio dello sforzo inspiratorio e la partenza del ventilatore. Il loro funzionamento è schematicamente rappresentato nella Figura 7.1. Alcuni ventilatori specificamente dedicati alla NIV adottano anche i cosiddetti trigger misti in cui l'algoritmo riconosce più meccanismi di triggeraggio a pressione, flusso o volume sulla base del concetto "chi dei tre raggiunge prima i criteri stabiliti, fa attivare il trigger". Sfortunatamente la maggioranza delle ditte non rilascia informazioni più precise sul funzionamento di questi algoritmi,

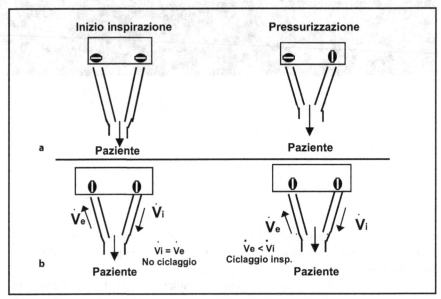

Fig. 7.1 a Trigger "classico"a flusso o pressione. **b** Trigger sistema *Flow-by*

soprattutto quando il sistema di triggeraggio è automatico, e quindi non modificabile dall'operatore.

Per quanto riguarda il trigger a pressione viene di solito impostato dall'operatore intorno a -1 cmH_2O. In alcuni tipi di ventilatore la minima sensibilità equivale a 0.3 cmH_2O, mentre in altri si parte direttamente da 1 cmH_2O. Il limite massimo di sensibilità usato nella pratica clinica non eccede mai di solito i 2-3 cmH_2O.

Un errore da non commettere è quello di settare un trigger "duro" con lo scopo di allenare i muscoli respiratori del paziente in vista di un eventuale tentativo di svezzamento. Fisiologicamente e clinicamente questo atteggiamento è sbagliato. In effetti la stragrande maggioranza di pazienti affetti da patologia respiratoria cronica ha il diaframma e gli altri muscoli respiratori sufficientemente esercitati da anni di "allenamento" contro un carico elastico e resistivo naturali. In secondo luogo, l'allenamento dei muscoli respiratori potrebbe portare a distruzione dei sarcomeri e a un danneggiamento delle fibre muscolari stesse. Non esistono inoltre evidenze cliniche sperimentali per giustificare tale comportamento nel paziente ventilato.

Il ritardo di un trigger a pressione dipende, nel caso di drive respiratorio conservato ed escludendo i casi di estrema debolezza muscolare, da fattori intrinseci come il microprocessore, il trasduttore di pressione, il circuito, l'eventuale umidificazione e soprattutto il sistema di valvole adottato (pneumatico o solenoide). Un esempio di ritardo del trigger è illustrato in Figura 7.2. Il paziente inizia lo sforzo (positività del segnale di Pdi) nel momento in cui il flusso è zero e quindi non esiste auto-PEEP, ma ciò non è seguito in tempo reale da un supporto di flusso e pressione da parte della macchina, che si attiva "solo" dopo 87 ms. Naturalmente nel calcolo del ritardo del trigger bisogna sempre considerare l'eventuale presenza di PEEPi.

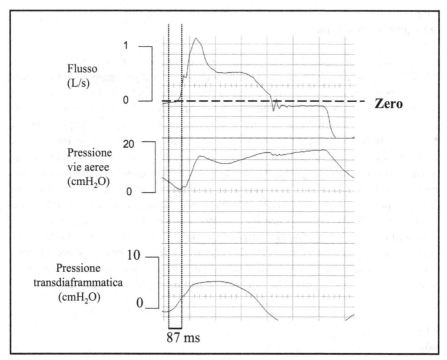

Fig. 7.2 Quantificazione ritardo del trigger

Il trigger a flusso, ormai in dotazione a quasi tutti i ventilatori, sembra essere in grado di ridurre significativamente sia il lavoro dei muscoli inspiratori del paziente che il ritardo dell'apertura delle valvole. Questi sistemi si basano sul principio del cosiddetto *flow-by*, o *bias-flow*, che consiste nell'erogazione continua di un flusso costante; variazioni del flusso, determinate dallo sforzo inspiratorio, fra la via inspiratoria ed espiratoria sono avvertite da un sensore che determina l'inizio del ciclo meccanico. Il livello di sensibilità del trigger, equivalente al delta di pressione generato dal paziente, può variare da 1 a 10 L/m ed è di solito impostato su 2-3 L/m. I vantaggi di questo tipo di trigger, rispetto a quello a pressione, sono determinati dal fatto che il flusso costante di base produce artificialmente una sorta di PEEP esterna, che riduce di per sè il livello dello sforzo inspiratorio nei pazienti con auto-PEEP. Nei casi più estremi il livello di PEEPi è così elevato che lo sforzo del paziente non riesce a raggiungere i criteri minimi di triggeraggio e pertanto il ventilatore non eroga pressione in risposta allo sforzo inspiratorio del malato.

Quando l'operatore ha la possibilità di scegliere ed eventualmente impostare il trigger, il nostro consiglio è quello di impiegare un trigger a flusso al livello di sensitività maggiore, non causando però allo stesso tempo fenomeni di auto-trigger. Molti ventilatori per la NIV non permettono il settaggio del trigger in valore assoluto ma secondo una scala di sensibiltà numerica, di solito da 1 a 5.

7

7.1.2
La frequenza respiratoria

La frequenza respiratoria durante ventilazione volumetrica e pressometrica assistita
è di solito impostata sui 10-14 atti/minuto. Naturalmente il settaggio della frequenza
dipende dalla tipologia del paziente e dalle sue caratteristiche. Nel malato ventilato
durante le ore notturne sarebbe opportuno monitorare il profilo ipnico al fine di evitare alterazioni della sincronia paziente/respiratore in presenza per esempio di apnee
di tipo centrale. Nelle modalità controllate la frequenza respiratoria determina il
tempo espiratorio una volta che il flusso e il Vt siano stati stabiliti. Per esempio mantenendo fissi questi ultimi parametri, un aumento della frequenza respiratoria è associato a una diminuzione del Te e viceversa. Negli ultimi anni si è sviluppata la ten-
denza nei paesi del Nord Europa a ventilare i pazienti affetti da ipercapnia stabile con
una tattica cosiddetta ad alta intensità e caratterizzata da frequenze respiratorie elevate (>20 atti/minuto) e pressioni inspiratorie con valori > 20-25 cmH$_2$O. In realtà
esistono poche evidenze scientifiche che supportano tale strategia, che non ci trova
d'accordo, ma soprattutto non trova d'accordo in nostri pazienti in quanto le perdite
aeree osservate a quelle pressioni riducono notevolmente la tolleranza alla NIV.

7.1.3
FiO$_2$

Questo è un parametro spesso poco considerato, soprattutto durante NIV.
Storicamente gli pneumologi sono (siamo) stati abituati a ventilare i primi nostri
pazienti con ventilatori che permettevano solo l'erogazione di bassi flussi di ossigeno attraverso una porta esterna (*i.e.* maschera, raccordo inserito nel circuito). Questo
aveva la sua logica visto che fino a qualche anno fa la stragrande maggioranza dei
pazienti in NIV era affetta da BPCO, che per definizione non necessita di FiO$_2$ particolarmente elevate per raggiungere una SaO$_2$ soddisfacente. L'espansione delle
applicazioni della NIV ci pone di fronte al problema di dover garantire per certi tipi
di pazienti, come quelli affetti da edema polmonare acuto, polmonite, ALI/ARDS
una concentrazione di ossigeno più elevata. La totalità dei ventilatori da Terapia
Intensiva e la maggioranza dei ventilatori appositamente disegnati per la NIV hanno
la possibilità di erogare FiO$_2$ sino al 100% in quanto forniti di miscelatore.

Vorremmo però ritornare per un attimo al problema della supplementazione di O$_2$
nel BPCO. Il nostro consiglio pratico è quello di monitorare sempre con la saturime-
tria il nostro malato e di regolare la FiO$_2$ su valori di SaO$_2$ intorno a 88%-92% al fine
di evitare un peggioramento dell'acidosi dovuto a incongrua somministrazione di
elevate FiO$_2$. Per esempio quante acidosi gravi si sono sviluppate nel tragitto abita-
zione-ospedale quando i parenti, o peggio ancora gli operatori sanitari, alzano
l'ossigeno a livelli troppo elevati al fine di "far respirare meglio il malato"?

7.2
Settaggio specifico delle modalità volumetriche

7.2.1
Il volume corrente

Come dice la parola stessa, durante modalità volumetriche il volume corrente è una variabile INDIPENDENTE. Per quanto riguarda l'impostazione del volume corrente si è molto discusso, parlato e studiato su quali fossero i valori più congrui da impostare.

Innanzi tutto è sbagliato pensare a un settaggio in termini assoluti, ma è molto più congruo definire un volume corrente in base al peso del paziente. Al contrario di quanto si pensava qualche anno fa e di quanto scrivevamo nell'edizione precedente del libro, non si dovrebbero (a parte rare eccezioni) superare i valori di 6-8 ml/Kg sia durante ventilazione invasiva che non invasiva. Molti studi nel paziente con ARDS hanno stabilito come *gold standard* di ventilazione A/C quella a bassi volumi (<6 ml/Kg) che può portare da un lato a ipoventilazione alveolare (o ipercapnia permissiva), ma dall'altro evita gli effetti volutraumatici, e di conseguenza anche il cosiddetto biotrauma da *distress* alveolare con rilascio di mediatori dell'infiammazione. Questa strategia ha migliorato la sopravvivenza dei malati con ARDS, riducendo le note complicanze descritte prima.

Per quanto riguarda il malato di maggiore pertinenza pneumologica, cioè il BPCO, ha senso applicare dei volumi sufficienti a migliorare la ipoventilazione alveolare (cioè a ridurre la $PaCO_2$), senza però esagerare. Ricordiamo che spesso questi malati convivono in una fase stabile con valori di ipercapnia al di sopra del normale, e quindi non ha alcun senso la ventilazione meccanica al fine di ottenere valori di capnia ai limiti inferiori della norma. Un consiglio pratico è quello di applicare volumi mai superiori agli 8 ml/Kg. Valori più elevati, oltre che aumentare il rischio di volutrauma, potrebbero favorire l'insorgenza di una cattiva interazione paziente/ventilatore (vedi capitoli successivi).

Dal punto di vista fisiologico è importante non dimenticare, quando selezioniamo un volume o una frequenza, il ruolo dello spazio morto e del volume alveolare. Il volume minuto fornito dal ventilatore è dato dal prodotto volume corrente e frequenza respiratoria, mentre il volume alveolare minuto è fornito dal prodotto volume alveolare e frequenza. È pertanto possibile generare con due diverse impostazioni del ventilatore lo stesso volume minuto, ma volume alveolare minuto marcatamente differente. Per esempio un Vt di 0.5 L associato a una frequenza di 20 atti/minuto e un Vt di 1 L a una frequenza di 10 atti/minuto generano un volume minuto di 10 litri. Se però noi consideriamo uno spazio morto di 0.25 L, nel primo caso il volume alveolare minuto sarà uguale a 5 L, mentre nel secondo caso a 7.5 L con una differenza del 34% circa.

Un problema peculiare della NIV, nei pochi casi in cui si usa la modalità volumetrica, è quello delle perdite delle vie aeree. Lavorando infatti in un sistema semiaperto il volume corrente settato dall'operatore non è nella maggioranza dei casi quello esalato dal paziente.

7

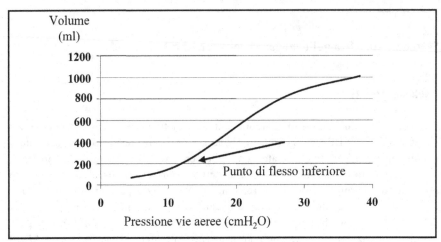

Fig. 7.3 Curva di *compliance* o Pressione/Volume

7.2.2
Pressione espiratoria

Abbiamo inserito questo sottocapitolo per ciascuna delle due modalità principali in quanto nel paziente gravemente ipossico (*i.e.* ARDS, di solito ventilato in volumetrica; acidotico e ipercapnico, di solito ventilato in pressometrica) il settaggio della pressione espiratoria (CPAP o PEEP esterna) ha valenze diverse.

Infatti nel caso della modalità volumetrica lo scopo della pressione espiratoria è quello soprattutto di reclutare aree parenchimali non sufficientemente aerate a causa di ridotta *compliance*. Per quanto riguarda il settaggio della pressione positiva esterna in questo tipo di pazienti non esiste una vera e propria "ricetta" condivisa da tutti. Sicuramente la registrazione di una curva di *compliance* può aiutare a identificare il cosiddetto punto di flesso, al di sopra del quale cioè la *compliance* polmonare riassume una pendenza normale (Fig. 7.3), ma non è chiaro se la pressione positiva debba essere regolata proprio su questo punto oppure al di sopra. Una regola da tenere presente è il concetto "apri il polmone", con l'applicazione di un volume, e poi "tienilo aperto", con l'applicazione delle PEEP esterna. In ogni caso si tende a limitare i livelli pressori medi delle vie aeree.

7.2.3
Il flusso inspiratorio

Il flusso inspiratorio, dal punto di vista fisico, è la quantità di volume che viene somministrata in un determinato arco di tempo. Quindi a parità di volume erogato un flusso elevato significa un tempo inspiratorio (Ti) più corto e viceversa. Ecco perchè su alcuni ventilatori in modalità volumetrica il Ti viene usato come parametro di settaggio invece del flusso.

Il flusso è un determinante del lavoro respiratorio del paziente: se infatti la velocità di flusso è troppo bassa rispetto alla domanda, il paziente aumenterà il suo sforzo inspiratorio nel tentativo di soddisfare le proprie esigenze. Esiste la possibilità, nella maggioranza dei respiratori in Terapia Intensiva, di determinare la forma dell'onda di flusso fra 4 possibili:

- onda quadra;
- flusso decelerato;
- flusso accelerato;
- flusso sinusoidale.

In pazienti senza particolari problemi polmonari non si è evidenziato nessun beneficio correlato a una particolare onda di flusso. In 14 pazienti ventilatore-dipendenti è stato invece dimostrato come l'onda decelerata produca significativi miglioramenti nello scambio gassoso e sulla meccanica polmonare, senza alterare il stato emodinamico. Questi dati però non sono stati confermati da un altro studio eseguito sulla stessa popolazione e con la stessa metodica. Non ci sentiamo quindi di consigliare alcun particolare tipo di onda di flusso.

7.2.4
Rapporto inspirazione/espirazione

La relazione fra tempo inspiratorio/espiratorio, o rapporto I:E, è determinato indirettamente dall'impostazione di altri parametri come frequenza respiratoria e flusso inspiratorio. Naturalmente nel paziente ventilato in modalità volumetrica controllata il rapporto I:E è pressoché stabile sui valori settati dall'operatore. Durante modalità assistite questa variabile varia da atto ad atto, dipendendo dalla frequenza respiratoria del paziente. Per esempio se imposto una frequenza di 20 atti/minuto e un tempo inspiratorio di 1 secondo, il mio rapporto I/E è pari a 1:3, ma se il nostro paziente si "prende" 5 atti respiratori supplementari, il rapporto scende a 1:2,4. Classicamente questo rapporto viene impostato sul valore di 1:2 nei pazienti non affetti da patologia polmonare cronica, mentre nei BPCO il rapporto deve essere portato a 1:2,5 o 1:3 per permettere un allungamento del tempo espiratorio.

7.2.5
Settaggio delle modalità pressometriche

7.2.5.1
Pressione inspiratoria

Come dice la parola stessa, durante modalità pressometriche la pressione inspiratoria è una variabile INDIPENDENTE. Il settaggio della pressione inspiratoria apparentemente semplice è in effetti pieno di insidie.

La ventilazione alveolare del paziente dipende per esempio da tre variabili fisiologiche: il volume corrente, la frequenza respiratoria e lo spazio morto.

Se dimentichiamo quest'ultimo, su cui non possiamo agire, le modalità pressometriche assistite non determinano a priori né il volume corrente né la frequenza respiratoria. Questo non è vero per le modalità volumetriche, dove almeno il volume corrente è determinato dall'operatore. Per esempio a parità di pressione inspiratoria
(*i.e.* 15 cmH$_2$O) e di resistenze polmonari, un paziente con elevata *compliance* (*i.e.*
enfisema) può sviluppare un volume corrente di 500 ml, mentre un altro malato con
compliance ridotta (*i.e.* ARDS) può generare volumi molto più bassi, inferiori
anche ai 200 ml.

Inoltre, sulla base del livello di supporto stabilito dall'operatore, il paziente può
ricevere piena assistenza al suo sforzo e quindi viene quasi simulata una modalità
controllata oppure, se la pressione inspiratoria è su livelli più bassi, ottenere un aiuto
solo marginale.

Purtroppo il settaggio ottimale del PS non è così semplice come potrebbe sem-
brare a prima vista e, senza l'ausilio del sondino esofageo, necessario per la monitorizzazione della pressione pleurica, non è sempre facile stabilire, anche da parte
di operatori esperti, se il supporto offerto al paziente sia adeguato oppure sotto- o
sovrastimato. Sicuramente capita di vedere pazienti ventilati, anche a distanza di
giorni dall'episodio acuto e in condizioni stabili, con PS che eccedono le reali esigenze del paziente. Ricordiamo che il riposo pressoché completo dei muscoli respiratori può portare all'atrofia degli stessi, con conseguente difficoltà nel processo di
svezzamento.

Per tutti i motivi sopraelencati non esiste, nonostante i numerosi tentativi in proposito, un *gold standard* per il settaggio del ventilatore, anche se potrebbe in teoria
valere quanto affermato nel capitolo relativo al settaggio della ventilazione volumetrica, e cioè che una pressione di supporto non dovrebbe generare volumi correnti
> 8 ml/Kg nel BPCO e > 6 ml/Kg nell'ARDS. Ricordiamo però che almeno nelle
prime fasi di ventilazione le modalità pressometriche non sono quasi mai usate in
quest'ultima patologia.

Un altro fattore confondente è quello legato alla definizione di pressione inspiratoria. Per pressione inspiratoria, o Pressione di Supporto, si intende il reale aiuto
inspiratorio sopra PEEP che viene erogato dal ventilatore. Diverso significato ha il
termine *Inspiratory Peak Airways Pressure* (IPAP), che definisce il valore totale di
pressione inspiratoria erogata comprendente anche il livello di PEEP. La stragrande
maggioranza dei ventilatori dedicati alla NIV e monotubo segue quest'ultima logica,
mentre tutti i ventilatori da Terapia Intensiva si basano sul principio della Pressione
di Supporto. Speriamo che la Figura 7.4 chiarisca una volta per tutte questa confusione. Nel pannello di sinistra, che si riferisce a un ventilatore da ICU, è rappresentata una pressione di supporto di 15 cmH$_2$O, che si sovrappone a una PEEP esterna
di 5 cmH$_2$O. La pressione totale inspiratoria che il paziente riceve è di 20 cmH$_2$O,
così distribuiti: 5 di PEEP esterna e 15 di PS. Nel pannello di destra, che si riferisce
a un ventilatore *bilevel* disegnato per la NIV, è rappresentata una IPAP di 15 cmH$_2$O
e una PEEP esterna di 5 cmH$_2$O. In questo caso, essendo la pressione totale di
15 cmH$_2$O, il paziente riceve una PS di 10 cmH$_2$O e una PEEP esterna di 5 cmH$_2$O.
Questo problema di "lingua" crea tutt'oggi molta confusione. Pensiamo al caso di un
paziente che viene trasferito da una ICU a una pneumologia, con prescrizione di PS

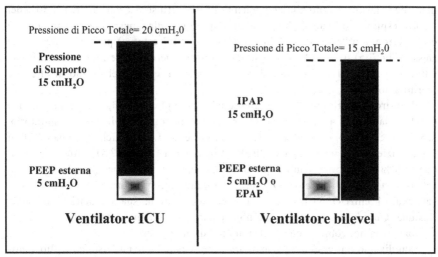

Fig.7.4 I due principali algoritmi impiegati da differenti ventilatori durante ventilazione in Pressione di Supporto

15 cmH2O e PEEP esterna di 5 cmH2O. Il nuovo corretto settaggio con un ventilatore *bilevel* da NIV dovrebbe essere IPAP 20/5 di PEEP esterna.

7.2.5.2
Pressione espiratoria

L'aggiunta di una pressione positiva espiratoria durante ventilazione in Pressione di Supporto viene spesso definita come ventilazione *bilevel*, che ha probabilmente preso il nome dai primi ventilatori portatili per NIV che si chiamavano e si chiamano tuttora *bilevel* o Bipap®. Molti di questi ventilatori applicano di *default* un flusso continuo per favorire il funzionamento del loro algoritmo che permette la compensazione delle perdite e pertanto generano una pressione positiva continua compresa, a seconda dei modelli, fra 2 a 4 cmH2O.

Il razionale dell'uso combinato della PS e della CPAP o PEEP esterna ha, come ampiamente ripetuto, una valenza diversa nel malato ipercapnico e in quello ipossico "puro".

Durante riacutizzazione di BPCO lo scopo della pressione positiva è quello di ridurre il carico resistivo necessario per eliminare la componente del lavoro respiratorio dovuta alla presenza di PEEP intrinseca. L'iperinflazione dinamica caratteristica dello scompenso di un malato cronico porta i valori di PEEP intrinseca a elevarsi sino a raggiungere in alcuni casi i 10 cmH2O e oltre. Quali pressioni espiratorie dobbiamo settare in questi casi? Domanda molto frequente ma a cui è assai difficile rispondere, poiché nella pratica clinica è praticamente impossibile misurare direttamente il livello di PEEP intrinseca, ottenibile solo con la misura invasiva della pressione transdiaframmatica, misurata in pochissimi centri specializzati. La fisiologia ci dice che il lavoro dovuto alla componente PEEP intrinseca è pari a circa il 50% del lavoro respiratorio totale e che per abolire quasi completamente questa componente è necessaria una "contro-PEEP" (cioè CPAP o PEEP esterna) pari al 75-80% della stessa (Fig. 7.5). Gli studi fisiologici ci avvertono però degli effetti deleteri di una CPAP che superi il livello reale di PEEP intrinseca, e cioè del rischio di ulteriore iperinflazione.

Il nostro consiglio pratico è quindi quello di applicare sempre e comunque una CPAP variante fra i 4 e i 6 cmH$_2$O al fine di ridurre comunque il lavoro respiratorio, senza correre troppi rischi di danneggiare il paziente. E se applichiamo una CPAP di 6 a un paziente che invece ha una PEEP intrinseca di 12 cmH$_2$O? Annulliamo comunque il 50% del lavoro dovuto a questa componente, ma assai ben più grave sarebbe settare una CPAP di 10 cmH$_2$O a un malato che invece ha una PEEP intrinseca di "appena" 4 cmH$_2$O, visto che così aumenteremmo la sua Capacità Funzionale Residua. Quindi, dal momento che non sempre la medicina basata sull'evidenza ci soccorre usiamo, come in questi casi, un po' di buon senso.

Ben diverso è il caso del paziente ipossico. Come abbiamo visto è meglio ventilare il paziente ARDS in volumetrica e per via invasiva; detto questo, le patologie ipossiche in cui ha senso utilizzare la ventilazione *bilevel* sono soprattutto l'edema polmonare acuto e la polmonite. Il settaggio della PEEP esterna o CPAP è forse più semplice perché si basa sulla registrazione della SaO$_2$. Il nostro consiglio è di iniziare con pressioni espiratorie basse (~5 cmH$_2$O) e aumentare progressivamente di 1-2 unità sino a che si raggiunga un punto in cui, quasi per incanto, la SaO$_2$ migliora drasticamente.

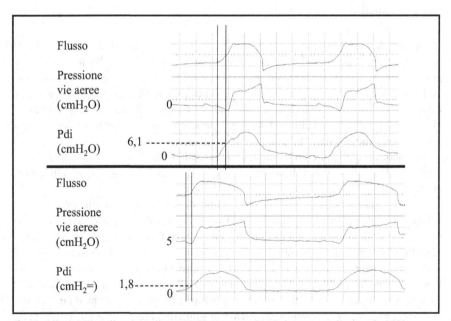

Fig. 7.5 Effetti dell'applicazione di una PEEP esterna o CPAP durante ventilazione in PSV

7.2.5.3
Fase di pressurizzazione o rampa

Una volta che la fase inspiratoria è iniziata, il respiratore provvede a erogare un flusso che si modula durante il ciclo inspiratorio in accordo con lo sforzo inspiratorio del paziente. Il software della macchina mantiene il flusso necessario per raggiungere la pressione predeterminata dall'operatore mantenendola costante fino all'inizio della fase espiratoria. La velocità iniziale di flusso può essere variata in molti modelli di ventilatori; un'alta velocità di pressurizzazione dà tipicamente un'onda di pressione quadrata, mentre con una più lenta si raggiunge gradualmente il livello predeterminato di pressione (Fig. 7.6).

Si è molto discusso sull'ottimale utilizzo di questo parametro. Più rapido è il tempo di rampa, meno sforzo compie il paziente. Questo è importante soprattutto nelle prime fasi di ventilazione, quando il paziente ha un drive elevato e fame d'aria. Non è un caso che il paziente sottoposto a NIV si lamenti in queste fasi con la frase "mi arriva poca aria". L'atto più istintivo sarebbe quello di innalzare il supporto inspiratorio, ma in realtà forse basterebbe aumentare la velocità di flusso. È altrettanto vero che, una volta stabilizzato, il paziente potrebbe riferirvi "mi arriva troppa aria", poiché appunto la rampa è settata troppo velocemente. Bisogna inoltre tener presente che durante NIV un flusso inspiratorio iniziale troppo elevato, o comunque superiore alle richieste del paziente, potrebbe aumentare le perdite e quindi diminuire la tolleranza del malato alla ventilazione.

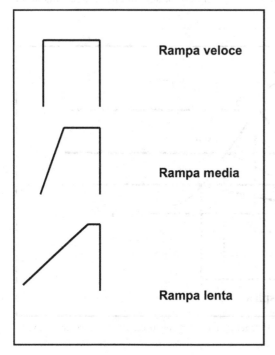

Fig. 7.6 Onde di Pressione

7

7.2.5.4
Fase di fine inspirazione o di inizio espirazione

Il ciclaggio fra la fase inspiratoria/espiratoria è determinato da una caduta del flusso inspiratorio a un determinato valore impostato. Usualmente questo valore soglia, equivalente al trigger espiratorio, è settato di *default* o può essere stabilito anche dall'operatore e venire espresso come valore assoluto oppure come una percentuale fissa del picco di flusso inspiratorio. La diminuzione del flusso inspiratorio è il segnale del fenomeno fisiologico che i muscoli inspiratori hanno cessato la loro contrazione, ma la caduta di flusso assume caratteristiche diverse nelle varie patologie.

Per esempio, nei malati con ostruzione marcata la velocità di discesa potrebbe essere troppo lenta e pertanto, se il trigger espiratorio fosse troppo "lontano" dal picco di flusso, il tempo del raggiungimento del valore soglia sarebbe troppo elevato. Questo produce dei fenomeni di asincronia tra paziente e ventilatore, facilmente correggibili avendo la possibilità di innalzare questa soglia. Il trigger espiratorio naturalmente influenza direttamente il tempo inspiratorio del ventilatore. Per esempio, come illustrato in Figura 7.7, una soglia di caduta al 75% del picco di flusso si manifesta con un Ti molto ridotto rispetto per esempio a una soglia più elevata (*i.e.* 25% del picco di flusso). Durante NIV la possibilità di determinare il trigger espiratorio è particolarmente utile qualora fossimo in presenza di perdite, a cui il ventilatore reagisce aumentando il flusso erogato, e quindi rendendo più difficile una sua caduta veloce. Particolarmente utile è in questi casi anche l'opzione di sicurezza di cui certi ventilatori dispongono, e cioè un tempo limite massimo per il quale l'inspirazione può essere mantenuta, poiché in caso di perdita del circuito il meccanismo di ciclaggio potrebbe non funzionare.

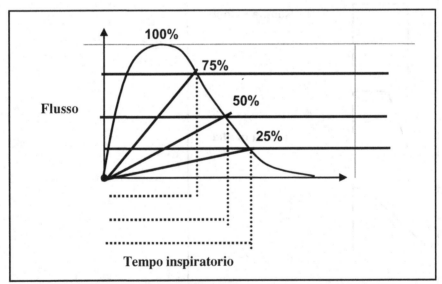

Fig. 7.7 Effetto del differente settaggio del trigger espiratorio regolato a caduta di flusso durante ventilazione a Pressione di Supporto

7.2.5.5
Tempo inspiratorio

Durante ventilazione pressometrica il settaggio del Ti è permesso nella cosiddetta modalità PCV, dove il ciclaggio inspirazione/espirazione non è più regolato dalla caduta di flusso ma dal Ti regolato dall'operatore. Dal momento che la definizione di PCV è a mio parere impropria (nella stragrande maggioranza dei ventilatori infatti il paziente è libero di triggerare l'inizio della inspirazione), l'operatore non è in grado di stabilire il rapporto I/E, cha potrebbe variare atto per atto. La regolazione del Ti è esclusivamente dipendente dalla condizioni del paziente, ma si ricorda che Ti troppo corti potrebbero generare volumi correnti insufficienti e, d'altra parte, Ti troppo lunghi potrebbero essere poco tollerati dai pazienti. Su alcuni ventilatori per ovviare a questi potenziali inconvenienti è possibile stabilire un *range* di Ti al di sotto del quale il paziente non può attivare il trigger espiratorio a flusso e al di sopra del quale il ventilatore passa automaticamente nella fase espiratoria.

Letture consigliate

Crotti S, Mascheroni D, Caironi P (2001) Recruitment and derecruitment during acute respiratory failure: a clinical study. Am J Respir Crit Care Med 164(1):131-140

Laghi F (2003) Effect of inspiratory time and flow settings during assist-control ventilation. Curr Opin Crit Care 9(1):39-44

Nava S, Ambrosino N, Bruschi C (1997) Physiological effects of flow and pressure triggering during non-invasive mechanical ventilation in patients with chronic obstructive pulmonary disease. Thorax 52(3):249-254

Prianianakis G, Delmastro M, Carlucci A et al (2004) Effect of varying the pressurisation rate during noninvasive pressure support ventilation. Eur Respir J 23(2):314-320

Rubenfeld GD, Cooper C, Carter G et al (2004) Barriers to providing lung-protective ventilation to patients with acute lung injury. Crit Care Med 32(6):1289-1293

Stell JM, paul G, Lee KC (2001) Noninvasive ventilator triggering in chronic obstructive pulmonary disease. A test lung comparison. Am J Respir Crit Care Med 164(11):2092-2097

Tassaux D, Gainnier M, Battisti A, Jolliet P (2005) Impact of expiratory trigger setting on delayed cycling and inspiratory muscle workload. Am J Respir Crit Care Med 172(10):1283-1289

The Acute Respiratory Distress Syndrome Network (2000) Ventilation with lower tidal volumes as compared with traditional tidal volumes for acute lung injury and the acute respiratory distress syndrome. New Engl J Med 342(18):1301-1308

The Acute Respiratory Distress Syndrome Network (2004) Higher vs lower Positive En-expiratory Pressures in patients with ARDS. New Engl J Med 351:327-336

Yang SC, Yang SP (2002) Effects of inspiratory flow waveforms on lung mechanics, gas exchange and respiratory metabolism in COPD patients during mechanical ventilation. Chest 122(6):1096-1104

Altre modalità di ventilazione

8

Vengono qui molto schematicamente descritte alcune modalità ventilatorie relativamente poco usate, ma che teoricamente potrebbero avere un razionale di utilizzo futuro per quanto riguarda la NIV. Sono pertanto escluse molte metodiche che hanno una discreta popolarità durante ventilazione meccanica invasiva.

8.1
Neurally Adjusted Ventilatory Assist (NAVA)

Sfortunatamente uno dei due Autori del libro non ha niente a che fare con questa metodica, nonostante l'apparenza inganni, e quindi non diventerà mai ricco in caso di esplosione dell'uso di questa ventilazione, che rimane una delle più grosse innovazioni degli ultimi anni.

Il principo di funzionamento che sta dietro la sua progettazione è geniale. Come illustrato nella Figura 8.1 tutte le metodiche assistite sino a ora discusse si basano sul principio che il paziente sia in grado di attivare il ventilatore con un impulso meccanico (*i.e.* generazione di un flusso, pressione o volume), registrato dal ventilatore in prossimità delle prime vie aeree, e quindi molto distante da dove parte l'impulso a respirare (Sistema Nervoso Centrale). Inoltre esistono patologie, come la BPCO, caratterizzate dalla presenza di PEEP intrinseca, che deve essere comunque superata per permettere l'attivazione del trigger.

Il tempo, oltre che lo sforzo, necessari per vincere la componente dovuta alla PEEP intrinseca inducono sempre e comunque un ritardo fra la contrazione dei muscoli respiratori e l'inizio del supporto ventilatorio. Questo può indurre problemi di sincronia e disadattamento. La NAVA risolve questi problemi andando a misurare il segnale del trigger direttamente a livello del diaframma, andandone a registrare con un elettrodo esofageo la sua attività elettrica. Teoricamente quindi si dovrebbe ottenere una risposta del ventilatore quasi del tutto concomitante con la contrazione diaframmatica, e quindi totalmente indipendente dalla presenza o meno della PEEPi.

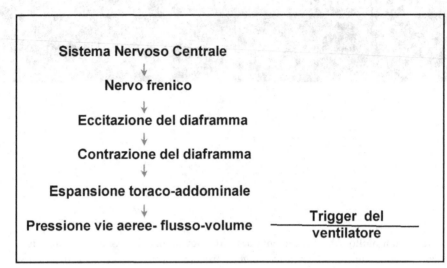

Fig. 8.1 Il "viaggio" dell'impulso respiratorio centrale

Studi fisiologici preliminari hanno dimostrato la reale bontà del metodo, rispetto per esempio alla PSV. Rimane il dubbio se e come la NAVA sia in grado di migliorare anche gli outcomes clinici e quanto possa migliorare l'interazione paziente/ventilatore anche durante NIV. A proposito di questo vorremmo sottolineare come la NAVA richieda l'inserzione di un catetere esofageo, procedura comunque invasiva, che si pone un po' in contraddizione col metodo non invasivo della ventilazione.

8.2
Airway Pressure-Release Ventilation (APRV) o Biphasic Postive Airway Pressure (BIPAP)

Attenzione! Questa metodica, attualmente popolare in alcuni Paesi di lingua tedesca, veniva originariamente chiamata APRV e più recentemente anche BIPAP (*Biphasic Postive Airway Pressure*), da non confondere con il ventilatore BiPAP, che permette una ventilazione *bilevel*, cioè Pressione di Supporto + CPAP/PEEP esterna. La APRV, o BIPAP, è stata finora utilizzata solo nel paziente intubato e affetto da insufficienza respiratoria ipossica, come alternativa alla ventilazione volumetrica. Consiste in due livelli di CPAP che sono applicati per un determinato periodo di tempo, tra i quali il paziente può respirare spontaneamente proprio come una CPAP singola. A differenza però di quest'ultima, durante APRV l'operatore può regolare il rapporto I:E e la frequenza respiratoria; se pertanto il paziente non respira spontaneamente essa è indistinguibile da una PCV. Il volume corrente dipende da *compliance* e resistenze del paziente e dalla differenza di pressione fra i due livelli di CPAP.

8.3
Ventilazione ad alta frequenza

Questo termine si riferisce ad alcune modalità di ventilazione caratterizzate da volumi correnti inferiori allo spazio morto anatomico e da frequenze comprese fra i 60 e i 3000 cicli per minuto. Alcune di queste, come le HFJV, sono applicate con un sistema semi-invasivo.

- *High Frequency Positive Pressure Ventilation* (HFPPV). È una modalità concettualmente identica alla IPPV, che impiega volumi correnti bassi e frequenze elevate (fra i 60 e i 100 cicli/min);
- *High Frequency Jet Ventilation* (HFJV). Durante questa ventilazione viene inserito un piccolo catetere nelle vie aeree centrali che garantisce l'erogazione di gas alla frequenza di 60-240 cicli/min. Il tempo inspiratorio viene stabilito di circa il 20-50% del Ttot, mentre non è possibile prefissare il Vt del paziente poiché quello fornito dal ventilatore è la somma di quello erogato dalla macchina e di quello attivamente prodotto dal paziente;
- *High Frequency Oscillation* (HFO). La HFO consiste di un volume corrente molto piccolo (1-3 ml/Kg) erogato da un pistone a una elevata frequenza (500-3000 cicli/min). Il gas viene introdotto con un sistema a flusso mentre un piccolo tubo è deputato all'eliminazione di CO_2;
- *Intrapulmonary Percussive Ventilation* (IPV). È l'unica di queste metodiche applicate per via non invasiva con lo scopo principale di rimuovere le secrezioni bronchiali e migliorare le condizioni necessarie per essere poi sottoposti a un ciclo di NIV secondo i canoni tradizionali. Come la HFPPV, la IPV garantisce dei piccoli volumi ad alte frequenze. Per esempio il sistema *"phasitron"*, funzionante come un sistema Venturi a pistone, supportato da gas compressi da 0,8 a 3,5 bar, è in grado di generare da 80 a 650 cicli al minuto. La IPV è soprattutto indicata nei pazienti con accumulo di secrezioni e difficoltà alla rimozione delle stesse. Tutti noi sappiamo come l'incapacità di eliminare le secrezioni bronchiali sia una delle maggiori limitanti all'uso della NIV ma l'azione della IPV potrebbe, come dimostrato in alcuni studi, risolvere questo problema, permettendo quindi di ripristinare le condizioni necessarie a *trial* con non invasiva. È importante però che il paziente abbia un benché minimo riflesso della tosse, in quanto a nulla servirebbe muovere verso l'orofaringe le secrezioni, se poi il malato non è in grado di eliminarle. L'utilizzo di questi *devices*, tra i quali anche *in-exufflator* è inoltre utile per l'uso cronico in quelle patologie neuromuscolari in cui la debolezza dei muscoli respiratori pone grossi problemi per l'eliminazione del muco.

L'applicazione clinica di queste modalità, a eccezione della IPV, è limitata dal momento che sembra offrire pochi vantaggi rispetto alle tecniche tradizionali per quanto riguarda la *performance* cardio-vascolare, l'accumulo di liquidi intrapolmonari e lo scambio gassoso. I soli campi di applicazione sono pertanto limitati alla ventilazione durante broncoscopia, chirurgia laringea e il trattamento delle fistole bronco-pleuriche refrattarie alla chiusura. Un utilizzo molto interessante che ha ottenuto risultati clinici eccellenti è nella prevenzione dello sviluppo di malattia polmonare cronica nel bambino prematuro e nella displasia polmonare dei neonati.

8

8.4
Volume Assured Pressure Support Ventilation (VAPS) e Ventilazione a Volume Garantito

È una modalità che è stata pressoché abbandonata in ICU, ma ha riscontrato negli ultimi tempi un certo successo durante NIV soprattutto nel paziente ventilato a domicilio. La "vera" VAPS teoricamente combina i benefici delle ventilazioni pressometriche e volumetriche. L'operatore determina il livello di PS, un volume corrente minimo da raggiungere e un picco di flusso inspiratorio. Durante la prima fase inspiratoria l'algoritmo del ventilatore estrapola dal segnale di flusso una stima del volume corrente che il paziente raggiungerà. Se essa è inferiore al volume corrente minimo, il ventilatore fornisce, all'interno dello stesso atto respiratorio, il delta di volume necessario per raggiungere il target.

Il grosso limite che vediamo in questo algoritmo riguarda il calcolo del volume target basato sul flusso inspiratorio, che come sappiamo può incrementare in presenza di perdite e quindi interferire nel calcolo del volume corrente minimo garantito, sovrastimando il suo valore. Nei ventilatori per NIV o in quelli domiciliari invece il meccanismo di integrazione di volume si basa su un progressivo aumento della pressione di supporto. Questa particolare ventilazione si può anche chiamare a Volume Garantito. In altre parole, se il volume minimo non è raggiunto per alcuni atti respiratori consecutivi, il ventilatore erogherà progressivamente delle pressioni inspiratorie incrementali (sino a un certo limite superiore stabilito), fino a che il volume si porta sopra questo valore soglia. Nel caso in cui invece il paziente sia in grado di generare un volume maggiore di quello massimo stabilito, il ventilatore ragionerà in maniera diversa, cioè riducendo progressivamente il supporto inspiratorio. Il vantaggio di queste metodiche è quello di garantire teoricamente una ventilazione efficace in termine di volume corrente; il grosso svantaggio è che al variare delle condizioni cliniche, il paziente potrebbe necessitare di una maggiore ventilazione minuto. In questo caso, almeno in alcune macchine, la pressione di supporto viene ridotta in risposta a un aumentato volume corrente, annullando quindi gli sforzi del paziente per aumentare la sua ventilazione.

Letture consigliate

Amato MB, Barbas SC, Bonassa J et al (1992) Volume-assured pressure support ventilation (VAPSV). A new approach for reducing muscle workload during acute respiratory failure. Chest 102(4):1225-1234
Beamer WC, Prough DS, Royster RL et al (1984) High-frequency jet ventilation produces auto-PEEP. Crit Care Med 12(9):734-737
Carlon GC, Miodownik S, Ray C Jr, Kahn RC (1981) Technical aspects and clinical implications of high frequency jet ventilation with a solenoid valve. Crit Care Med 9(1):47-50
Courtney SH, Durand DJ, Asselin JM et al (2002) High-Frequency oscillatory ventilation versus conventional mechanical ventilation for very-low-birth-weight infants. New Engl J Med 347(9):643-652

Froese AB, Bryan AC (1987) High frequency ventilation. Am Rev Respir Dis 135(6):1363-1374

Jaber S, Delay JM, Matecki S (2005) Volume-guaranteed pressure support ventilation facing acute changes in ventilatory demand. Intensive Care Med 31(9):1181-1188

Lucangelo U, Antonaglia V, Zin WA (2004) Effects of mechanical load on flow, volume and pressure delivered by high-frequency percussive ventilation. Respir Physiol Neurobiol 142(1):81-91

Navalesi P, Costa R (2003) New modes of mechanical ventilation: proportional assist ventilation, neurally adjusted ventilatory assist and fractal ventilation. Curr Opin Crit Care 9(1):51-58

Putensen C, Wrigge H (2004) Clinical review: biphasic positive airway pressure and airway pressure release ventilation. Crit Care 8(6):492-497

Perché NIV è bello?

9

Perchè una tecnica relativamente più complicata e forse più dispendiosa dovrebbe essere meglio dell'intubazione? La risposta pensiamo sia semplice, e cioè che con la NIV riusciamo a evitare molti degli effetti collaterali prodotti dall'intubazione oro- o naso-tracheale. Minimizzando queste complicanze riduciamo da un lato la degenza ospedaliera e dall'altro (ma quanto è difficile spiegare questo concetto ai nostri amministratori) i costi non solo ospedalieri, ma anche quelli "sociali". Tutto questo naturalmente ha un prezzo umano da pagare, e cioè cambiare almeno in certi reparti la pratica usuale, imparare qualcosa di nuovo e infine dedicare forse più attenzione al paziente in termine di ore spese al letto del paziente, da parte del personale medico e paramedico.

NIV però è bello. Riduciamo prima di tutto la necessità di curarizzazione e di sedazione che, se da un lato possono essere ritenute pratiche comode (*i.e.* così il paziente non si lamenta...), dall'altro aumentano considerevolmente i tempi di ventilazione, e quindi di degenza.

Nonostante gli sforzi compiuti per migliorare le misure preventive, la polmonite associata all'intubazione e non alla ventilazione (!) viene a complicare la prognosi in circa il 30% dei pazienti ventilati invasivamente. Al contrario però di quanto avviene per le complicanze infettive di altri distretti (urinario o cutaneo), dove la mortalità varia fra l'1 e il 4%, quando si sviluppano casi di polmonite la fatalità sale al 40-60%. Come si diceva prima, tutto questo accade nonostante i mezzi diagnostici e le possibilità terapeutiche, in particolare lo sviluppo di antibiotici ad ampio spettro di azione, siano molto migliorati nell'ultimo periodo. Questa elevata mortalità è in parte dovuta al cambiamento della popolazione ammessa in Terapia Intensiva negli ultimi 20 anni, in quanto vengono ricoverati malati più anziani e mediamente più gravi, e in parte al proliferare di procedure diagnostiche invasive, interventi chirurgici massivi e l'introduzione di terapia immunosoppressiva. I pazienti che sviluppano polmonite, se riescono a sopravvivere aumentano significativamente la degenza ospedaliera di circa 3 volte, e questo ha una grossa influenza sui costi. Le cause dell'alta incidenza di questa complicanza sono da attribuirsi principalmente a:

• uso di antibiotici (resistenza batterica);

9

- presenza del tubo endotracheale, che aumenta la probabilità di aspirazione di agenti patogeni e di lesioni infiammatorie locali;
- presenza di tubo naso-gastrico;
- nutrizione enterale;
- postura supina;
- chirurgia massiva.

Studi controllati hanno chiaramente stabilito che l'incidenza di polmonite nosocomiale è ridotta durante NIV.

La condizione essenziale per l'impostazione della ventiloterapia invasiva è l'intubazione oro- o naso- tracheale. La frequenza delle complicanze legate a questa procedura è forse più elevata di quello che comunemente si pensa, infatti studi retrospettivi ne hanno quantificato l'incidenza in circa il 60-70% dei casi. Possono essenzialmente dividersi in complicanze dovute all'atto dell'intubazione, alla presenza del tubo in sede e alla estubazione.

Per quanto riguarda il primo caso si ricordano i sanguinamenti del cavo orale o del naso, i traumi dentali, le escoriazioni e le emorragie submucose della faringe, l'edema, la lesione delle corde vocali, la dislocazione aritenoidea, la perforazione tracheale e l'intubazione del bronco di destra.

Le complicanze legate alla presenza del tubo sono le reazioni cutanee dovute al nastro adesivo che lo tiene in sede, la sinusite, la rinorrea, le infezioni all'orecchio e le lesioni da decubito in faringe e laringe con la possibilità di ulcere vere e proprie. La trachea è logicamente il sito dove più frequentemente si osservano lesioni come edema, ulcerazioni, granulomi, emorragie submucose, necrosi, distruzione della cartilagine, dilatazione, tracheomalacia, fistole tracheo-esofagee, metaplasia squamosa, riduzione della *clearance* mucociliare e colonizzazione delle vie aeree.

Le complicanze legate all'estubazione sono di solito conseguenze di lesioni preesistenti e in particolare *stridor*, paralisi e paresi delle corde vocali, ascessi della cricoide e formazione di sinechie.

Per quanto riguarda il danno polmonare indotto dal ventilatore, sia esso barotrauma, volutrauma e biotrauma, non è dato di conoscere se la NIV riduca davvero l'insorgenza di queste complicanze, anche se per esempio la pratica clinica giornaliera ci dice che molto raramente osserviamo pneumotorace nei malati sottoposti a NIV, ma questo potrebbe anche dipendere dalla diversa gravità dei pazienti ventilati invasivamente o non.

Da non dimenticare infine i problemi legati al meccanismo della deglutizione, che vengono spesso alterati in seguito al posizionamento del tubo endotracheale e/o tracheostomico.

Letture consigliate

Chastre J (1994) Pneumonia in the ventilator-dependent patient. In: Tobin M (ed) Principles and practice of mechanical ventilation. McGraw-Hill, New York
Craven DE, Kunches LM, Kilinsky V et al (1986) Risk factors for pneumonia and fatality in patients receiving continuous mechanical ventilation. Am Rev Respir Dis 133(5):792-796

Elpern EH, Scott MG, Petro L, Ries MH (1994) Pulmonary aspiration in mechanically ventilated patients with tracheostomies. Chest 105(2):563-566

Epstein SK (2006) Complications associated with mechanical ventilation. In: Tobin MJ (ed) Principles and Practice of mechanical ventilation, 2nd edn. McGraw-Hill, New York

Fagon JY, Chastre J, Domart Y et al (1989) Nosocomial pneumonia in patients receiving continuous mechanical ventilation. Prospective analysis of 52 episodes with use of a protected specimen brush and quantitative culture techniques. Am Rev Respir Dis 139(4):877-884

Fagon JY, Chastre J, Hance AJ et al (1993) Nosocomial pneumonia in ventilated patients: a cohort study evaluating attributable mortality and hospital stay. Am J Med 94(3):281-288

Girou E, Schortgen F, Delcalux C et al (2000) Association of noninvasive ventilation with nosocomial infections and survival in critically ill patients. JAMA 284(18):2361-2367

Le Bourdelles G, Viires N, Boczkowski J et al (1994) Effects of mechanical ventilation on diaphragmatic contractile properties in rats. Am J Respir Crit Care Med 149(6):1539-1544

Martin LF, Booth FV, Reines HD et al (1992) Stress ulcers and organ failure in intubated patients in surgical intensive care units. Ann Surg 215(4):332-337

Ranieri VM, Giunta F, Suter PM, Slutsky AS (2000) Mechanical ventilation as a mediator of multisystem organ failure in acute respiratory distress syndrome. JAMA 284(1):43-44

Shapiro M, Wilson RK, Casar G et al (1986) Work of breathing through different sized endotracheal tubes. Crit Care Med 14(12):1028-3101

Stauffer JL et al (1981) Complications and consequences of endotracheal intubation and tracheostomy. Am J Med 70:65-76

Miti, pregiudizi e problemi reali

10

Questo capitolo si soffermerà su alcuni luoghi comuni in ordine sparso che spesso, in positivo o in negativo, limitano l'uso della NIV oppure, d'altro lato, sopravvalutano le sue proprietà terapeutiche.

10.1
Gli effetti collaterali sono trascurabili

Chiariamo subito che, come visto sopra, gli effetti collaterali della NIV sono decisamente meno drammatici di quelli dovuti invece all'intubazione, tuttavia non vanno assolutamente sottostimati in quanto, determinando a volte la tolleranza alla metodica, diventano automaticamente cause di fallimento e quindi intubazione, a volte ritardata e per questo più rischiosa.

L'intolleranza e la scarsa *compliance* all'interfaccia sono problemi reali durante NIV a cui si può porre rimedio con un'accurata scelta della maschera e della modalità ventilatoria, ammesso che il paziente sia collaborante.

La Tabella 10.1 mostra come l'effetto collaterale più serio e più frequente sono le lesioni nasali, che superficialmente vengono liquidate in parecchi lavori con il termine "arrossamento nasale". Se è vero che nella maggior parte dei pazienti questo è l'unico segno presente, è altrettanto noto che una minoranza di soggetti sviluppa lesioni ben più gravi che portano in alcuni casi a necrosi totale del ponte nasale, e quindi a immediata sospensione della ventiloterapia.

Esistono delle scale, come quella nella Tabella 10.2, per la monitorizzazione del decubito simili a quelle utilizzate per i decubiti maggiori (*i.e.* sacrali), che dovremmo abituarci a usare. Tali lesioni sono causate dall'eccessiva pressione sviluppata dalle maschere nel tentativo di prevenire le perdite di aria e pertanto, venendo a mancare l'irrorazione necessaria, si sviluppa arrossamento e poi eventualmente la necrosi. La prevenzione viene fatta applicando delle protezioni, tipo quelle usate

Tabella 10.1 Effetti collaterali della NIV secondo la Letteratura

	Frequenza (%)
Dovuti all'interfaccia	
- discomfort	30-50
- eritema della faccia	20-30
- claustrofobia	5-10
- ulcere nasali	5-10
- rash cutaneo	5-10
Dovuti al flusso d'aria	
- congestione nasale	20-50
- sinusite	10-30
- secchezza delle fauci	10-20
- irritazione oculare	10-20
- distensione gastrica	5-10
Perdite vie aeree	80-100
Complicanze severe	
- polmonite ab-ingestis	<5
- ipotensione	<5
- pneumotorace	<5

Tabella 10.2 Classificazione lesioni da decubito nasale. Modificato da European Pressure Ulcer Advisory Panel, Linee guida, 1998

Grado 0:	nulla
Grado 1:	cute intatta con o senza eritema; nei soggetti di carnagione scura indurimento della superficie con piccolo edema
Grado 2:	parziale indurimento con perdita di tessuto che coinvolge superficialmente l'epidermide o il derma; si presenta come abrasione o vescicola
Grado 3:	perdita di tessuto consistente con possibile necrosi del tessuto sottocutaneo che non coinvolge la fascia muscolare
Grado 4:	distruzione tissutale massiva con necrosi o danno diretto del muscolo, parte cartilaginea o strutture di sostegno

intorno agli stomi addominali, sulla parte nasale a contatto con la maschera oppure cercando di minimizzare la pressione mediante dei rinforzi applicati sulle maschere che dovrebbero tenere sollevato l'apice del presidio dalla cute.

Molto spesso esiste la convinzione che un fissaggio dell'interfaccia molto ade-
rente al viso del paziente possa ridurre al minimo le perdite. In effetti non è esattamente così, visto che uno studio in vitro ha dimostrato come sia la differenza fra la
pressione di applicata dal cuscino che circonda la struttura della maschera e quella
di insufflazione del ventilatore a determinare la quantità di perdite. La Figura 10.1
mostra che non ha senso secondo questo studio aumentare la differenza fra queste
due pressioni oltre i 2 cmH$_2$O, in quanto dopo questo valore la perdita rimane costante e lieve, nonostante l'operatore si ostini ad aumentare la pressione contro la superficie nasale. Ricordiamoci poi che la NIV è per definizione un sistema semi-aperto,
pertanto usando un buon ventilatore la presenza di un po' di perdite è comunque tollerata e fisiologica.

Dopo qualche ora di ventilazione i pazienti possono anche lamentare rinorrea o
eccessiva secchezza del naso e delle fauci, a cui si deve porre rimedio con un sistema
di umidificazione (vedi oltre). Il ristagno di secrezioni può creare un blocco del condotto nasale, che potrebbe interferire con la ventilazione, ma facilmente risolvibile
con lavaggi nasali con acqua oppure l'assunzione con cautela di gocce di efedrina.

La distensione gastrica è un altro degli effetti associati a NIV e può essere particolarmente fastidiosa quando impedisce una corretta espansione dell'addome durante
la fase inspiratoria o quando il paziente non respira in sintonia col ventilatore.
Tuttavia la frequenza di questo effetto collaterale è molto ridotta nonostante gli autori della scuola nord-americana enfatizzino questo problema come uno dei più riscontrati durate NIV. Può essere ovviata in alcuni casi riducendo la pressione di insufflazione o il tempo di pressurizzazione.

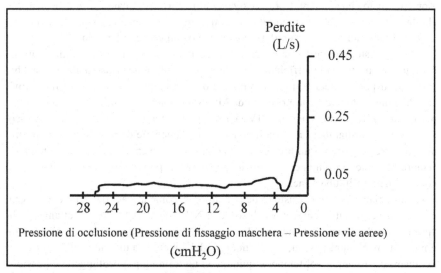

Fig. 10.1 Effetto della pressione di fissaggio della maschera sulle perdite. Modificato da Schettino
et al. 2001

10

Il rischio di iperventilazione può sussistere specie durante le ore notturne nei pazienti neuromuscolari, dove l'impedenza del sistema è particolarmente bassa e la $PaCO_2$ può diminuire bruscamente causando chiusura acuta della glottide per prevenire la ipocapnia. Questo meccanismo può portare all'insorgenza di apnee centrali.

Proprio perché durante NIV il paziente viene raramente sedato è possibile che il sonno dei nostri pazienti sia alquanto disturbato. Un consiglio pratico è quello di ridurre al minimo gli allarmi del ventilatore e, nel caso il paziente venga ricoverato in Terapia Subintensiva, spostarlo nel reparto di degenza tradizionale non appena le condizioni cliniche lo permettano.

Il fenomeno di arrossamento degli occhi è invece abbastanza frequente, soprattutto se le pressioni di insufflazione sono elevate; ricordiamo di porre cura particolare nella protezione oculare quando si somministrino anticolinergici nebulizzati attraverso il circuito NIV, visto che si sono riscontrati fenomeni di anisocoria. Come si diceva in precedenza tutti questi sono effetti minori, ma possono influenzare in maniera importante la tolleranza alla NIV e quindi determinarne l'insuccesso. Ecco perché va posta grande attenzione da parte dell'operatore a minimizzare e prevenire questi problemi.

10.2
La NIV non funziona nei pazienti gravi

Tratteremo gli effetti clinici della NIV negli appositi capitoli. Qui ci soffermeremo sulla comune critica, elevata soprattutto dai colleghi rianimatori, che la NIV debba essere riservata solo ai pazienti meno gravi e quindi come prevenzione dell'intubazione piuttosto che come reale alternativa. D'altra parte 10-15 anni fa si diceva anche che la NIV non sarebbe mai entrata in Terapia Intensiva, mentre essa è la metodica usata nel 50% dei pazienti ventilati in alcune nazioni come la Francia.

Detto questo, concordiamo sul fatto che in alcuni pazienti particolarmente gravi e affetti soprattutto da insufficienza respiratoria acuta ipossica l'uso della NIV debba essere a dir poco prudente. È stato dimostrato per esempio che la sepsi, l'instabilità emodinamica e lo shock, la presenza di ARDS e il mancato miglioramento del rapporto PaO_2/FiO_2 dopo < 1 h di NIV siano negativamente correlati con il successo della NIV. Ricordiamoci tutti che il concetto fondamentale della medicina è "primo non nuocere" e pertanto un breve *trial* giudizioso può eventualmente essere tentato, sempre tenendo presente che il guaio peggiore lo potremmo causare ritardando colpevolmente l'intubazione.

Ammettiamo però che esistono delle patologie, come la riacutizzazione di BPCO e l'edema polmonare acuto, dove l'uso della NIV o della CPAP è il trattamento di "prima linea" indipendentemente dalla severità del paziente. È chiaro, e l'abbiamo dimostrato negli anni passati, che il successo della metodica dipende dall'esperienza del team. Per esempio col tempo, e quindi con un training più prolungato, è possibile trattare con successo pazienti che invece prima erano candidati nello stesso ospedale e con lo stesso personale all'insuccesso (Fig. 10.2). In ogni caso alcuni studi

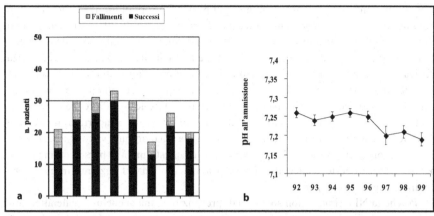

Fig. 10.2 Riduzione del tasso di fallimenti della NIV nel corso degli anni nonostante una maggiore severità dell'insufficienza respiratoria. Modificata da Carlucci et al, 2003

hanno evidenziato come anche nei pazienti BPCO con gravissima acidosi (pH<7,22) l'intubazione non sia superiore alla NIV nel migliorare l'outcome clinico e anzi quest'ultima sia associata a meno effetti collaterali e ricorso alla tracheotomia.

10.3
Il carico di lavoro per ventilare in NIV è troppo elevato

Uno dei più grossi limiti all'uso generalizzato della NIV è il pregiudizio che questa tecnica sia associata a un eccessivo consumo di risorse umane. È sicuramente vero che non ci si improvvisa da un giorno all'arto esperti e cultori della materia, ma è altrettanto vero che dopo un po' di teoria e pratica, usando materiali idonei e avendo coscienza dei propri limiti, soprattutto all'inizio, è possibile implementare un buon servizio dedicato alla NIV. Ci piace qui ricordare che la NIV non è mai proprietà di un singolo, ma lavoro di squadra e di equipe che va sempre verificato operativamente nel tempo con *audits*. Teniamo conto di questo fatto e coinvolgiamo tutti gli attori del team, cioè infermieri, fisioterapisti e medici.

Il mito che la NIV fosse molto dispendiosa in termine umani, ha un'origine ben precisa. Chevrolet e collaboratori pubblicarono nel 1991 è uno dei lavori più citati in letteratura quando si parla di NIV essendo il primo lavoro disegnato per determinare il costo umano di questo tipo di ventiloterapia. Il titolo di per sé suona come monito a chi si accinge a sperimentare questa tecnica: "La NIV in pazienti con insufficienza respiratoria acuta, una procedura difficile e costosa in termini di tempo per lo staff infermieristico". I risultati di questo studio furono sorprendenti dal momento che gli autori quantificarono che il tempo necessario per l'assistenza ai pazienti affetti da BPCO durante NIV fosse pari al 91% del tempo totale di ventilazione, mentre per quanto riguardava i pazienti portatori di malattie restrittive esso scendeva al 41%. I limiti dello studio, comunque importante, sono ben noti e cioè la natura osservazionale,

10

quindi non controllata, il piccolo numero di pazienti e soprattutto il livello di scarso training e di conoscenza della metodica che il gruppo aveva. In effetti dieci anni dopo gli stessi Autori dimostrarono che, con l'acquisizione di maggior confidenza e con una migliore esperienza, i tempi inaccettabili e le difficoltà riscontrati in precedenza venivano drasticamente ridotti. Questo in linea con molti altri studi che concordavano nell'affermare come la NIV sia in effetti più dispendiosa nella prime ore di trattamento rispetto alla terapia medica tradizionale, ma questo effetto poi spariva, a fronte anche del miglior outcome clinico del paziente. L'apertura di Terapie Subintensive Respiratorie ha sicuramente aiutato a ribaltare una visione tradizionale della gestione del ventilato, dal momento che in queste unità il personale medico e paramedico è esperto e specializzato nel trattamento sia del paziente intubato che ventilato non-invasivamente.

Poichè la NIV rimane non solo atto di prevenzione, ma anche una reale alternativa alla intubazione è doveroso ricordare che quando sono stati eseguiti dei confronti diretti fra dispendio umano durante NIV e durante ventilazione invasiva i tempi si sono rivelati non essere molto dissimili. Paragonando i due gruppi di pazienti, il tempo totale di assistenza dell'intero staff ospedaliero nelle prime 24 ore non differiva significativamente nei due gruppi e rimaneva al di sotto del 50% del tempo totale di ventilazione. Un'analisi dettagliata dei tempi divisi a seconda delle categorie di lavoratori evidenziava che il tempo infermieristico e dei terapisti della riabilitazione diminuiva significativamente dopo le prime 6 ore di ventilazione, raggiungendo un *plateau*, mentre per quanto riguarda il personale medico, l'attenzione prestata al malato rimaneva costante nelle prime 48 ore.

Possiamo quindi smentire il pregiudizio circa le difficoltà di applicazione della NIV, affermando che, almeno in ambienti specialistici, essa non sembra incidere sui tempi e sui carichi di lavoro dell'equipe ospedaliera in maniera significativa. Chiaramente la gestione del paziente ventilato non-invasivamente risulta più problematica in reparti ospedalieri dove il personale non abbia familiarità con questo metodo, e pertanto ad esempio in Terapia Intensiva potrebbe in realtà essere ancora più "*time-consuming*".

10.4
Il casco è l'interfaccia di scelta

Questa è la tipica affermazione di alcuni colleghi che hanno la memoria un po' corta. La NIV è nata decenni fa come tecnica che impiegava unicamente interfacce di tipo nasale o oro-nasale. I risultati più eclatanti dal punto di vista clinico e scientifico sono stati ottenuti con queste maschere, tanto che a nostra conoscenza non esiste in letteratura alcun studio randomizzato controllato sull'uso del casco.

Detto questo ognuno di noi deve essere aperto a tutte le novità tecnologiche. Il casco ha sicuramente semplificato l'applicazione della CPAP al di fuori degli ambienti protetti. La facilità d'uso evitando prese elettriche, il settaggio dei parametri, il fastidio degli allarmi, la buona tolleranza che i pazienti riportano quando ventilati con questa interfaccia e infine i bassi costi dovuti alla possibilità di somministrare una forma di NIV senza acquistare un ventilatore, ne ha fatto l'interfaccia di scelta per quanto riguarda l'edema polmonare acuto al di fuori delle strutture ospedaliere oppure in reparti non specializzati. Ciò non toglie che la CPAP tramite casco può essere utilizzata con successo anche in Terapia Intensiva.

La grossa popolarità di questa interfaccia durante l'applicazione di una "vera" NIV è soprattutto localizzata in Italia, dove in Terapia Intensiva è diventata la prima scelta. Come già specificato nel paragrafo dedicato alle interfacce, il casco pone dei problemi di sincronia paziente/ventilatore (anche nel caso in cui si adottino settagli particolari), di difficoltà di umidificazione, di rumorosità, ma principalmente andrebbe usato con estrema cautela nei pazienti ipercapnici a causa dell'elevato spazio morto. Detto questo, il casco può essere una valida alternativa alle maschere facciali in caso di scarsa tolleranza, oppure nell'ambito di una strategia tendente a ruotare le interfacce durante le ore della giornata al fine di evitare alcuni effetti collaterali. Sicuramente a nostro parere il casco non è l'interfaccia di prima scelta, e il suo uso in Europa (< 10% dei pazienti ventilati con NIV) lo dimostra.

10.5
È meglio non usare un'interfaccia con un elevato spazio morto

Un elevato spazio morto si associa al concetto di un ampio volume all'interno dell'interfaccia stessa. Per questo motivo spesso e volentieri la maschere più voluminose, come la *total face* e/o la *full face* sono guardate con un certo scetticismo. Anni addietro abbiamo dimostrato che lo spazio morto in vitro, cioè quello misurato riempiendo di acqua una maschera, non è necessariamente uguale a quello in vivo, cioè quando la stessa è appoggiata sul viso del paziente. La notevole differenza presente in vitro tra una maschera nasale e una facciale non è quindi presente se misurata in vivo. Recentemente Fraticelli (Fraticelli et al, 2009) ha dimostrato come 4 interfacce differenti fra loro in termini di spazio morto, come per esempio il boccaglio (spazio morto pari a 0 ml) e la maschera *total face* (spazio morto pari a 977 ml) non siano poi differenti quando si tratta di migliorare lo scambio gassoso, e la rimozione di CO_2 in particolare. A partità di efficacia tuttavia la ventilazione tramite boccaglio era associata a una aumentata presenza di asincronie tra paziente e ventilatore. Un caso un po' particolare è quello del casco, dove un flusso di ossigeno elevato è necessario per evitare il noto problema del *rebreathing*. In conclusione non temete l'effetto spazio morto quando applicate una interfaccia facciale dal volume interno elevato.

10.6
Il paziente ventilato in NIV non può essere sedato

La possibilità e la congruità di sedare un paziente durante NIV rimane uno dei problemi più dibattuti. Teoricamente la NIV dovrebbe essere applicata solo ai soggetti

10

con una minima autonomia respiratoria residua, quindi in chi è in grado di triggerare il ventilatore. Inoltre uno dei presunti vantaggi della NIV è quello di non richiedere curarizzazione e sedazione profonda. Tuttavia nella pratica clinica ci troviamo di fronte a pazienti molto ansiosi, irritabili e ribelli all'interfaccia che spesso e volentieri tentano di rimuovere. Che fare in queste situazioni? Rischiare di limitare ancor di più la capacità di respirare spontaneamente e dover quindi ricorrere all'intubazione d'urgenza, oppure sfatare un po' il mito che i sedativi interferiscono sempre e comunque con il drive respiratorio? Le indicazioni, i farmaci da preferire ed eventualmente le dosi da somministrare sono tuttora oggetto di studio.

La sedazione, questo è un dato di fatto, si pratica però nel mondo reale anche durante NIV. Un *survey* che ha visto coinvolti colleghi nord-americani ed europei ha evidenziato come la pratica della sedazione vari moltissimo in relazione alla geografia, al tipo di struttura dove la NIV viene applicata e al tipo di specialista che la prescrive. Sorprendentemente uno dei metodi più usati in Nord America è quello della costrizione delle mani al letto, pratica a nostro avviso un po' crudele ed eticamente discutibile, fortunatamente meno usata in Europa, ad eccezione dei casi più difficili.

I farmaci più utlizzati in Nord America sono le benzodiazepine da sole, seguite dagli oppiacei (morfina e fentanyl), mentre in Europa si assiste esattamente al contrario. La nostra esperienza con le benzodiazepine non è stata sempre positiva dal momento che, nonostante esistano antidoti specifici, nel paziente anziano gli effetti collaterali (*i.e.* scompenso emodinamico) non sono affatto rari e non sempre facilmente neutralizzabili con gli antagonisti. Anche l'aloperidolo è usato con una certa frequenza, nonostante il suo uso in terapia intensiva venga focalizzato soprattutto nei pazienti deliranti, tenendo conto dei possibile effetti anche gravi come la torsione di punta. La dexemetomidina è invece poco frequentemente utilizzata, forse per i costi più elevati, anche se è probabilmente l'unica molecola in cui è stato dimostrata l'assenza di effetti collaterali sul Sistema Nervoso Centrale anche per somministrazioni >24 ore. La pratica della sedazione quasi mai si basa su dei protocolli specifici quanto piuttosto sull'esperienza del clinico, mentre la via di somministrazione favorita è quella dei boli estemporanei. Uno dei dati più interessanti del *survey* è che la frequenza d'uso di sedativi e analgesici è proporzionale all'utilizzo della NIV in un determinato ambiente, come se chi fosse più esperto avesse meno remore nel somministrare i farmaci. Le dosi maggiormente utilizzate per la NIV sono tutto sommato in un *range* di sicurezza, dal momento che non esistono studi in letteratura che dimostrino un chiaro effetto sul drive respiratorio delle benzodiazepine e degli oppiacei a queste posologie. Il nostro consiglio è quello comunque di registrare con la scala di Ramsey (Tabella 10.3) il livello di sedazione dei nostri pazienti.

Un interessante studio pilota condotto in Francia ci può aiutare a suggerire qualche ricetta clinica. Constantin et al (2007) dimostrarono che l'uso di un nuovo oppiaceo a base di anilidopeoperidina (rimifentanil) in 13 pazienti che fallivano un tentativo iniziale con la NIV a causa di intolleranza era in grado di evitare comunque l'intubazione in 9 di essi (69%). La dose iniziale utilizzata era di 0,025 ug/Kg^{-1} min^{-1} ev. ad aumentare sino ad un massimo di 0,15 ug/Kg^{-1} min^{-1}, fino a raggiungere un punteggio di sedazione alla scala di Ramsey fra 2 e 3. Raggiunta la dose massimale, in 3 pazienti fu necessario aggiungere anche il propofol.

Tabella 10.3 Score di sedazione secondo Ramsay. Modificata da Hansen-Flaschen et al, 1994

1. Malato ansioso e agitato
2. Malato cooperante, orientato e tranquillo
3. Risponde solamente al comando
4. Risponde vivamente alla compressione della glabella
5. Risponde lievemente alla compressione della glabella
6. Nessuna risposta alla compressione della glabella

Il consiglio è quindi quello che una sedazione "giudiziosa" non debba essere negata, prima di dichiarare il fallimento totale della NIV nel paziente agitato, e quindi ricorrere subito all'intubazione.

10.7
È impossibile (o quasi) ventilare in NIV un paziente comatoso

A livello di battuta si può affermare per smentire questa affermazione che è forse più facile ventilare questi pazienti, soprattutto se l'obnubilamento sensoriale è su base ipercapnica, piuttosto che un paziente troppo agitato. Semmai i problemi potrebbero iniziare successivamente, quando il malato si sveglia!

Un'alterazione del sensorio è sempre stata considerata una controindicazione assoluta o relativa da linee guida e *state of the art conferences*. Cosa intendiamo per sensorio obnubilato? Le scale di classica pertinenza neurologica, come la Glasgow, sono di scarso aiuto nel paziente affetto da problemi respiratori acuti, mentre sicuramente più consona ai nostri malati è l'applicazione della scala di Kelly per monitorare lo stato di coscienza. Questo semplice strumento, come illustrato nella Tabella 5.2, permette di classificare con sufficiente precisione il livello del sensorio. La maggior parte degli studi eseguiti sulla NIV si limitava a ventilare pazienti allo stadio 1 o 2 secondo questo punteggio. Una serie di studi casi/controllo ha paragonato l'outcome dei pazienti con BPCO e sensorio ancora integro con un gruppo di malati obnubilati e in grado di eseguire solo comandi semplici dopo sollecitazione "vigorosa" (grado >2). La probabilità di fallimento della NIV era sicuramente più elevata in quest'ultimo gruppo di pazienti, ma sicuramente meglio di quanto ci si potesse aspettare e superiore al 50%. Con le dovute cautele è quindi consigliabile di non escludere a priori i pazienti con obnubilamento del sensorio da un tentativo di ventilazione, tenendo però presente che questo andrebbe effettuato solo in ambiente protetto, dove il ricorso all'intubazione sia rapido e soprattutto focalizzato a quei pazienti dove l'encefalopatia è sostenuta dalla ipercapnia grave.

10.8
Rimborso della NIV tramite sistema DRG

Più che mito e pregiudizio, il rimborso della NIV tramite DRG è un problema reale. Ma quanto costa la NIV?

I costi diretti sono definiti come le spese necessarie per trattare e valutare il singolo paziente, pertanto comprendono l'esecuzione di test e studi funzionali (ad esempio Rx o emogasanalisi arteriosa), l'acquisto di farmaci e presidi monouso (per esempio maschera e sistema di tubi), il pagamento dei salari del personale medico e paramedico. Il costo del personale per paziente viene di solito derivato moltiplicando il numero di giorni di degenza in ospedale per il salario giornaliero corrisposto a ciascun componente del personale deputato alla cura del paziente. Per esempio, se in una Terapia Intensiva Respiratoria il rapporto medico-paziente è di 1:3, il costo di un paziente ricoverato per 10 giorni verrà calcolato moltiplicando per dieci il salario giornaliero lordo di un medico diviso per tre. A questi costi diretti vanno poi aggiunti i presidi monouso impiegati dal personale per il trattamento del paziente (mascherine, guanti, ecc.).

I costi ospedalieri indiretti consistono invece nella somma necessaria per coprire i servizi istituzionali necessari come il riscaldamento, la lavanderia, i trasporti, il personale amministrativo, l'ammortamento delle attrezzature (ventilatori, sistema di monitoraggio) e molti altri.

Lo studio di Kramer et al dimostrò che negli anni '90 il costo giornaliero dei pazienti trattati con NIV era di 1.850 $ US, equivalenti a circa 1.500 €, per un periodo di degenza di 20 giorni, mentre il costo/die dei pazienti sottoposti a terapia medica tradizionale era di 1.800 $ US, pari a circa 1.450 €, per una degenza media di 18 giorni (Kramer 1995).

Un altro studio di Criner e collaboratori, disegnato *ad hoc* per l'analisi dei costi, non comprendeva però un gruppo di controllo. L'impatto economico/die per ciascuno di questi pazienti, trattati con NIV, era pari a 1.570 $ US (circa 1.200 €) per una degenza media di 20 giorni, e quindi sovrapponibile ai risultati ottenuti da Kramer (Criner 1995).

Nello studio da noi eseguito sulla quantificazione dell'attività medica e paramedica durante NIV e ventiloterapia per via invasiva, abbiamo analizzato la spesa complessiva seguendo lo stesso schema usato dagli studi nord-americani citati in precedenza. I risultati ottenuti sono stati sovrapponibili per quanto riguarda le due diverse tecniche ventilatorie adottate, anche se i costi sono notevolmente più bassi rispetto a quelli riportati nei precedenti lavori. La spesa giornaliera nelle prime 48 ore di NIV è stata quantificata in 806 $ US, pari a circa 600 €, mentre quella concernente la ventilazione invasiva in 865 $ US, equivalente a 650 € (Nava 1997). Alcuni anni dopo calcolammo che il costo medio giornaliero poteva essere ridotto se i malati meno gravi (*i.e.* con pH >7,28) venivano trattati in reparto. Per esempio a fronte di un costo giornaliero di 558 € di un paziente BPCO riacutizzato ventilato con NIV in Terapia Subintensiva, l'applicazione della stessa metodica in reparto riduce i costi a 470 €. Naturalmente questi costi sono stati calcolati in una struttura singola e dove il reparto di degenza è "fisicamente" attaccato alla Terapia Subintensiva (Carlucci 2003).

È evidente che l'impatto delle procedure diagnostiche, dei farmaci e dei presidi è simile in termini assoluti, quindi in Euro o Dollari, nei due studi; quello che differisce significativamente è il salario che gli operatori, sia medici che paramedici, percepiscono.

Il sistema di rimborso tramite DRG è come dicevamo molto penalizzante. Per esempio Criner et al hanno calcolato la perdita dovuta a questo sistema di pagamento in 27 pazienti trattati acutamente in Terapia Intensiva. La degenza media era di circa 20 giorni e la perdita per paziente di 9.700 $ US, con 82% dei casi sotto-rimborsati (Criner 1995). Anche nel nostro Paese l'introduzione dei DRG ha nettamente favorito alcune pratiche (*i.e.* la tracheotomia), penalizzandone altre. A questo punto se abbiamo dato dignità scientifica e clinica alla NIV come tecnica alternativa di ventilazione, dobbiamo ora riuscire a farla considerare equitaria anche dal punto di vista economico. Sempre di ventilazione si tratta, cambia solo l'interfaccia.

Per quanto riguarda il rapporto costo/efficacia della NIV non esistono più dubbi che essa sia un trattamento che riduce drasticamente le spese, per lo meno nel trattamento del paziente con BPCO riacutizzata. Plant et al hanno per esempio dimostrato che è possibile risparmiare circa 54.000 £ trattando 56 pazienti per anno in un tipico ospedale del Regno Unito (Plant 2003).

Dall'altro lato, la riduzione della complicanze infettive usando la NIV rispetto alla ventilazione invasiva è un'altra dimostrazione indiretta di risparmio. Una recente pubblicazione della *Public Health Report* (Klevens et al, 2002) ha evidenziato che il costo totale relativo a una polmonite associata al ventilatore è superiore ai 100.000 $ US per paziente. Alla luce di questo si è pensato negli Stati Uniti di considerare la VAP come complicanza evitabile, e quindi non più rimborsabile da parte dell'ente preposto al rimborso ospedaliero. Ecco un'altra buona occasione per implementare l'uso della NIV, ma anche per sensibilizzare chi tiene le fila del sistema sanitario nazionale a considerare una diversa forma di rimborso.

Letture consigliate

Agarwal R, Reddy C, Aggarwal AN, Gupta D (2006) Is there a role for nonivasive ventilation in acute respiratory distress syndrome? A meta-analysis. Respir Med 100(12):2235-2238

Ambrosino N, Vagheggini G (2008) Noninvasive positive pressure ventilation in the acute care setting: where are we? Eur Respir J 31(4):874-886

Antonelli M, Conti G, Pelosi P et al (2002) New treatment of acute hypoxemic respiratory failure: noninvasive pressure support ventilation delivered by helmet—a pilot controlled trial. Crit Care Med 30(3):602-608

Antonelli M, Conti G, Esquinas A (2007) A multiple-center survey on the use in clinical practice of noninvasive ventilation as a first-line intervention for acute respiratory distress syndrome. Crit Care Med 35(19):18-25

Carlucci A, Delmastro M, Rubini F (2003) Changes in the practice of non-invasive ventilation in treating COPD patients over 8 years. Intensive Care Med 29(3):419-425

Chevrolet JC, Jolliet P, Abajo B et al (1991) Nasal positive pressure ventilation in patients with acute respiratory failure. Difficult and time-consuming procedure for nurses. Chest 100(3):775-782

Constantin JM, Schneider E, Cayot-Constantin S et al (2007) Remifentanil-based sedation to treat noninvasive ventilation failure: a preliminary study. Intensive Care Med 33(1):82-87

Crimi C et al (2009) Non-invasive ventilation practices: a European web-survey. Eur Respir J (in press)

Criner GJ, Kreimer DT, Tomaselli M et al (1995) Financial implications of noninvasive positive pressure ventilation (NPPV). Chest 108:475-481

Devlin JW, Nava S, Fong JJ et al (2007) Survey of sedation practices during noninvasive positive–pressure ventilation to treat acute respiratory failure. Crit Care Med 35(10):2298-2302

Esteban A, Ferguson ND, Meade MO et al (2008) Evolution of mechanical ventilation in response to clinical research. Am J Respir Crit Care Med 177(2):170-177

European Pressure Ulcer Advisory Panel (1998) Linee Guida. *http://www.epuap.org/gltreatment.html*

Fraticelli AT, Lellouche F, L'her E et al (2009) Physiological effects of different interfaces during non-invasive ventilation for acute respiratory failure. Crit Care Med 37(3):939-945

Hansen-Flaschen J, Cowen J, Polomano RC (1994) Beyond the Ramsay scale: need for a validated measure of sedating drug efficacy in the intensive care unit. Crit Care Med 22(5):732-733

Jolliet P, Abajo B, Pasquina P, Chevrolet JC (2001) Non-invasive pressure support ventilation in severe community-acquired pneumonia. Intensive Care Med 27(5):812-821

Klevens RM, Edwards JR, Richards CL Jr et al (2007) Estimating health care-associated infections and deaths in U.S. hospitals, 2002. Public Health Rep 122(2):160-166

Kramer N, Meyer TJ, Meharg J et al (1995) Randomized, prospective trial of noninvasive positive pressure ventilation in acute respiratory failure. Am J Respir Crit Care Med 151:1799-1806

Nava S, Hill N (2009) Non-invasive ventilation in acute respiratory failure. Lancet 374(9685):250-259

Nava S, Evangelisti I, Rampulla C (1997) Human and financial costs of noninvasive mechanical ventilation in patients affected by COPD and acute respiratory failure. Chest 111(6):1631-1638

Navalesi P, Fanfulla F, Frigerio P (2000) Physiologic evaluation of noninvasive mechanical ventilation delivered with three types of masks in patients with chronic hypercapnic respiratory failure. Crit Care Med 28(6):1785-1790

Navalesi P, Costa R, Ceriana P et al (2007) Non-invasive ventilation in chronic obstructive pulmonary disease patients: helmet versus facial mask. Intensive Care Med 33(1):74-81

Plant PK, Owen JL, Parrott S, Elliott MW (2003) Cost effectiveness of ward based non-invasive ventilation for acute exacerbations of chronic obstructive pulmonary disease: economic analysis of randomised controlled trial. BMJ 326:956-961

Schettino GP, Tucci MR, Sousa R et al (2001) Mask mechanics and leak dynamics during noninvasive pressure support ventilation: a bench study. Intensive Care Med 27(12):1887-1891

Taccone P, Hess D, Caironi P, Bigatello LM (2004) Continuous positive airway pressure delivered with a "helmet": effects on carbon dioxide rebreathing. Crit Care Med 32(10):2090-2096

La ventiloterapia non invasiva nel trattamento dell'insufficienza respiratoria acuta: i magnifici cinque

11

Rileggendo la prima edizione di questo libro, ci siamo immediatamente resi conto di quanto la NIV sia diventata popolare in questi ultimi dieci anni. Scrivevamo "una ricerca bibliografica eseguita su *Medline* nel marzo 1996, usando le parole chiave insufficienza respiratoria e ventilazione meccanica e una visione di tutte le voci bibliografiche riportate negli articoli pubblicati negli ultimi anni, ha evidenziato la presenza di 36 articoli originali sull'uso della NIV durante episodi di insufficienza respiratoria acuta da varie cause". Bene, una nuova ricerca a marzo 2009, di cui illustriamo i dati nella Figura 11.1, ha mostrato un vero incremento esponenziale.

Scrivevano anche "cercare di mettere ordine e trarre un filo logico da tutti questi studi pubblicati è stato assai difficile per varie ragioni". Ora, in piena epoca di medicina basata sull'evidenza, di cui molto spesso però non condividiamo i contenuti, è più facile organizzare un *grading* di evidenze, che abbiamo elencato secondo lo schema

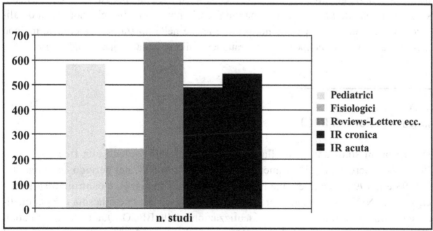

Fig. 11.1 Numero di studi sulla NIV sino al marzo 2009

Ventilazione meccanica non invasiva. Stefano Nava, Francesco Fanfulla
© Springer-Verlag Italia 2010

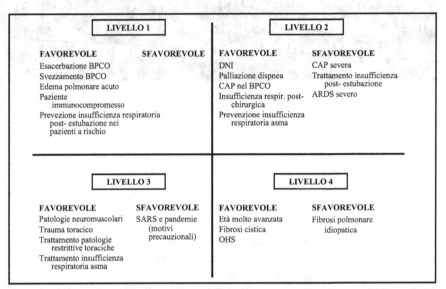

Fig. 11.2 Gradi di evidenza scientifica. *LIVELLO 2* reviews sistematiche basate su RCTs con bassi intervalli di confidenza, *LIVELLO 2* reviews su studi di coorte singoli, studi di coorte o RCTs di minore qualità, *LIVELLO 2* reviews di studi caso/controllo o studi singoli caso/controllo, *LIVELLO 2* studi osservazionali o caso/controllo e di coorte di minore qualità

Oxford Centre for Evidence-based Medicine Levels of Evidence (Fig. 11.2). Secondo questa classificazione esistono le "magnifiche 5" indicazioni all'uso della NIV e cioè la riacutizzazione della BPCO, l'edema polmonare acuto, le polmoniti del paziente immunocompromesso, lo svezzamento del BPCO dalla ventilazione invasiva e infine la prevenzione dell'insufficienza respiratoria post-estubazione nei pazienti a rischio. Le altre applicazioni cliniche, seppure importanti e meritevoli di approfondimento, non hanno ancora raggiunto un livello di evidenza scientifica tale per cui la NIV sia da considerare il *gold standard* in queste patologie. Ciò non vuole dire che non vadano validate scientificamente e, perché no, provate anche nella nostra pratica clinica, ma con maggior cautela. Ci occuperemo separatamente di ciascuna di queste indicazioni.

11.1
Riacutizzazione di BPCO

Dopo i primi studi non controllati e non randomizzati risalenti alla fine degli anni '80, dove emergevano già promettenti vantaggi della NIV, nel periodo compreso tra il 1993 e il 1998 escono cinque importanti studi randomizzati e controllati sull'efficacia della NIV associata alla terapia medica standard rispetto alla sola terapia medica standard nel trattamento della riacutizzazione della BPCO. Quattro di questi studi dimostrarono la superiorità della NIV, con una percentuale di successo superiore al 90%, rispetto alla sola terapia medica, la cui percentuale di successo era al massimo del 70% nello studio di Bott e decisamente inferiore negli altri (Bott et al, 1993). Solo lo studio condotto da Barbé presentava dati discordanti con questi: le percentuali di successo della NIV e della terapia medica erano infatti del 70% e del 100%, rispettivamente (Barbé et al, 1996). Questo studio, condotto peraltro su pazienti di gravità lieve, dimostra come la NIV debba essere riservata a pazienti relativamente compromessi e non essere quindi impiegata quando la terapia medica ha ragionevoli possibilità di successo e la NIV potrebbe essere poco tollerata dal paziente.

Questo concetto venne chiaramente ribadito anche in una successiva revisione sistematica della letteratura da parte di Keenan, che evidenziò come la massima efficacia delle NIV la si ha nei casi di grave riacutizzazione di BPCO (Keenan et al, 2003). Bisogna comunque sempre considerare dove la metodica ventilatoria viene applicata. Per esempio lo studio multicentrico randomizzato di Plant et al pubblicato su *Lancet* e condotto nella cosiddetta *"respiratory ward"* dimostrò la superiorità della NIV rispetto alla terapia medica, ma un'analisi successiva evidenziò anche che tale effetto era spiegato con l'alta percentuale di successo nei pazienti con un pH compreso fra 7,34 e 7,30 (Plant et al, 2000). I pazienti più gravi mostravano un outcome non proprio soddisfacente e paragonabile a quello ottenuto con la terapia tradizionale.

Come dicevamo nel capitolo "Quando iniziare (o meno) il trattamento ventilatorio" non solo il timing, ma anche la sede di applicazione della NIV è fondamentale nel determinare il fallimento o il successo. In altre parole le varie reviews ci suggeriscono che il successo della NIV durante riacutizzazione di BPCO è alto anche nei pazienti con un pH<7,30, ma dobbiamo tener presente che molti degli studi considerati venivano condotti in ambienti protetti (*i.e.* Terapie Intensive o Subintensive) e che quindi la generalizzazione di questi risultati nelle classiche U.O. di Pneumologia o Medicina andrebbe prima considerata sulla base di personale, struttura, monitoraggio e ventilatori disponibili. Per concludere, rispetto alla sola terapia medica standard, la NIV migliora nel BPCO riacutizzato la sopravvivenza, riduce la necessità di intubazione e il tasso di complicanze e riduce la durata di degenza in terapia intensiva e in ospedale.

Tutti gli studi sull'efficacia della NIV finora considerati confrontano questa metodica con la terapia medica standard, anche perché il target è in genere la prevenzione e non l'alternativa all'intubazione endotracheale. Gli unici studi clinici in cui le due modalità di ventilazione, invasiva e non, vengono confrontate furono pubblicati in Italia.

Nel lavoro di Conti e collaboratori nel 2002 (Conti et al, 2002) un gruppo di pazienti venne ricoverato in Terapia Intensiva per insufficienza respiratoria ipercapnica conseguente a BPCO riacutizzata (pH medio 7,21) dopo il fallimento del trattamento con terapia medica standard presso il dipartimento di emergenza, quindi con indicazione elettiva a supporto ventilatorio. I pazienti furono randomizzati per essere trattati con ventilazione invasiva o non. L'outcome nei due gruppi risultò sovrapponibile: stesso miglioramento dei gas ematici, durata di ventilazione, degenza ospedaliera e numero di complicanze. Il gruppo NIV riuscì a evitare l'intubazione in circa il 50% dei casi. Un follow-up eseguito a distanza di un anno evidenziava nel gruppo NIV un numero inferiore di ricoveri ospedalieri e di prescrizioni di ossigenoterapia domiciliare. Questo studio conferma che i pazienti con maggiore grado di compromissione dei gas ematici vanno trattati in Terapia Intensiva, in modo da poter effettuare per tempo un'intubazione non dilazionabile in caso di fallimento.

Nell'altro studio caso-controllo, pubblicato l'anno successivo, Squadrone e colla-boratori (Squadrone et al, 2004) reclutarono pazienti con insufficienza respiratoria ipercapnica dovuta a esacerbazione acuta di BPCO o polmonite con un pH medio di 7.18. La NIV fallì nel 60% dei pazienti che vennero successivamente intubati. La mor-talità, la durata della ventilazione meccanica e la degenza ospedaliera furono simili nei due gruppi di pazienti, tuttavia i pazienti trattati con NIV ebbero meno complicanze.

La NIV è quindi senza ombra di dubbio il trattamento di prima linea nella riacu-tizzazione delle BPCO, sempre che il paziente non abbia le controindicazioni classi-che alla metodica. Questa deve oramai essere la prassi in tutti i nostri reparti; non è più accettabile, come purtroppo a volte succede, rifiutare a priori un trattamento ven-tilatorio a questi pazienti con il pretesto dell'età, del numero di riacutizzazioni pas-sate o, peggio ancora, dell'impossibilità di reperire un posto letto idoneo.

11.2
Edema polmonare acuto

Un capitolo a parte merita poi il trattamento con NIV dell'edema polmonare acuto cardiogeno (EPA). Dal punto di vista fisiologico l'applicazione di una pressione positiva ha degli effetti positivi sia dal punto di vista respiratorio che emodinamico. In particolare, una pressione positiva continua come la CPAP aumenta la capacità funzionale residua, migliorando in questo modo la *compliance* polmonare e conse-guentemente l'ossigenazione. Il diminuito lavoro respiratorio che consegue alla som-ministrazione di CPAP, in particolare la riduzione delle deflessioni della pressione pleurica, porta a una diminuzione della pressione transmurale del ventricolo sinistro, che a sua volta riduce il precarico, migliorando quindi l'emodinamica, gravemente compromessa durante EPA. Ha senso aggiungere alla CPAP anche un supporto inspi-ratorio (*i.e.* Pressione di Supporto)? Dal punto di vista fisiologico la combinazione fra le due pressioni potrebbe trovare un suo razionale quando il paziente è affetto non solo da ipossia, ma anche da ipercapnia, che ricordiamo essere il marker di deficit di pompa ventilatoria. In queste condizioni il supporto inspiratorio potrebbe ulterior-mente ridurre il carico contro cui i nostri muscoli respiratori si contraggono evitando il *distress* respiratorio e la potenziale insorgenza di fatica.

Dal punto di vista clinico numerose metanalisi hanno dimostrato come la CPAP associata alla terapia medica sia più efficace della ossigenoterapia associata alla tera-pia medica nel ridurre il ricorso all'intubazione e, soprattutto, nel migliorare la sopravvivenza. La terapia medica non deve in ogni caso essere sospesa, in quanto ogni forma di CPAP o altro supporto ventilatorio ha il compito di "guadagnare tempo" affinché nitrati ed eventualmente diuretici possano agire.

La CPAP con il casco è attualmente il trattamento di prima linea dell'EPA nella maggior parte dei dipartimenti di emergenza, reparti di terapia intensiva, cardiologia, nefrologia, medicina interna, pneumologia, ecc. mentre da alcune *équipes* è pratica-to fin dalle prime fasi del soccorso sul territorio, a casa del paziente e durante il tra-sporto in ambulanza.

Come dicevamo prima alcuni pazienti in corso di EPA sviluppano una acidosi mista in cui la componente respiratoria appare predominante, sia per una concomitante BPCO, che per una incipiente fatica dei muscoli respiratori con ipoventilazione alveolare e conseguente ipercapnia. Sulla base di questo razionale, è stata ed è tuttora da molti impiegata la modalità associata CPAP+ Pressione di Supporto (o *bilevel*) in alternativa alla CPAP. Infatti, dopo i primi dati negativi riguardanti una maggior incidenza di infarto del miocardio, emersi dallo studio di Mehta, che si rivelò peraltro gravato da alcuni non trascurabili *biases*, altri studi clinici randomizzati e controllati vennero pubblicati sull'impiego della *bilevel*. In alcuni di questi il beneficio venne evidenziato solo per i pazienti ipercapnici, mentre secondo altri autori la *bilevel* era ugualmente efficace indipendentemente dai valori iniziali di capnia. Le varie metanalisi dimostrarono comunque che la *bilevel* era in grado, rispetto alla sola ossigenoterapia, di ridurre il ricorso all'intubazione ma non la sopravvivenza, e che questa metodica ventilatoria non aumentava il rischio di complicanze miocardiche, confermandone la sicurezza. Gli stessi studi non evidenziarono differenze significative nei vari outcomes quando paragonavano la CPAP con la NIV *bilevel*.

Per correttezza bisogna anche citare uno studio multicentrico inglese parzialmente negativo sull'uso della ventilazione non invasiva nell'EPA. Sia CPAP che *bilevel* si dimostrarono più efficaci nel velocizzare il processo di guarigione rispetto all'ossigenoterapia, ma la percentuale di intubazione non risultò statisticamente significativa nei 3 gruppi. Lo studio ha destato molto interesse soprattutto per il fatto di essere stato pubblicato sulla rivista medica più importante del mondo come il *New England Journal of Medicine*, anche se è viziato da molti problemi (*i.e.* bassissimo numero di intubazioni, <3%; scarsa familiarità di alcuni centri con la metodica; età molto elevata dei pazienti), che ne limitano a nostro parere la validità scientifica. Peccato che poi questo studio venga portato a supporto delle loro scelte da chi non ama la NIV. Consoliamoci però col fatto che i nostri Colleghi cardiologi abbiano inserito sia la CPAP che la *bilevel* nelle loro linee guida per il trattamento dell'EPA come terapia di prima scelta assieme naturalmente alla terapia medica.

In conclusione, riteniamo che la CPAP possa essere considerata il trattamento standard dell'EPA, mentre nei casi caratterizzati da spiccata acidosi respiratoria e da concomitanza di BPCO sia da preferire la modalità *bilevel*.

11.3
Polmonite nel paziente immunocompromesso

Per la sua capacità di ridurre le complicanze infettive la NIV è considerata il trattamento di scelta durante un episodio di insufficienza respiratoria acuta in questi pazienti. La presenza di un focolaio broncopneumonico è un evento relativamente frequente nei pazienti immocompromessi (*i.e.* AIDS, chemioterapia, post-trapianto di organo solido, post-trapianto di midollo osseo) che, se associato a insufficienza respiratoria acuta, porta spesso a morte il malato. La letteratura riporta una mortalità superiore al 90% quando questi pazienti vengono intubati, e quindi ventilati inva-

11

sivamente. Negli anni '90 i primi studi osservazionali e *case-report* suggerirono come la NIV potesse essere una valida alternativa all'intubazione migliorando allo stesso tempo gli outcomes clinici. In piena emergenza AIDS, Confalonieri e collaboratori dimostrarono in uno studio caso-controllo che i pazienti affetti da polmonite da *Pneumocystis carinii* trattati con NIV avevano una ridotta mortalità intraospedaliera rispetto al gruppo intubato, riducendo al contempo la percentuale di pneumotorace (Confalonieri et al, 2002).

Qualche anno dopo Hilbert e collaboratori, in un classico lavoro randomizzato pubblicato sul *New England Journal of Medicine*, evidenziarono che il ricorso precoce alla NIV in pazienti con infiltrati polmonari e immonocompromessi era in grado di migliorare significativamente lo scambio gassoso e soprattutto le complicanze infettive, il ricorso all'intubazione e la mortalità rispetto ai pazienti trattati con la terapia standard con ossigeno (Hilbert et al, 2001). In particolare, nel gruppo NIV la mortalità era alta (50%), ma decisamente inferiore al gruppo trattato per via tradizionale (81%). Sulla scia di questo studio numerosi altri lavori confermarono questi dati, tanto che attualmente l'uso della NIV, anche tramite CPAP con il casco, è prassi comune anche al di fuori delle Terapie Intensive, in U.O. come l'Ematologia o l'Oncologia.

Parlando di complicanze respiratorie nel paziente immonocompromesso non possiamo dimenticare i soggetti sottoposti a trapianto di organo solido. Antonelli e collaboratori randomizzarono questi pazienti per ricevere NIV o terapia medica standard e ossigeno (Antonelli et al, 2002). Il 70% dei soggetti appartenenti al primo gruppo migliorava il rapporto PaO_2/FiO_2 rispetto al 25% dell'altro gruppo, riducendo in tal modo il ricorso all'intubazione e il numero di complicanze fatali. La degenza media e la mortalità in Terapia Intensiva risultavano significativamente ridotte, ma non la mortalità intraospedaliera. A causa della difficoltà di intraprendere uno studio del genere e di possibili problemi medico-legali (soprattutto negli USA) questo lavoro non venne più replicato.

In conclusione, i dati ottenuti in questa popolazione molto particolare suggeriscono che la NIV debba essere usata precocemente per prevenire l'intubazione piuttosto che come alternativa alla stessa nei pazienti immonocompromessi con insufficienza respiratoria acuta.

11.4
Svezzamento dalla ventilazione invasiva nel BPCO

Nonostante la NIV sia associata, come abbiamo visto, a un'alta percentuale di successo nella riacutizzazione di BPCO, c'è una quota di soggetti che deve comunque essere intubata per varie ragioni come il sensorio gravemente compromesso, l'arresto respiratorio, l'impossibilità di rimuovere le secrezioni e l'instabilità emodinamica.

Il ricorso all'intubazione, se tutto procede per il meglio, dovrebbe comunque risolvere in breve tempo la causa che ha portato all'impossibilità di applicare la NIV. Per esempio la riduzione della $PaCO_2$ dovrebbe migliorare lo stato di coscienza, così come una toilette bronchiale aggressiva associata magari ad antibioticoterapia potrebbe ridurre l'ingombro catarrale e permettere di nuovo un tentativo con la metodica non invasiva. Basandosi su questo razionale fisiologico alcuni studi non controllati hanno proposto la NIV come metodo per accorciare i tempi di intubazione.

Nel 1998, nel primo studio randomizzato controllato, abbiamo sottoposto un gruppo di pazienti allo svezzamento tradizionale tramite Pressione di Supporto col tubo *in situ* oppure alla estubazione precoce (dopo 2-3 giorni) e applicazione della NIV come "ponte" allo svezzamento (Nava et al, 1998). Tutto questo solo se il paziente presentava dei criteri clinici favorevoli come un discreto grado di collaborazione, sufficiente capacità espettorante, scambi gassosi non gravemente alterati, stabilità clinica e minima capacità di respirare autonomamente. La metodica da noi impiegata si è dimostrata utile nel ridurre drasticamente i tempi di svezzamento, influenzando in maniera positiva anche la degenza ospedaliera e il numero di complicanze infettive, come la polmonite, migliorando in ultima analisi anche la sopravvivenza a 3 mesi.

Due successivi studi clinici controllati e randomizzati eseguiti in Francia e in Brasile hanno confermato l'ipotesi sopra esposta, validata anche in un ulteriore studio effettuato su pazienti che fallivano ripetuti *trials* di svezzamento "tradizionale", evidenziando come la NIV, applicata precocemente dopo l'estubazione, consentisse di ridurre la durata della ventilazione totale, le complicanze infettive polmonari e la durata della degenza in Terapia Intensiva.

Per cercare di convincere anche i più scettici che la NIV è una ventilazione a tutti gli effetti e non un parente povero di quella invasiva, abbiamo sottoposto una decina di pazienti a delle valutazioni fisiologiche appena prima dell'estubazione e immediatamente dopo la stessa quando venivano ventilati per via non invasiva con gli stessi parametri. Lo scambio gassoso e il carico di lavoro dei muscoli respiratori erano esattamente sovrapponibili con le due modalità ventilatorie e decisamente più vantaggiose rispetto la respiro spontaneo. Questo evidenzia in maniera inequivocabile che il passaggio dall'intubazione alla NIV nel paziente stabile significa solo variare l'interfaccia di applicazione, ma non gli effetti fisiologici delle stessa. Nonostante non possa forse essere applicata in tutte le patologie e in tutti gli ambienti clinici, necessitando di attenta e continua sorveglianza da parte del personale medico e paramedico, crediamo fermamente che questa modalità di svezzamento possa risultare vantaggiosa per alcuni pazienti ben selezionati e soprattutto quelli affetti da BPCO oppure ipercapnia cronica.

11.5
Prevenzione dell'insufficienza respiratoria post-estubazione nei soggetti ad alto rischio

L'insorgenza dell'insufficienza respiratoria post-estubazione è un evento ben più comune di quanto si pensi comunemente, tanto che una percentuale >15% sviluppa questa complicanza nelle 24-48 ore dopo un *trial* di svezzamento considerato soddi-

11

sfacente. Il dato ancora più allarmante è che circa il 40-50% di questi pazienti muore una volta re-intubato. Quindi gli sforzi dei ricercatori si sono focalizzati nel trattare il più precocemente possibile il paziente che manifesti i primi sintomi di *distress* respiratorio dopo la rimozione del tubo. Sfortunatamente, come vedremo nel capitolo successivo, aspettare che il paziente diventi in qualche modo sintomatico potrebbe essere troppo tardi.

Numerosi studi epidemiologici hanno dimostrato come esistano delle cause principali di re-intubazione che possono essere riassunte nella presenza di comorbidità (in particolare patologie respiratorie e cardiache croniche), problemi delle alte vie aeree, difficoltà nell'espettorazione, ipercapnia cronica, età avanzata e uno *score* di gravità all'estubazione mediamente elevato. Tenendo conto di queste caratteristiche tre studi randomizzati controllati hanno valutato se l'applicazione precoce della NIV come pura prevenzione di un'eventuale insufficienza respiratoria post-estubazione fosse in grado in effetti di ridurre il ricorso alla re-intubazione.

I dati dei primi due studi sono quasi una fotocopia uno dell'altro. Infatti entrambi i lavori mostrarono che la NIV somministrata per qualche ora al giorno in maniera sequenziale nei primi 2-3 giorni dall'estubazione in questi soggetti a rischio, ma totalmente asintomatici, era in grado di ridurre significativamente la percentuale di re-intubazione rispetto ai pazienti non trattati, ma tenuti semplicemente in osservazione come da prassi. Lo studio spagnolo si differenziava dal nostro solo per quanto riguarda un effetto significativo anche sulla mortalità, che invece veniva statisticamente sfiorato nel nostro. Il miglioramento della sopravvivenza veniva dimostrato nel sottogruppo dei pazienti ipercapnici al momento della estubazione, confermando il dato che la NIV sembra avere la sua principale applicazione in presenza di elevata $PaCO_2$. Questo venne recentemente validato nel terzo studio randomizzato controllato dello stesso gruppo spagnolo. Tutti questi lavori esclusero a priori i soggetti con elevato peso corporeo per evitare fattori confondenti allo studio. Qualche collega nord americano come battuta ha affermato che, visto che la maggioranza dei loro pazienti sono soprappeso, questa indicazione della NIV non ha futuro clinico negli USA. Giusto per smentirlo, qualche mese dopo un lavoro proprio statunitense ha dimostrato che anche nei soggetti obesi la somministrazione preventiva della NIV dopo l'estubazione è associata a minor re-intubazione e migliorata sopravvivenza rispetto al comportamento tradizionale.

Quindi in conclusione l'utilizzo della NIV come arma di prevenzione per evitare l'insorgenza dell'insufficienza respiratoria post-estubazione è associato a una minore percentuale di nuovo ricorso alla ventilazione meccanica invasiva e, possibilmente, anche a una migliorata sopravvivenza.

Letture consigliate

Riacutizzazione di BPCO

Bott J, Carroll MP, Conway JH et al (1993) Randomised controlled trial of nasal ventilation in acute ventilatory failure due to chronic obstructive airways disease. Lancet 341(8869):1555-1557

Barbé F, Togores B, Rubì M et al (1996) Noninvasive ventilatory support does not facilitate recovery from acute respiratory failure in chronic obstructive pulmonary disease. Eur Respr J 9(6):1240-1245

Brochard L, Isabey D, Piquet J et al (1990) Reversal of acute exacerbations of chronic obstructive lung disease by inspiratory assistance with a face mask. N Engl J Med 323(22):1523-1530

Brochard L, Mancebo J, Wysocki M et al (1995) Noninvasive ventilation for acute exacerbations of chronic obstructive pulmonary disease. N Engl J Med 333(13):817-822

Celikel T, Sungur M, Ceyhan B, Karakurt S (1998) Comparison of noninvasive positive ventilation with standard medical therapy in hypercapnic acute respiratory failure. Chest 114(6):1636-1642

Conti G, Antonelli M, Navalesi P et al (2002) Noninvasive vs. conventional mechanical ventilation in patients with chronic obstructive pulmonary disease after failure of medical treatment in the ward: a randomized trial. Intensive Care Med 28(12):1701-1707

Keenan SP, Sinuff T, Cook DJ, Hill NS (2003) Which patients with acute exacerbation of chronic obstructive pulmonary disease benefit from noninvasive positive-pressure ventilation? A systematic review of the literature. Ann Intern Med 138(11):861-870

Plant PK, et al (2000) A multicentre randomised controlled trial of the early use of non-invasive ventilation in acute exacerbation of chronic obstructive pulmonary disease on general respiratory wards. Lancet 335:1931-1935

Ram FS, Picot J, Lightowler J, Wedzicha JA (2004) Non-invasive positive pressure ventilation for treatment of respiratory failure due to exacerbations of chronic obstructive pulmonary disease. Cochrane Database Syst Rev (3):CD004104

Squadrone E, Frigerio P, Fogliati C et al (2004) Noninvasive vs invasive ventilation in COPD patients with severe acute respiratory failure deemed to require ventilatory assistance. Intensive Care Med 30(7):1303-1310

Edema polmonare acuto

Bellone A, Monari A, Cortellaro F et al (2004) Myocardial infarction rate in acute pulmonary edema: noninvasive pressure support ventilation versus continuous positive airway pressure. Crit Care Med 32(9):1860-1865

Bellone A, Vettorello M, Monari A et al (2005) Noninvasive pressure support ventilation vs. continuous positive airway pressure in acute hypercapnic pulmonary edema. Intensive Care Med 31(6):807-811

Gray A, Goodacre S, Newby DE et al (2008) Noninvasive ventilation in acute cardiogenic pulmonary edema. N Engl J Med 359(2):142-151

Masip J, Betbesé AJ, Pàez J et al (2000) Non-invasive pressure support ventilation versus conventional oxygen therapy in acute cardiogenic pulmonary oedema: a randomised trial. Lancet 356(9248):26-32

Mehta S, Jay GD, Woolard RH et al (1997) Randomized, prospective trial of bilevel versus continuous positive airway pressure in acute pulmonary edema. Crit Care Med 25(4):620-628

Nava S, Carbone G, Dibattista N et al (2003) Noninvasive ventilation in cardiogenic pulmonary edema: a multicenter, randomized trial. Am J Respir Crit Care Med 168(12):1432-1437

Park M, Sangean MC, Volpe Mde S et al (2004) Randomized, prospective trial of oxygen, continuous positive airway pressure, and bilevel positive airway pressure by face mask in acute cardiogenic pulmonary edema. Crit Care Med 32(12):2407-2415

Peter JV, Moran JL, Phillips-Hughes J et al (2006) Effect of non-invasive positive pressure ventilation (NIPPV) on mortality in patients with acute cardiogenic pulmonary oedema: a meta-analysis. Lancet 367(9517):1155-1163

Paziente immunocompromesso

Antonelli M, Conti G, Buffi M et al (2000) Noninvasive ventilation for treatment of acute respiratory failure in patients undergoing solid organ transplantation: a randomized trial. JAMA 283(2):235-241

Blot F, Guiguet M, Nitenberg G et al (1997) Prognostic factors for neutropenic patients in an intensive care unit: respective roles of underlying malignancies and acute organ failure. Eur J Cancer 33(7):1031-1037

Confalonieri M, Calderoni E, Terraciano S et al (2002) Noninvasive ventilation for treating acute respiratory failure in AIDS patients with Pneumocystis carinii pneumonia Intensive Care Med 28(9):1233-1238

Hilbert G, Gruson D, Vargas F et al (2001) Noninvasive ventilation in immunosuppressed patients with pulmonary infiltrates, fever, and acute respiratory failure. N Engl J Med 344(7):481-487

Svezzamento del BPCO dalla ventilazione invasiva

El Solh AA, Aquilina A, Pineda L et al (2006) Noninvasive ventilation for prevention of post-extubation respiratory failure in obese patients. Eur Respir J 28(3):588-595

Ferrer M, Esquinas A, Arancibia F et al (2003) Noninvasive ventilation during persistent weaning failure: a randomized controlled trial. Am J Respir Crit Care Med 168(1):70-76

Girault C, Daudenthun I, Chevron V et al (1999) Noninvasive ventilation a systematic extubation and weaning technique in acute-on-chronic respiratory failure: a prospective, randomized controlled study. Am J Respir Crit Care Med 160(1):86-92

Nava S, Ambrosino N, Clini E et al (1998) Noninvasive mechanical ventilation in the weaning of patients with respiratory failure due to chronic obstructive pulmonary disease. A randomized, controlled trial. Ann Intern Med 128(9):721-728

Trevisan CE, Vieira SR (2008) Noninvasive mechanical ventilation may be useful in treating patients who fail weaning from invasive mechanical ventilation: a randomized clinical trial. Crit Care 12(2):R51. doi:10.1186/cc6870

Prevenzione dell'insufficienza respiratoria post-estubazione nei pazienti a rischio

Epstein SK, Ciubotaru RL, Wong JB (1997) Effect of failed extubation on the outcome of mechanical ventilation. Chest 112(1):186-192

Ferrer M, Valencia M, Nicolas JM et al (2006) Early noninvasive ventilation averts extubation failure in patients at risk: a randomized trial. Am J Respir Crit Care Med 173(2):164-170

Ferrer M, Sellarés J, Valencia M et al. (2009) Non-invasive ventilation after extubation in hypercapnic patients with chronic respiratory disorders: randomised controlled trial. Lancet 374:1082-1088

Nava S, Gregoretti C, Fanfulla F et al (2005) Noninvasive ventilation to prevent respiratory failure after extubation in high-risk patients. Crit Care Med 33(11):2465-2470

La ventiloterapia non invasiva nel trattamento dell'insufficienza respiratoria acuta: indicazioni emergenti

12

12.1
Prevenzione e trattamento delle complicanze chirurgiche

Questo è decisamente un campo di applicazione emergente. Si sa ormai da tempo che la chirurgia toracica e addominale maggiore possono essere complicate da una ipossia nel periodo post-operatorio. Questa è quasi sempre da mettersi in relazione a un problema di scarsa mobilità diaframmatica, le cui cause potrebbero essere un danno traumatico durante l'operazione, un effetto farmacologico degli anestetici e/o analgesici sul nervo frenico oppure banalmente il dolore intenso che non permette al paziente di espandere a sufficienza il sistema respiratorio (*i.e.* cassa toracica e addome). La ridotta funzionalità del diaframma è associata a una ridotta *compliance* polmonare e alla presenza di aree di atelettasia, che sono il fattore di rischio principale per l'insorgenza di polmonite. Questa temibile complicanza nel periodo post-operatorio può portare anche alla morte.

Per esempio lo sviluppo di ipossia in seguito a una complicanza respiratoria nel paziente sottoposto a pneumectomia o lobectomia è associato a una mortalità di circa il 50%. La prevenzione quindi delle atelettasie è sempre stato uno degli scopi della riabilitazione post-operatoria. Già negli anni '80 si era pensato che l'applicazione di una pressione positiva tramite maschera CPAP fosse in grado da un lato di ridurre il lavoro dei muscoli respiratori, dall'altro di reclutare precocemente le aree scarsamente areate. I primi studi pionieristici, sia per quanto riguarda la chirurgia addominale che quella toracica, dimostrarono come fosse possibile ridurre o prevenire, una volta manifestatesi all'Rx torace le atelettasie post-operatorie, le polmoniti e la perdita di funzionalità respiratoria in termini di volume, e migliorare gli scambi gassosi. Più recentemente alcuni Autori si sono focalizzati sulla prevenzione delle complicanze respiratorie iniziando il trattamento con NIV addirittura prima dell'intervento o immediatamente dopo il termine della procedura chirurgica. Due studi randomizzati controllati sono di interesse particolare. Auriant e collaboratori dimostrarono come l'uso precoce della NIV per trattare un'iniziale insufficienza respiratoria dopo

12

intervento di resezione polmonare fosse in grado non solo di ridurre il ricorso all'intubazione, ma addirittura migliorare la sopravvivenza (Auriant et al, 2001). Squadrone e collaboratori, in uno studio multicentrico condotto in Piemonte, evidenziarono invece come l'applicazione della CPAP con il casco riducesse significativamente l'incidenza di intubazione, polmoniti e complicanze settiche (Squadrone et al, 2005). Questo uso del casco è molto interessante, in quanto spesso e volentieri questi pazienti ricevono questo trattamento al di fuori di una Terapia Intensiva, dove la facilità d'uso è una determinante fondamentale per l'accettazione da parte del personale.

In conclusione, pur non essendosi raggiunta una evidenza di grado 1, soprattutto a causa delle diverse tecniche di ventilazione utilizzate (NIV e CPAP) e dei diversi scenari clinici (chirurgia toracica e addominale), ci sentiamo di dire che il *setting* post-operatorio sia la frontiera più immediata di applicazione della NIV.

12.2
besity ypoventilation Syndrome (OHS)

Come ben sappiamo l'obesità sta diventando anche nel nostro Paese un problema socio-economico, nonché di salute pubblica di primaria importanza.

Questa patologia predispone in alcuni pazienti a una ipoventilazione alveolare cronica associata o meno a sindrome delle apnee ostruttive. Per quanto si è detto finora questo sarebbe il tipico campo di applicazione ideale per la NIV, tuttavia è sorprendente come sino a oggi esistano pochissimi studi, per lo più osservazionali, per quanto riguarda questa forma di insufficienza respiratoria che dimostrano comunque quello che tutti noi ci aspettiamo, e cioè una riduzione del ricorso all'intubazione e un miglioramento dei gas ematici.

Il nostro personale punto di vista è che almeno un tentativo "giudizioso" e cauto vada sempre testato in queste condizioni, tenendo presente però che l'eventuale intubazione in questi pazienti potrebbe essere problematica. Inoltre forse è giunto il tempo di organizzare uno studio multicentrico e randomizzato per stabilire anche in maniera scientifica il ruolo delle NIV nell'OHS.

12.3
Palliazione dei sintomi nel malato terminale

Il vero titolo di questo capitolo dovrebbe essere meglio definito come "palliazione e trattamento del paziente che rifiuta l'intubazione". Purtroppo nel nostro Paese è ancora impossibile parlare di direttive anticipate in maniera costruttiva e seria, come peraltro si è già fatto in quasi tutti i Paesi civili, con il risultato che affrontare questi problemi è da noi ancora tabù. La sensazione è che tutto venga lasciato ipocritamente nelle mani di noi operatori sanitari che, con spirito paternalistico o a volte con cinismo, decidiamo cosa sia bene fare o non fare.

Detto questo esiste un'ampia letteratura sull'uso della NIV in pazienti che sono giunti a una fase terminale della loro malattia, in cui le aspettative di vita sono per definizione molto brevi e dove il trattamento farmacologico ha raggiunto il cosiddetto tetto, senza apportare più beneficio. Spesso, se non sempre, questi pazienti non sono ammessi in Terapia Intensiva per la nota carenza di posti letto e giungono alla nostra osservazione stremati dalla dispnea e da un *distress* respiratorio che è diventato insopportabile.

Occorre innanzi tutto domandarsi se la causa che ha portato a questo deterioramento sia o meno reversibile. Tre studi osservazionali hanno dimostrato come l'uso della NIV nel paziente con insufficienza respiratoria acuta che ha deciso di non essere intubato sia più efficace in caso di riacutizzazione di BPCO e di scompenso cardiaco acuto piuttosoto che in altre patologie come tumori e polmoniti. In effetti circa la metà dei pazienti affetti dalle prime due cause di insufficienza respiratoria è in grado di essere dimesso dall'ospedale contro il 15-20% degli altri malati, soprattutto quelli oncologici.

Nel nostro *survey*, patrocinato dalla *European Respiratory Society*, si è confermato che anche nel mondo reale delle Terapie Subintensive l'uso della NIV come trattamento "ultimo" (o *ceiling NIV*, in inglese) è abbastanza popolare visto che circa il 30% dei pazienti che vengono ammessi in queste strutture in una fase terminale delle loro malattia respiratoria cronica lo riceve.

Il problema maggiore, anche dal punto di vista etico, è invece cercare di capire quanto con questa metodica si sfiori l'accanimento terapeutico, prolungando nel tempo poi le sofferenze del paziente una volta risolto l'evento acuto, oppure di quanto allungare, seppur di poco, un'esistenza che appare comunque accettabile e accettata dal paziente. Entra qui in gioco un concetto difficile da misurare, soprattutto in queste condizioni, come la misura della qualità di vita residua. Essa non è facilmente quantificabile con questionari e scale, visto che alla domanda su quale fosse la ragione per cui due pazienti chiedessero insistentemente di poter ancora vivere per qualche tempo uno rispose "perché desidero vedere il mio primo nipote che nascerà fra 2 mesi" e il secondo "perché voglio vedere l'Inter vincere lo scudetto" (era il marzo 2006). Ora, seppur tutti noi possiamo comprendere il primo, più difficile è capire le ragioni del secondo, anche se siamo tifosi di quella particolare squadra dai brutti colori. In ogni caso la volontà di un essere umano andrebbe sempre e comunque rispettata.

Detto questo la NIV potrebbe essere considerata la forma più naturale e meno traumatica di supporto in questa difficile parte della vita di un uomo, visto che la sua sospensione risulterebbe tra l'altro meno crudele per esempio della estubazione.

Un caso particolare è invece quello della dispnea che insorge improvvisamente in un paziente nelle fasi terminali delle sua patologia. Premesso che numerosi studi hanno dimostrato come non sia affatto facile predire la reale sopravvivenza dei nostri malati, ci troviamo spesso di fronte a pazienti affetti da dispnea insopportabile (o, meglio, dolore del sistema respiratorio), nelle ultime ore di vita. Classico esempio sono i pazienti affetti da tumore solido o del sistema emopoietico. Una ricerca in letteratura vi sorprenderà poiché non esistono studi che dimostrino per esempio l'efficacia dell'ossigeno nel ridurre questo sintomo, e allora l'ultima spiaggia di trattamento è la morfina, che però potrebbe almeno in alcuni casi obnubilare il sensorio del paziente, che magari desidera essere lucido per l'ultimo saluto ai suoi cari o per sbrigare faccende burocratiche. Uno studio pilota su pazienti affetti da tumore solido ha dimostrato come in una buona percentuale dei casi (circa il 60%) l'uso della NIV fosse in grado di ridurre la dispnea.

È attualmente in corso il primo studio randomizzato controllato, multicentrico disegnato per verificare la fattibilità e gli effetti sulla dispnea della NIV vs ossigeno nei pazienti affetti da tumore terminale con *distress* respiratorio. I dati sino a qui collezionati mostrano una superiorità della NIV nel ridurre più velocemente la tachipnea, e quindi di conseguenza la dispnea, ma anche di diminuire il ricorso ai morfinici, mantenendo integrità del sensorio. Anche in questo caso è comunque bene valutare caso per caso se, agendo in questo modo, non prolunghiamo indiscriminatamente le sofferenze del paziente.

In conclusione, in questo campo così delicato, ma emergente, la NIV appare come un'arma aggiuntiva per migliorare sin dove è possibile la qualità della morte e non sicuramente quella di vita, che è inutile ricercare in queste fasi.

12.4
Asma

Campo di applicazione relativamente poco esplorato e controverso. Studi osservazionali hanno dimostrato come la NIV possa essere una valida alternativa all'intubazione, anche quando il paziente è diventato ipercapnico. Abbiamo usato le parole "anche quando" poiché durante le fasi iniziali di un attacco asmatico il malato tenta di compensare la sensazione di disagio provocata dalla ostruzione bronchiale aumentando la ventilazione minuto, e quindi iperventilando. L'insorgenza di ipercapnia è un segnale prognostico molto preoccupante in quanto significa che la pompa respiratoria sta cedendo e quindi le condizioni stanno rapidamente aggravandosi. In assenza di studi randomizzati, controllati o in qualche modo più solidi, non ci sentiamo di raccomandare l'uso della NIV in presenza di elevata $PaCO_2$.

Discorso diverso è invece quello in cui la metodica respiratoria è usata come prevenzione di un eventuale peggioramento. In effetti due studi controllati eseguiti in assenza di insufficienza respiratoria franca dimostrarono rispettivamente che la NIV migliorava il picco di flusso inspiratorio e diminuiva la necessità di ospedalizzazione rispetto alla ventilazione placebo, e che gli effetti descritti nello studio precedente potevano essere raggiunti solo con elevate pressioni di insufflazione, ma non con pressioni più basse o con la sola terapia medica. Dettaglio importante è che, come descritto in seguito, è possibile eseguire terapia broncodilatatrice anche durante ventilazione non invasiva, non sospendendo quindi il supporto ventilatorio per somministrare farmaci.

Quindi l'uso della NIV durante un attacco d'asma trova il suo attuale razionale solo come prevenzione di ulteriore peggioramento, ma non come reale trattamento per l'insufficienza respiratoria. In ambiente protetto un breve *trial* può comunque essere indicato anche nel paziente in condizioni critiche.

12.5
Malattie restrittive neuromuscolari o della cassa toracica

È veramente sorprendente come aneddoticamente tutti noi abbiamo nella nostra carriera ventilato almeno una volta con successo un paziente di questo genere, ma che esistano pochissimi studi a riguardo.

Ricordo che la prima paziente in cui io applicai (S.N.) la NIV per la prima volta in vita mia fu una signora affetta da cifoscoliosi e gravissima insufficienza respiratoria ipercapnica. Il successo ottenuto lasciò quasi sbalordito non solo me ma anche i miei Colleghi di allora, e fu forse là che nacque il mio entusiasmo.

Detto questo, esiste il luogo comune che le malattie restrittive siano l'applicazione principe della NIV e che essa funzioni meglio in queste patologie rispetto alla BPCO. L'unico studio che ha analizzato questo problema ha al contrario dimostrato come la NIV funzioni più efficacemente nel BPCO riacutizzato nel ridurre il ricorso all'intubazione rispetto ai pazienti affetti da ipercapnia da altre cause sostenute da patologie restrittive.

Il solo lavoro, pubblicato tra l'altro in Italia, che ha paragonato in un piccolo gruppo di pazienti con malattie neuromuscolari la NIV vs la ventilazione invasiva ha dimostrato una serie di miglioramenti di outcomes clinici usando la prima metodica. A onor del vero bisogna sottolineare che il gruppo di pazienti NIV era portatore di mini-tracheotomia per permettere un'efficace rimozione delle secrezioni bronchiali. Questa metodica è da considerare pertanto come "parzialmente" non invasiva.

In conclusione, nonostante l'esperienza clinica suggerisca che le malattie restrittive ben rispondono all'applicazione della NIV, siamo ancora in attesa di evidenze scientifiche solide.

12.6
Supporto ventilatorio durante broncoscopia

Questa applicazione è stata descritta oramai parecchi anni fa in uno studio eseguito dal gruppo di Roma del Prof. Antonelli (Antonelli et al, 2002). È tuttora pratica comune in molte U.O. quella di ricorrere all'intubazione preventiva del paziente gravemente ipossico prima dell'esecuzione di una fibrobroncoscopia. Pensiamo per esempio a un paziente con una polmonite severa o una fibrosi polmonare in fase di riacutizzazione in cui dobbiamo almeno eseguire un BAL e/o una biopsia transbronchiale. Adottando le dovute precauzioni, un attento monitoraggio e soprattutto avendo a disposizione la strumentazione adeguata (cioè una buona CPAP o un buon ventilatore e soprattutto una maschera dotata di un orifizio *ad hoc* e non *self-made*) è possibile eseguire in sicurezza questa manovra senza dover per forza ricorrere a qualcosa di più invasivo, anche nei pazienti più ipossici (Fig. 12.1). Gli studi randomizzati vs l'ossigeno ad alti flussi hanno dimostrato l'efficacia della NIV o della CPAP (per esempio con il sistema di *Boussignac*) nel ridurre drammaticamente le desatura-

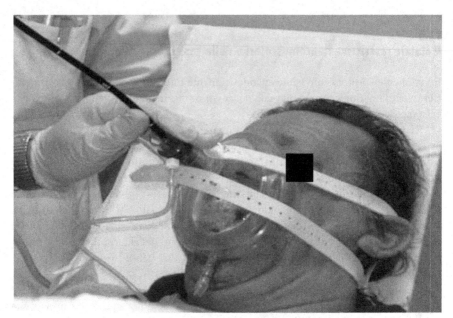

Fig.12.1 Esecuzione di broncoscopia in paziente severamente ipossiemico resa possibile grazie alla ventiloterapia non invasiva

zioni sia durante sia post-intervento. Uno studio osservazionale più recente ha anche dimostrato come sia possibile effettuare la broncoscopia usando il casco. Per curiosità citiamo anche lo studio di Natalini e collaboratori che utilizzarono la ventilazione esterna a pressione negativa per eseguire la broncoscopia tramite strumento rigido (Natalini et al, 1998).

In conclusione questa è una applicazione che si sta rapidamente espandendo e dovrebbe, secondo la nostra opinione, diventare la procedura di prima linea nel paziente ipossico che necessita tale procedura diagnostica.

12.7
Indicazioni future supportate da studi singoli

In questo paragrafo analizzeremo velocemente alcune potenziali applicazioni della NIV che sono state sino a oggi supportate da singoli studi osservazionali e proprio per questo, seppur interessanti, necessitano ulteriori conferme.

La NIV per esempio è stata adottata per trattare l'insufficienza respiratoria acuta secondaria a patologie come la riacutizzazione della fibrosi cistica, il trauma toracico con *flail-chest*, la pancreatite acuta oppure come ponte nei pazienti che debbono essere trapiantati e dove l'intubazione potrebbe essere una limitazione all'indicazione dell'intervento.

Letture consigliate

Prevenzione e trattamento delle complicanze chirurgiche

Auriant I, Jallot A, Hervé P et al (2001) Noninvasive ventilation reduces mortality in acute respiratory failure following lung resection. Am J Respir Crit Care Med 164(7):1231-1235
Joris JL, Sottiaux TM, Chiche JD et al (1997) Effect of bi-level positive airway pressure (BiPAP) nasal ventilation on the postoperative pulmonary restrictive syndrome in obese patients undergoing gastroplasty. Chest 111(3):665-670
Kutlu CA, Williams EA, Evans TW et al (2000) Acute lung injury and acute respiratory distress syndrome after pulmonary resection. Ann Thorac Surg 69(2):376-380
Perrin C, Jullien V, Vénissac N et al (2007) Prophylactic use of noninvasive ventilation in patients undergoing lung resectional surgery. Respir Med 101(7):1572-1578
Pinilla JC, Oleniuk FH, Tan L et al (1990) Use of nasal continuous positive airway pressure mask in the treatment of postoperative atelectasis in aortocoronary bypass surgery. Crit Care Med 18(8):836-840
Squadrone V, Coha M, Cerutti E et al (2005) Continuous positive airway pressure for treatment of postoperative hypoxemia: a randomized controlled trial. JAMA 293(5):589-595

Obesit   poventilation S ndrome O S

Nelson JA, Loredo JS, Acosta JA (2008) The Obesity-Hypoventilation Syndrome and Respiratory Failure in the Acute Trauma Patient. J Emerg Med 2008 Aug 30 [epub ahead of print]
Pérez de Llano LA, Golpe R, Ortiz Piquer M et al (2005) Short-term and long-term effects of nasal intermittent positive pressure ventilation in patients with obesity-hypoventilation syndrome. Chest 128(2):587-594

Palliazione dei sintomi nel malato terminale

Cuomo A, Delmastro M, Ceriana P et al (2004) Noninvasive mechanical ventilation as a palliative treatment of acute respiratory failure in patients with end-stage solid cancer. Palliat Med 18(7):602-610
Curtis JR, Cook DJ, Sinuff T et al (2007) Noninvasive positive pressure ventilation in critical and palliative care settings: understanding the goals of therapy. Crit Care Med 35(3):932-939
Fernandez R, Baigorri F, Artigas A (2007) Noninvasive ventilation in patients with "do-not-intubate" orders: medium-term efficacy depends critically on patient selection. Intensive Care Med 33(2):350-354
Levy M, Tanios MA, Nelson D et al (2004) Outcomes of patients with do-not-intubate orders treated with noninvasive ventilation. Crit Care Med 32(10):2002-2007
Nava S, Sturani C, Hartl S et al (2007) End-of-life decision-making in respiratory intermediate care units: a European survey. Eur Respir J 30(1):156-164
Nava S et al (2008) Multicenter randomized study on the use of non-invasive ventilation vs oxygen therapy in reducing respiratory distress in end-stage cancer patients Am J Respir Crit Care Med 177:A767
Prinicipi T, Pantanetti S, Catani F et al (2004) Noninvasive continuous positive airway pressure delivered by helmet in hematological malignancy patients with hypoxemic acute respiratory failure. Intensive Care Med 30(1):147-150

Schettino G, Altobelli N, Kocmarek RM (2005) Noninvasive positive pressure ventilation reverses acute respiratory failure in selected "do-not-intubate" patients. Crit Care Med 33:1976-1982

Asma

Soma T, Hino M, kida K, Kudoh S (2008) A Prospective and randomized study for improvement of acute asthma by non-invasive positive pressure ventilation (NPPV). Intern Med 47(6):493-501

Soroksky A, Stav D, Shpirer I (2003) A pilot, prospective, randomized, placebo-controlled trial of bilevel positive airway pressure in acute asthmatic attack. Chest 123(4):1018-1025

Malattie restrittive neuromuscolari o della cassa toracica

Puha J, Kong K, lee KH et al (2005) Noninvasive ventilation in hypercapnic acute respiratory failure due to chronic obstructive pulmonary disease vs. other conditions: effectiveness and predictors of failure. Intensive Care Med 31(4):533-339

Vianello A, Bevilacqua M, Arcaro G et al (2000) Non-invasive ventilatory approach to treatment of acute respiratory failure in neuromuscular disorders. A comparison with endotracheal intubation. Intensive Care Med 26(4):384-390

Supporto ventilatorio durante broncoscopia

Antonelli M, Conti G, Rocco M et al (2002) Noninvasive positive-pressure ventilation vs. conventional oxygen supplementation in hypoxemic patients undergoing diagnostic bronchoscopy. Chest 121(4):1149-1154

Antonelli M, Pennisi MA, Conti G et al (2003) Fiberoptic bronchoscopy during noninvasive positive pressure ventilation delivered by helmet. Intensive Care Med 29(1):126-129

Maitre B, Jaber S, Maggiore SM et al (2000) Continuous positive airway pressure during fiberoptic bronchoscopy in hypoxemic patients. A randomized double-blind study using a new device. Am J Respir Crit Care Med 162(3 Pt 1):1063-1067

Natalini G, Cavaliere S, Vitacca M et al (1998) Negative pressure ventilation vs. spontaneous assisted ventilation during rigid bronchoscopy. A controlled randomised trial. Acta Anaesthesiol Scand 42(9):1063-1069

Indicazioni future supportate da studi singoli

Jaber S, Chanques G, Sebbane M et al (2006) Noninvasive positive pressure ventilation in patients with respiratory failure due to severe acute pancreatitis. Respiration 73(2):166-172

O'Brien G, Criner GJ (1999) Mechanical ventilation as a bridge to lung transplantation. J Heart Lung Transplant 18(3):255-265

Smyth A (2006) Update on treatment of pulmonary exacerbations in cystic fibrosis. Curr Opin Pulm Med 12(6):440-444

Xirouchaki N, Kondoudaki E, Anastasaki M (2005) Noninvasive bilevel positive pressure ventilation in patients with blunt thoracic trauma. Respiration 72(5):517-522

La ventiloterapia non invasiva nel trattamento dell'insufficienza respiratoria acuta: indicazioni controverse

13

13.1
Polmonite

La polmonite che richiede il ricorso alla ventilazione, sia essa invasiva o NIV, è sempre un evento grave associato a una elevata mortalità, soprattutto nell'anziano, nonostante questa patologia venga dai media spesso considerata come malattia di "facile" risoluzione.

Perché indicazione controversa? Perché esistono studi osservazionali assolutamente contrari all'uso della NIV e uno studio randomizzato controllato favorevole in teoria, ma non necessariamente in tutte le polmoniti e in tutti i pazienti.

La difficoltà a prendere posizioni in questo campo deriva dal fatto che non è facile paragonare diversi studi, che tra l'altro applicavano la NIV in pazienti con diversa severità, basandosi sul rapporto PaO_2/FiO_2. Ancora una volta quindi è importante parlare di timing di applicazione. Nessuno infatti penserebbe di intubare un malato con un rapporto $PaO_2/FiO_2 < 300 > 250$, mentre è possibile che proprio in questa categoria di pazienti la NIV possa meglio funzionare come prevenzione per evitare un successivo peggioramento. Questo concetto è supportato anche da dati preliminari di Cosentini e collaboratori che hanno usato questa filosofia nel trattamento di paziente con polmonite ventilato con CPAP tramite casco in Pronto Soccorso.

Quando invece la NIV è usata come vera alternativa all'intubazione, i dati sono molto meno confortanti. A questo proposito consigliamo la lettura dell'articolo di Domenighetti, amico ticinese che, al di fuori dei tipici schemi della medicina basata sull'evidenza, ha invece lanciato un messaggio clinico molto importante, e cioè che, a parità di severità del grado di ipossia, i pazienti con edema polmonare acuto hanno un outcome decisamente migliore rispetto a quelli con polmonite, nonostante l'iniziale miglioramento emogasanalitico (Domenighetti et al, 2002).

In altre parole il rapporto PaO_2/FiO_2 è importante, ma è anche un ombrello comune sotto cui raggruppiamo differenti patologie caratterizzate da diverse fisiopatologia e insorgenza temporale, e quindi non è sorprendente osservare anche

13

risposte totalmente differenti alla NIV. Questo naturalmente vale non solo per l'edema polmonare acuto e le polmoniti, ma per tutte le altre patologie che portano a ipossia.

Lo studio randomizzato controllato a cui accennavamo in precedenza è quello di Confalonieri e collaboratori, che applicarono la NIV vs terapia medica standard + ossigeno (Confalonieri et al, 1999). I risultati "totali" sono favorevoli alla NIV, in quanto il gruppo sottoposto a questa metodica riduceva significativamente il ricorso all'intubazione. Tuttavia un'analisi *post-hoc* evidenziava come questo successo era da attribuirsi esclusivamente al sottogruppo di malati affetti da ipercapnia all'arruolamento e portatori di BPCO. Una elevata $PaCO_2$ è quindi il *leit-motiv* dei favorevoli risultati ottenuti.

In conclusione, il consiglio è quello di utilizzare la NIV il più precocemente possibile in questa patologia, ricordando che il paziente ipercapnico è il candidato ideale e che l'uso troppo tardivo della NIV potrebbe dare dei brutti dispiaceri non solo a voi, ma soprattutto ai vostri pazienti.

13.2
ARDS e ALI

La presenza di ARDS è associata a una mortalità elevatissima che sfiora anche nei nostri giorni il 30-40%. Stiamo perciò parlando di una patologia che andrebbe sempre trattata in Terapia Intensiva e forse solo nelle fasi più precoci al di fuori di essa, sempre in ambiente comunque protetto. Diciamo anche che, per ragioni di sicurezza, un eventuale tentativo con la NIV può essere effettuato solo in assenza di *défaillance* multi-organo, stabilità emodinamica, assenza di sepsi e un rapporto PaO_2/FiO_2 comunque mai inferiore ai 150.

Per esempio un lavoro randomizzato di Ferrer, eseguito in pazienti affetti da insufficienza respiratoria ipossica, ha dimostrato l'efficacia della NIV vs terapia standard nel ridurre l'intubazione, ma nel contempo come i pazienti con il più alto rischio di fallimento siano proprio quelli affetti da ARDS (Ferrer et al, 2003). La review della letteratura ci induce a essere molto prudenti sull'uso della NIV. Il solo lavoro veramente positivo è quello pubblicato sul *New England Journal of Medicine* da Antonelli e collaboratori, che dimostrarono come il miglioramento dell'ossigenazione dopo un'ora dall'inizio del trattamento potesse essere ottenuto sia impiegando la tradizionale intubazione che la NIV, quest'ultima associata a una significativa riduzione delle complicanze gravi (Antonelli et al, 1998). Lo studio di Antonelli è sicuramente solido e ben disegnato ed è diventato per questo uno dei lavori più citati in letteratura, ma ciò non toglie che andrebbe preso con le dovute cautele prima di generalizzarne i risultati. Prima di tutto il lavoro viene spesso erroneamente riferito come eseguito in pazienti con ARDS, mentre solo circa il 25% della casistica era affetto da questa patologia, inoltre lo studio monocentrico ed eseguito in un ospedale con particolare esperienza ed entusiasmo del team nei riguardi della NIV, limita la conclusione che gli stessi dati possano essere riprodotti in ogni Terapia Intensiva.

In effetti una serie di lavori osservazionali eseguiti nella vita reale ridimensionano un poco l'ottimismo, mettendo in rilievo come il paziente mediamente grave, affetto da ARDS difficilmente possa essere trattato con la NIV. Di particolare interesse è un lavoro multicentrico eseguito in tre Terapie Intensive con alta esperienza che dimostra come, dopo aver escluso una serie di pazienti per instabilità emodinamica, necessità di proteggere le vie aeree, gravi disturbi del sensorio e *défaillance* multiorgano fosse possibile applicare la NIV in circa il 65% dei pazienti ammessi in ospedale. Di questi circa poco meno della metà doveva comunque essere successivamente intubata per scarsa risposta alla NIV. Questi malati erano caratterizzati dal sesso maschile, un età più elevata, un SAPS II più alto (*i.e.* >34) e un'ipossia più marcata all'ingresso (*i.e.* $PaO_2/FiO_2 < 175$). Lo sviluppo di sepsi dopo l'inizio della NIV era associato a una bassa percentuale di successo. Se quindi calcoliamo la percentuale di pazienti su cui nella vita reale possiamo utilizzare con successo la NIV, essa si attesta <20%, spegnendo l'entusiasmo dei più ottimisti.

In conclusione ha probabilmente senso utilizzare la NIV come tentativo breve e iniziale in pazienti ARDS con moderata ipossia ($PaO_2/FiO_2 > 180$) e stabilità emodinamica, sempre tenendosi pronti a una rapida intubazione.

13.3
Trattamento dell'insufficienza respiratoria post-estubazione

Dispiace davvero definire questa indicazione della NIV come "controversa" dal momento che siamo convinti che almeno in una quota limitata di pazienti essa possa avere il suo spazio e il suo razionale. L'insufficienza respiratoria post-estubazione è associata a un'altissima mortalità, quindi il suo trattamento con presidi non invasivi potrebbe in teoria ridurre almeno le possibili complicanze infettive dovute all'intubazione, che rappresentano una delle principali cause di morte.

Dicevamo in precedenza che l'identificazione precoce dei pazienti a rischio e la preventiva applicazione della NIV per un paio di giorni è una scelta associata a un miglior outcome clinico, ma non sempre è possibile "permettersi" questo approccio per ragioni di tempo, personale, disponibilità di posti letto e strumenti idonei. Spesso e volentieri allora in Terapia Intensiva ci troviamo di fronte a un paziente che sviluppa più o meno progressivamente dapprima un *distress* respiratorio e poi una franca insufficienza respiratoria, ore dopo l'estubazione.

Due studi randomizzati e controllati hanno "ucciso" l'uso però della NIV. Il lavoro multicentrico internazionale di Esteban ha dimostrato come, rispetto al trattamento più conservativo con terapia medica, la NIV fosse associata a un maggior rischio di fatalità, probabilmente mediato da un tempo troppo lungo intercorso fra lo sviluppo di *distress* respiratorio e l'intubazione (Esteban et al, 2004). Una serie di problemi legati però a questo studio vanno sottolineati, iniziando dalla scarsa dimestichezza che la maggior parte dei centri arruolatori aveva con la NIV e finendo con gli strani risultati ottenuti nel gruppo di controllo dove la NIV poteva venir usata come *rescue therapy*. Bene, la percentuale di successo della ventilazione non invasiva era

13

superiore del 50% in questo sottogruppo di pazienti, teoricamente più gravi poiché avevano già fallito il *trial* di terapia medica, rispetto al gruppo che veniva sottoposto alla NIV direttamente.

L'altro studio monocentrico di Keenan invece non dimostrava alcuna differenza significativa fra i malati sottoposti a terapia medica o con NIV negli outcomes principali (*i.e.* re-intubazione, mortalità, durata della degenza ospedaliera). Questo lavoro escludeva però a priori il gruppo di pazienti che in linea teorica maggiormente dovrebbero beneficiare della NIV, cioè quelli ipercapnici e affetti da BPCO (Keenan et al, 2002). In effetti un precedente studio eseguito in Francia aveva mostrato come la NIV riducesse significativamente il ricorso alla re-intubazione rispetto a un gruppo di controllo trattato in maniera tradizionale, proprio nei malati affetti da insufficienza respiratoria ipercapnica post-estubazione.

In conclusione, nonostante i dati dei due maggiori studi randomizzati controllati siano negativi, non ci sentiamo di condannare totalmente l'uso della NIV nel trattamento del *distress* respiratorio post-estubazione, piuttosto ci sentiamo di raccomandarne un cauto uso nel malato affetto da BPCO e ipercapnia.

13.4
Fibrosi polmonare

L'insufficienza respiratoria così grave da richiedere supporto ventilatorio, per sostenere la pompa respiratoria gravata da un lavoro troppo intenso, oppure per un disperato tentativo di migliorare l'ipossia garantendo concentrazioni di O_2 altrimenti non somministrabili, non si giova di solito dell'applicazione della NIV. In effetti tutti i *reports* della letteratura hanno fallito nel dimostrare una qualche efficacia sia della NIV che della ventilazione invasiva classica in queste situazioni che sono accompagnate da una mortalità che eccede spesso il 90%.

13.5
SARS e altre pandemie

Diciamo subito che le autorità mediche canadesi hanno posto il veto all'uso della NIV nella SARS e che quelle americane guardano con molto scetticismo a questa indicazione. Noi tutti speriamo che l'allarmismo creato da queste pandemie sia ingiustificato e che il giorno dell'apocalisse non arrivi mai, ma poniamo che questo fosse il caso. Qualcuno dovrebbe spiegarci dove queste centinaia, se non migliaia, di pazienti verrebbero trattati. Il numero dei posti letto in Terapia Intensiva sarebbe chiaramente insufficiente, così come la disponibilità dei ventilatori più sofisticati; aggiungiamo poi che l'intubazione di solito si compie previa sedazione e curarizzazione, eseguibile solo da specialisti. Ci verrà quindi chiesto di fare delle scelte drammatiche tra chi è "meritevole" di cure e chi no. Allora forse è il caso di pensare a strategie alternative, come la NIV, cui possano essere sottoposte le persone non ancora gravissime, anche al di fuori delle Terapie Intensive.

Questa ipotesi non è poi fantascientifica perché sostenuta da alcuni studi osservazionali, eseguiti in Cina durante l'*outbreak* di SARS, che hanno evidenziato l'efficacia, ma soprattutto la sicurezza e fattibilità della NIV in questa situazione. In particolare uno di questi lavori ha dimostrato come dei più di 100 operatori sanitari che sono stati coinvolti nell'applicazione della NIV, nessuno abbia sviluppato la malattia o manifestato positività per il coronavirus. Naturalmente tutto questo è stato ottenuto prendendo le giuste precauzioni, come il ricovero del paziente in camere a pressione negativa, e munendo gli operatori di speciali tute ed caschi protettivi. Ricordiamo che la mancata messa in atto di queste misure di sicurezza potrebbe indurre un vero rischio sia per gli operatori che i nostri pazienti, visto che in NIV le particelle aerosoliche durante la fase espiratoria si sprigionano per un raggio di poco inferiore al metro.

In conclusione, pensiamo che la NIV possa essere una valida alternativa all'intubazione durante una pandemia, soprattutto se utilizzata al di fuori delle Terapia Intensive. Speriamo naturalmente che quel giorno non giunga mai.

Letture consigliate

Polmonite

Confalonieri M, Potena A, Carbone G et al (1999) Acute respiratory failure in patients with severe community-acquired pneumonia. A prospective randomized evaluation of noninvasive ventilation. Am J Respir Crit Care Med 160(5 Pt 1):1585-1591
Domenighetti G, Gayer R, Gentilini R (2002) Noninvasive pressure support ventilation in non-COPD patients with acute cardiogenic pulmonary edema and severe community-acquired pneumonia: acute effects and outcome. Intensive Care Med 28(9):1226-1232
Jolliet P, Abajo B, Pasquina P, Chevrolet JC (2001) Non-invasive pressure support ventilation in severe community-acquired pneumonia. Intensive Care Med 27(5):812-821

ARDS e ALI

Antonelli M, Conti G, Rocco M et al (1998) A comparison of noninvasive positive-pressure ventilation and conventional mechanical ventilation in patients with acute respiratory failure. N Engl J Med 339(7):429-435
Ferrer M, Esquinas A, Leon M et al (2003) Noninvasive ventilation in severe hypoxemic respiratory failure: a randomized clinical trial. Am J Respir Crit Care Med 168(12):1438-1444
Martin TJ, Hovis JD, Costantino JP et al (2000) A randomized, prospective evaluation of noninvasive ventilation for acute respiratory failure. Am J Respir Crit Care Med 161(3 Pt 1):807-813
Rana S, Jenad H, Gay PC et al (2006) Failure of non-invasive ventilation in patients with acute lung injury: observational cohort study. Crit Care 10(3):R79. doi:10.1186/cc4923
Wysocki M, Tric L, Wolff MA (1995) Noninvasive pressure support ventilation in patients with acute respiratory failure. A randomized comparison with conventional therapy. Chest 107(3):761-768

13

Trattamento dell'insufficienza respiratoria post-estubazione

Hilbert G, Gruson D, Portel L et al (1998) Noninvasive pressure support ventilation in COPD patients with postextubation hypercapnic respiratory insufficiency. Eur Respir J 11(6):1349-1353

Keenan SP, Powers C, McCormack DG, Block G (2002) Noninvasive positive-pressure ventilation for postextubation respiratory distress: a randomized controlled trial. JAMA 287(24):3238-3244

Esteban A, Frutos-Vivar F, Ferguson ND et al (2004) Noninvasive positive-pressure ventilation for respiratory failure after extubation. N Engl J Med 350(24):2452-2460

Jiang JS, Kao SJ, Wang SN (1999) Effect of early application of biphasic positive airway pressure on the outcome of extubation in ventilator weaning. Respirology 4(2):161-165

Fibrosi polmonare

Al-Hameed FM, Sharma S (2004) Outcome of patients admitted to the intensive care unit for acute exacerbation of idiopathic pulmonary fibrosis. Can Respir J 11(2):117-122

Blivet S, Philit F, Sab JM et al (2001) Outcome of patients with idiopathic pulmonary fibrosis admitted to the ICU for respiratory failure. Chest 120(1):209-212

Fumeaux T, Rothmeier C, Jolliet P (2001) Outcome of mechanical ventilation for acute respiratory failure in patients with pulmonary fibrosis. Intensive Care Med 27(12):1868-1874

Nava S, Rubini F (1999) Lung and chest wall mechanics in ventilated patients with end stage idiophatic pulmonary fibrosis. Thorax 54(5):390-395

Stern JB, Mal H, Groussard O (2001) Prognosis of patients with advanced idiopathic pulmonary fibrosis requiring mechanical ventilation for acute respiratory failure. Chest 120(1):213-219

SARS e altre pandemie

Cheung TM, Yam LY, So LK et al (2004) Effectiveness of noninvasive positive pressure ventilation in the treatment of acute respiratory failure in severe acute respiratory syndrome. Chest 126(3):845-850

Han F, Jiang YY, Zheng JH et al (2004) Noninvasive positive pressure ventilation treatment for acute respiratory failure in SARS. Sleep Breath 8(2):97-106

Hui DS, Chow BK, Ng SS et al (2009) Exhaled air dispersion distances during noninvasive ventilation via Different Respironics Face Masks. Chest 136(4):998-1005

Poutanen SM, Low DE, Henry B et al (2003) Identification of severe acute respiratory syndrome in Canada. N Engl J Med 348(20):1195-2005

Zhao Z, Zhang F, xu M et al (2003) Description and clinical treatment of an early outbreak of severe acute respiratory syndrome (SARS) in Guangzhou, PR China. J Med Microbiol 52 (Pt 8):715-720

Otto regole da ricordare per ventilare il paziente non invasivamente

14

14.1
Tutto deve essere pronto, tutto deve essere conosciuto

In Terapia Intensiva è sempre pronto un ventilatore, sempre attrezzato un carrello dell'emergenza. Questa è la prima regola da ottemperare se si vuole agire in urgenza: approntare un carrello con un respiratore già montato di tubi, eventuali dispositivi di non-*rebreathing* e contenente nei cassetti il più alto numero di interfacce. Dover assemblare il tutto in fretta è fonte di errore e di frenesia, che può già in partenza deteriorare il feeling e la fiducia che c'è tra voi e i paramedici o, peggio ancora, il paziente. Il nostro consiglio è di tenere il carrello in un posto sicuro e conosciuto da tutti, con un foglio da compilare in caso di uso e con obbligo di periodiche verifiche da parte del personale. Il fatto che apparentemente sia tutto a posto non ci esime dal chiederci se sappiamo esattamente come funzioni il dispositivo che andremo a usare. Per esempio, siamo sicuri di ricordarci cosa fare nel caso si usi un dispositivo non-*rebreathing*, con una maschera con i fori di dispersione? Oppure di ricordarci dove sistemare la valvola PEEP sul casco, nel caso la si voglia cambiare per aumentare il livello di pressione espiratoria? I nostri sono dispositivi salvavita e non possiamo permetterci l'approccio che oramai è comune a tutti noi di fronte a un cellulare o altro dispositivo elettronico, e cioè di "prova ed errore". Chi piega il paracadute deve sapere quello che sta facendo, soprattutto se sta piegando il suo.

14.2
Non esiste il miglior modo di ventilazione

Esistono, come visto in precedenza, molte tecniche di ventilazione non invasiva, nessuna delle quali si è dimostrata chiaramente superiore alle altre nel trattamento dell'insufficienza respiratoria acuta. I pazienti infatti hanno risposte individuali e imprevedibili per cui, al momento, l'atteggiamento comune è quello di usare il ventilatore e la modalità che permettono di raggiungere lo scopo terapeutico prefissato al minor costo umano e finanziario con i minori effetti indesiderati per il paziente e soprattutto ottenendo la miglior *compliance* e tolleranza. Vi sono però dei principi generali da tenere sempre presenti:

- il volume corrente espirato da ottenere dovrebbe sempre essere compreso fra 6 e 8 ml/Kg, in modo da evitare, soprattutto nel BPCO, problemi di difficile "svuotamento" nell'atto espiratorio, evitando nel contempo di applicare pressioni di insufflazione troppo elevate e conseguenti perdite e cattiva tolleranza alla NIV;
- l'aggiunta di una PEEP estrinseca in questi ultimi pazienti può notevolmente ridurre lo sforzo inspiratorio e migliorare lo scambio gassoso nel paziente con insufficienza respiratoria acuta secondaria e BPCO. Il settaggio di una PEEP esterna (o EPAP) pari a circa il 70% della PEEPi dinamica può ridurre di circa il 40-50% il lavoro a cui è sottoposta la pompa respiratoria ma, data la difficoltà di monitorare la PEEPi nella pratica clinica, si deve porre particolare attenzione nel non superare il valore soglia rappresentato dalla PEEP dinamica, in quanto ciò provocherebbe il rischio di ulteriore iperinflazione. Il consiglio pratico è quello di non superare mai i 6 cmH_2O.

Diverso è il caso del paziente con insufficienza respiratoria ipossica (*i.e.* edema polmonare acuto o polmonite) dove il livello di PEEP esterna o CPAP andrebbe aggiustato in base alla SaO_2.

14.3
Scegliere il ventilatore in base alle esigenze del paziente

Nel caso di grave insufficienza respiratoria acuta ipossica è preferibile, soprattutto nelle prime ore, l'uso di ventilatori che permettano il settaggio della FiO_2. Inoltre, sempre nei primi periodi e nei pazienti più instabili e con *distress* respiratorio maggiore si consiglia di monitorare l'interazione paziente/ventilatore attraverso l'analisi delle tracce di flusso e pressione e avere la possibilità di verificare il volume corrente espirato. Il paziente invece più tranquillo, in cui la NIV viene applicata come prevenzione dell'intubazione, spesso al di fuori di un ambiente protetto può essere ventilato con un ventilatore meno sofisticato e maneggevole, ma che possa in ogni caso compensare le perdite.

Come detto in precedenza, se vogliamo ventilare un paziente con edema polmonare acuto in CPAP possiamo pensare, per facilità d'uso, di utilizzare il casco oppure un semplice sistema di CPAP ad alto flusso con una interfaccia tradizionale.

14.4
Non esiste un'unica interfaccia valida per tutti i pazienti

La natura ci ha fornito, per fortuna o per sfortuna, di caratteristiche fisiche diverse ed è pertanto naturale che le diverse fattezze si adattino meglio all'una o all'altra interfaccia. Nell'epoca della globalizzazione totale pensiamo per esempio al un naso di un signore asiatico, a quello di un afro-americano oppure al un nasino di una *mannequin* francese. Possiamo davvero pensare che la stessa maschera si adatti a tutti i tre casi? Ecco perché è importante che nel nostro carrello maschere siano presenti i più svariati tipi e misure di interfacce, tenendo conto che tutto questo ha un costo per i nostri amministratori, ma d'altra parte con la NIV si evitano altri tipi di spese più importanti, come ad esempio l'uso di antibiotici per curare le polmoniti associate all'intubazione. È nostro compito convincere chi di dovere in questo senso. Tra i tipi di interfaccia disponibili sul mercato, la maschera *total face* e il casco sembrano comunque quelli che si adattano a un più alto numero di pazienti per via della loro caratteristiche, non ultimo per il fatto che esse non poggiano direttamente sul naso del paziente.

14.5
Spiegare al paziente quello che volete fare

Il problema psicologico è assai importante, visto che al contrario di quanto accade per l'intubazione non si praticano la curarizzazione o la sedazione profonda. Il paziente diventa quindi parte attiva e non passiva durante NIV. Ci piace pensare che quando il paziente viene intubato funzioni solo il cervello del clinico, mentre quanto applichiamo la NIV essa diventa un mezzo di interazione fra il cervello del clinico (anche attraverso il ventilatore) e quello del paziente. Certo per noi medici sarebbe più facile agire da "sovrani illuminati", ma il nostro compito è anche quello di rendere partecipi i nostri malati di quello che stiamo facendo.

Spiegare la tecnica, almeno nei pazienti senza alterazioni grossolane del sensorio, prima di applicarla è quindi uno dei trucchi per permettere il successo della NIV. Spiegare vuol dire semplicemente appoggiare con la nostra mano, senza tiranti né cuffie, la maschera sul viso del paziente e nel frattempo accendere il ventilatore con basse pressioni per far meglio comprendere quello che andremo a fare. A volte non guasta un minimo di terrorismo psicologico, cercando di fare comprendere quali invece sarebbero gli effetti collaterali dell'intubazione.

14.6
Mai da soli

Il primo approccio alla NIV non dovrebbe mai avvenire in presenza di un singolo operatore. Non ci stancheremo mai di ripetere che la NIV non è proprietà di una singola persona, ma un lavoro di squadra. Le prime ore sono quelle critiche e l'apporto di almeno due persone è una delle chiavi di successo. L'ideale sarebbe che il medico si occupasse dapprima della spiegazione della metodica e poi del settaggio del ventilatore, e il terapista e/o l'infermiere della scelta dell'interfaccia, della protezione delle superfici di contatto con la cute e dell'applicazione dell'interfaccia. Il suppor-

14

to psicologico è una parte essenziale del lavoro dei paramedici che spesso sono visti dal paziente più vicini affettivamente a loro rispetto alla figura medico. La presenza fisica di un clinico è rassicurante per il malato e permette allo stesso tempo di monitorare *de visu* la risposta del paziente.

14.7
Abbiate coscienza dei vostri limiti

La più grande qualità di un clinico è quella di avere chiaramente in testa sino a dove ci si può spingere senza danneggiare la salute del paziente. Non è sempre facile avere una buona autocoscienza, ma la NIV lo richiede perché il rischio più grosso che si possa correre è quello di perdere tempo inutilmente e quindi ritardare troppo il ricorso alla intubazione. Il fattore tempo è cruciale in medicina. Lo studio di Esteban e collaboratori, che ha valutato gli effetti della NIV nel trattamento dell'insufficienza respiratoria post-estubazione, ha evidenziato per esempio che il gruppo ventilato aveva una mortalità più elevata rispetto al gruppo trattato con la terapia medica standard per il solo motivo che utilizzando la NIV i clinici ritardavano significativamente il ricorso alla intubazione (Esteban et al, 2004).

Esistono dei limiti oggettivi a quanto ci si possa spingere durante un *trial* di NIV, dettati per esempio dalla patologia del paziente e altri più soggettivi. Per quanto riguarda il primo caso è utile non dimenticare che un paziente BPCO riacutizzato ha di solito un decorso abbastanza lento nel tempo e che raramente la PaO$_2$ scende sotto valori pericolosi in quanto correggibili anche con basse FiO$_2$, mentre un paziente francamente ipossico è a grosso rischio di peggiorare rapidamente. Lo stesso dicasi per l'ambiente dove state applicando la NIV. Un rapporto paziente/infermiere >1/6 – 1/8, un monitoraggio di minima (*i.e.* SaO$_2$) e un ventilatore di vecchia generazione permettono per esempio di effettuare un tentativo di ventilazione con lo scopo di prevenire un peggioramento dell'insufficienza respiratoria, ma non certo di applicare la NIV come alternativa all'intubazione. Per quanto riguarda i limiti soggettivi, ricordiamo che la scarsa dimestichezza con le manovre rianimatorie e l'intubazione, l'approccio "in solitario" al malato, la stanchezza o ancor peggio la fretta sono limiti che dobbiamo tenere ben presenti. Chiamare un rianimatore, quando non è ancora troppo tardi, è sintomo di rispetto nei suoi confronti e di professionalità. Chiamarlo come se si trattasse di estrema unzione oltre a essere pericoloso per voi e per lui, è sinonimo di presunzione o incoscienza.

14.8
Monitorare e registrare quello che state facendo

Ogni terapia degna di tal nome deve essere valutata con parametri oggettivi. La fortuna o la sfortuna della NIV è che il suo successo o insuccesso è rapidamente prevedibile nella maggioranza dei casi. I cosiddetti predittori verranno discussi poi, ma quello che vogliamo sottolineare ora è che rispetto ad alcune terapie mediche tradizionali, dove il risultato è valutabile anche dopo molti minuti (*i.e.* insulina e glicemia, broncospasmo e cortisonici o broncodilatatori, diuretici e diuresi), durante NIV i probabili miglioramenti si vedono dopo pochi minuti. Per esempio una riduzione della frequenza respiratoria e un aumento del volume corrente espirato è quasi necessariamente accompagnato a un progressivo miglioramento dell'acidosi e dell'ipercapnia, mentre una rapida normalizzazione della SaO_2 conseguente alla somministrazione di CPAP nell'edema polmonare acuto è sintomo di una risposta positiva in termine di reclutamento alveolare.

Dobbiamo però sapere quale parametro monitorare e "privilegiare", quando leggerlo e soprattutto perché monitorare quel particolare segnale. Questo presuppone una minima conoscenza della fisiologia dell'apparato cardio-respiratorio, che deve essere sempre il sostegno delle nostre scelte. Ricordate di lasciare traccia di quello che si è fatto e registrato, scrivete, documentate, magari su fogli di excel creati *ad hoc* secondo le vostre esigenze; può essere utile a voi, ma soprattutto a chi prenderà in carico il vostro paziente quando voi ve ne andrete.

Letture consigliate

Ambrosino N, Vagheggini G (2008) Noninvasive positive pressure ventilation in the acute care setting: where are we? Eur Respir J 31(4):874-886
Appendini L, Purro A, Patessio A et al (1996) Partitioning of inspiratory muscle workload and pressure assistance in ventilator-dependent COPD patients. Am J Respir Crit Care Med 154(5):1301-1309
British Thoracic Society Standards of Care Committee (2002) Non-invasive ventilation in acute respiratory failure. Thorax 57(3):192-211
Demoule A, Girou E, Richard JC et al (2006) Benefits and risks of success or failure of noninvasive ventilation. Intensive Care Med 32(11):1756-1765
Elliott MW, Confalonieri M, Nava S (2002) Where to perform noninvasive ventilation? Eur Respir J 19(6):1159-1166
Esteban A, Frutos-Vivar F, Ferguson ND et al (2004) Noninvasive positive-pressure ventilation for respiratory failure after extubation. N Engl J Med 350(24):2452-2460
Esteban A, Ferguson ND, Meade MO et al (2008) Evolution of mechanical ventilation in response to clinical research. Am J Respir Crit Care Med 177(2):170-177
Sinuff T, Cook D, Randall J, Allen C (2000) Noninvasive positive-pressure ventilation: a utilization review of use in a teaching hospital. CMAJ 163(8):969-973

Trucchi e trappole della ventilazione non invasiva

15

Il sottotitolo di questo capitolo potrebbe anche essere "Come i dettagli possono influenzare il successo della NIV", perché a volte piccoli accorgimenti o avvertenze determinano la riuscita o meno di un tentativo di ventilazione.

15.1
I tubi

Innanzi tutto occorre chiarire la differenza, come mostrato in Figura 15.1, fra mono-circuito, quello a due vie e quello fornito di una valvola espiratoria.

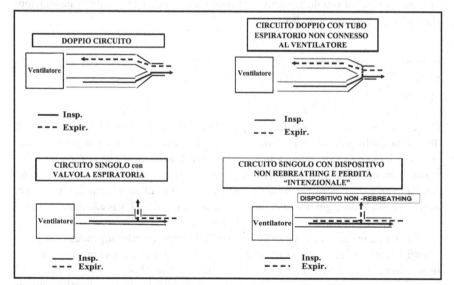

Fig. 15.1 Tipi di circuiti utilizzati per la NIV

Ventilazione meccanica non invasiva. Stefano Nava, Francesco Fanfulla

15

I primi ventilatori per la NIV e la maggior parte dei *bilevel* domiciliari adottano un circuito singolo, questo soprattutto per semplicità d'uso e di assemblaggio (il monotubo pesa meno ed è più facilmente tollerato dai malati che si muovono nel letto). Il circuito singolo di questi respiratori non è in possesso di una valvola espiratoria, perciò sarà vostra accortezza scegliere il dispositivo che eviterà al paziente di soffocare ri-respirando la propria CO_2. Poco oltre troverete il paragrafo dedicato a questi dispositivi non-*rebreathing*.

Il circuito a doppio tubo è invece quello classico utilizzato dai ventilatori da Terapia Intensiva e pertanto non dovrebbe porre problemi di accumulo dei gas espirati. Un vantaggio ulteriore di questi *disposables* è quello di poter garantire una più fisiologica somministrazione di farmaci broncodilatatori attraverso MDI o sistema di nebulizzazione. Non dimentichiamoci inoltre che con questo sistema è possibile monitorare, e non solo stimare, il volume corrente espirato, se è presente un pneumotacografo alla Y (incrocio tra la via inspiratoria ed espiratoria) o all'estremità distale del circuito espiratorio. Lo svantaggio più evidente è il peso dei tubi e la poca praticità.

Il circuito monotubo con vera valvola espiratoria sarebbe in teoria la giusta via di mezzo fra i due dispositivi precedenti. In effetti associa la praticità del monotubo con l'efficacia di eliminazione della CO_2 attraverso una vera valvola espiratoria. Esistono almeno due classi di queste valvole: quelle a membrana e quelle a palloncino. L'unico studio a nostra conoscenza, ormai alquanto vecchio (Lofaso 1998), evidenzia che non esistono differenze significative per quanto riguarda lo scambio gassoso o altri parametri respiratori fra i vari tipi di valvole. Tuttavia vi sono dei particolari modelli che, a causa delle resistenze espiratorie elevate, inducono un aumento della PEEP intrinseca e quindi dello sforzo in fase espiratoria. Come dicevamo prima non è dato di sapere se questi problemi siano stati risolti nei ventilatori di ultima generazione che impiegano questo tipo di valvole.

15.2
I raccordi

Una delle cose più fastidiose del settaggio della NIV è che, usando interfacce o tubi diversi da quelli proposti dalla ditta fornitrice del ventilatore, non sempre è possibile raccordare semplicemente fra loro i vari pezzi. Il sospetto è che si forzi un po' la mano a noi operatori sul campo per utilizzare dispositivi prodotti dalla stessa compagnia. Non è detto però che il nostro paziente si adatti all'interfaccia X e preferisca invece quella Y che, guarda caso, non essendo prevista nel kit predisposto per quel respiratore, non si riesce a raccordare in maniera semplice.

Il nostro è un semplice consiglio pratico. Sul vostro carrello urgenze predisponete tutti i raccordi che avete a disposizione in modo da non dovervi inventare esperti in bricolage quando il tempo è denaro. Evitate, come illustrato nella Figura 15.2 (tratta dalla vita reale), di assemblare tubi e raccordi di lunghezza superiori ai 5-10 cm in modo da limitare al massimo lo spazio morto e, di conseguenza, il lavoro respi-

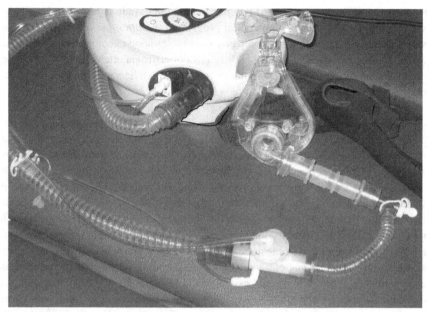

Fig. 15.2 Esempio di cattivo assemblaggio del circuito

ratorio del paziente. Un raccordo del diametro di 2 cm e della lunghezza di 10 cm è già responsabile di un considerevole aumento del *dead-space*. Un altro semplice trucco è quello di munirvi di cerotto o nastro in modo da aumentare artificialmente il diametro esterno del vostro raccordo e quindi adattarlo a quello dell'interfaccia, oppure di procurarvi un raccordo non rigido in modo da poter variare ancora una volta il diametro esterno.

15.3
Dispositivi di non-*rebreathing*

I dispositivi di non-*rebreathing* debbono essere impiegati solo nei ventilatori mono-tubo veri, e cioè non dotati di una valvola espiratoria. Di solito questi ventilatori vengono chiamati semplicemente *bilevel*, dove la vera pressione di supporto inspiratoria è data dalla differenza fra la pressione di picco (IPAP) e la pressione espiratoria (EPAP). Le varie ditte di ventilatori hanno sviluppato diversi dispositivi di non-*rebreathing*, i più famosi dei quali sono il *whisper swivel*® e la *plateu valve*®, L'efficacia di questi *devices* è stata molto poco studiata, a eccezione appunto di questi due dispositivi. Due studi, eseguiti quasi contemporaneamente da Ferguson (Ferguson et al, 1995) e Lofaso (Lofaso et al, 1998) hanno messo in luce che usando il *whisper swivel* il volume di aria espirata residua nel circuito a fine espirazione era pari al 55% del volume corrente, quando il respiratore era regolato con PS di 10 cmH_2O a una frequenza di 15 atti/minuto. Una caduta di circa 5 mmHg di $PaCO_2$

15

rispetto ai valori riscontrati con il *whisper* fu ottenuta usando la *plateau valve*; tuttavia un'eliminazione quasi completa del problema *rebreathing* si osservava solo per valori di EPAP >4cmH$_2$O. Uno studio *cross-over* in cronico di comparazione fra i due dispositivi invece non confermava la differenza di efficacia ottenuta in acuto, suggerendo che entrambi i *devices* possono essere impiegati nella ventilazione a lungo termine senza causare grossi problemi di *rebreathing*.

Purtroppo come dicevamo questi sono gli unici studi a disposizione in letteratura e questo ci impone un'altra riflessione. Quando si immette sul mercato un nuovo farmaco oppure si varia la posologia di un farmaco già noto sono necessari numerosi studi di conferma e un rigoroso iter tecnico-burocratico. I ventilatori sono spesso macchine salvavita e al di là del marchio CE che spesso viene apposto previa verifica di caratteristiche elettriche, null'altro viene richiesto dagli enti preposti. Quindi ci troviamo di fronte a nuovi dispositivi non-*rebreathing* quasi mai testati in vivo con rigore scientifico, per non parlare poi dei fori applicati sulle interfacce che dovrebbero garantire la rimozione della CO$_2$ e mai sistematicamente verificati sul paziente ipercapnico. Uno studio in vitro ha in effetti dimostrato che i cosiddetti *intentional leaks* (perdite intenzionali) sulle maschere possono interferire negativamente sul funzionamento di qualche ventilatore, soprattutto quando essi superano la soglia dei 40 L/min. Detto questo dobbiamo ammettere che molto spesso l'apparato che utilizziamo (quindi ventilatori, circuito e dispositivi non-*rebreathing*) è efficace clinicamente. Questi *devices*, incluse le maschere con foro, introducono una perdita nel circuito che potrebbe interferire con l'algoritmo di funzionamento del ventilatore. È preferibile, nel limite del possibile, utilizzare maschere e ventilatore della stessa ditta, visto che spesso quest'ultimo è stato testato proprio con l'interfaccia prodotta dalla stessa compagnia. Per questo motivo il nostro consiglio è di utilizzare sempre un solo *device*, di evitare cioè di usare una maschera con fori e un dispositivo di non-*rebreathing* contemporaneamente. Se proprio dovete, cercate eventualmente di sigillare i fori della maschera.

15.4
Umidificazione

Il problema dell'umidificazione è spesso sottostimato ma assai importante, sia in acuto che in cronico. Rispetto all'intubazione, la NIV rispetta l'anatomia e quindi in teoria la ventilazione avviene attraverso vie naturali. L'aria che respiriamo normalmente è però riscaldata e umida, e questo non avviene quando il flusso d'aria proviene da una macchina, che genera un flusso di aria fredda e secca. Se la NIV viene applicata per poche ore, come per esempio nel caso di EPA, l'umidificazione non dovrebbe essere necessaria; se però si protrae per giorni è molto probabile che compaiano i primi effetti collaterali che appaiono magari banali, ma spesso in grado di determinare la tolleranza alla NIV. La secchezza delle fauci, la faringodinia, la rinorrea, la congestione nasale, l'epistassi, la tosse reattiva e la raucedine sono solo alcune delle fastidiose complicanze, che possono essere ridotte per frequenza e intensità aggiungendo un dispositivo di umidificazione nel circuito. Per quanto riguarda la

NIV esistono due principali classi di umidificatori: quelli a caldo (o *heated humidifiers*, HH in inglese) e quelli a freddo, conosciuti anche come HME (*heat and moisture exchangers*, cioè scambiatori di calore ed umidificazione).

I primi sono sicuramente più complicati da settare in quanto sono composti da una piastra riscaldante sopra la quale si appoggia una campana che viene riempita di acqua, dalla quale si dipartono le due estremità del circuito del ventilatore. Un termostato regolabile dall'operatore determina la temperatura dell'acqua all'interno della campana.

Gli HME sono invece quelli che volgarmente vengono chiamati filtri, che debbono però essere distinti in igroscopici e idrofobi. Il filtro idrofobo ha una membrana di fibra di ceramica che ha funzione di filtrare i batteri e i virus e permette solo una parziale umidificazione; è pertanto utilizzato di solito all'estremità prossimale dei tubi del ventilatore per proteggere il paziente da eventuali contaminazioni. Il filtro igroscopico ha una membrana di polipropilene, mentre la superficie di condensazione è di solito composta da carta impregnata con $CaCl_2$ ed è principalmente deputata all'umidificazione dell'aria inspirata. Spesso ha anche proprietà di filtrazione di particelle, e quindi antibatterica. I filtri HME più recenti combinano i due tipi di membrana e propongono sia un'umidificazione che una filtrazione variando, a seconda del modello, la superficie dedicata alla umidificazione (sino a >2000 cm^2) e alla filtrazione (sino a >500 cm^2). I filtri più validi hanno un potere di filtrazione >99% per particelle con diametro fra 0.15 e 15 micrometri. La massima durata d'utilizzo proposta per questi filtri non supera di solito le 24-48 ore.

Ora, alla luce di quanto esposto sembrerebbe logico utilizzare di preferenza questi filtri HME per la facilità d'uso e il loro costo relativamente contenuto. L'uso degli HME pone invece dei problemi notevoli. Il primo è di ordine economico, soprattutto quando consideriamo il paziente ventilato cronicamente; infatti il filtro andrebbe sostituito frequentemente, mentre tutti noi sappiamo che le ASL nella maggioranza dei casi provvedono alla fornitura di poche decine di HME l'anno. L'effetto indesiderato più importante dei filtri HME è la possibilità di aumentare notevolmente lo spazio morto durante NIV, e questo induce un significativo aumento del lavoro del sistema respiratorio, della P0.1 e anche della $PaCO_2$ rispetto al sistema di umidificazione con HH. Questi risultati sono stati dimostrati da almeno due sofisticati studi fisiologici condotti in Francia (Jaber 2002 – Lellouche 2002).

I potenziali svantaggi degli HH sono invece la relativa non facilità d'uso, la possibilità di contaminazione del circuito (anche se non sono finora emersi dati circa una più elevata incidenza di polmoniti nel paziente ventilato) e talvolta la difficoltà da parte del paziente e dell'operatore di fissare un'adeguata temperatura del circuito. Il costo iniziale è poi notevolmente più elevato rispetto agli HME, ma potrebbe essere ammortizzato con l'uso prolungato.

Il nostro consiglio, se il paziente viene ventilato acutamente e ha un elevato carico resistivo associato o meno a ipercapnia, è quello di usare un sistema HH. Nella ventilazione in cronico uno studio da noi condotto *cross-over* randomizzato non ha dimostrato diversità sostanziali fra HME e HH, se non una ridotta incidenza di effetti collaterali delle prime vie aeree con il secondo sistema (Nava 2008). Non esistono a nostra conoscenza studi che abbiano verificato come si possa ottenere una migliore umidificazione usando il casco.

15

15.5
Somministrazione di broncodilatatori

Chiariamo subito un concetto: è possibile la somministrazione di broncodilatatori durante NIV. Il razionale sull'uso di questi farmaci durante un episodio di insufficienza respiratoria acuta si basa sul fatto che essi possono ridurre il carico resistivo e migliorare l'iperinflazione dinamica, pertanto il loro uso è limitato ai pazienti con *distress* respiratorio da riacutizzazione di BPCO. Questi pazienti in teoria, non essendo particolarmente ipossiemici, potrebbero staccarsi dal ventilatore e assumere i famaci beta$_2$-agonisti, anticolinergici o steroidei per le usuali vie di somministrazione come MDI o nebulizzatore. Tuttavia, soprattutto nelle prime fasi di ventilazione, il *distress* respiratorio, la dispnea o l'obnubilamento del sensorio potrebbero ridurre la capacità del paziente di assumere correttamente i farmaci. Per questo motivo alcuni studi si sono soffermati sulla possibilità di utilizzare i broncodilatatori durante NIV, mutuando i settaggi e la metodica di somministrazione dai lavori eseguiti nel paziente ventilato invasivamente. I primi risultati incoraggianti furono ottenuti in pazienti asmatici usando la classica Pressione di Supporto oppure la CPAP e nebulizzando il farmaco nel circuito tramite un'ampolla. La somministrazione di farmaco nebulizzato pone però dei problemi durante ventilazione meccanica in quanto, a parità di efficacia rispetto all'MDI, il rischio di contaminazione del circuito è più elevato, così come il tempo di somministrazione e la possibilità di interferire con il trigger del respiratore. L'uso dell'MDI è quindi preferibile nella pratica clinica, tenendo conto che un distanziatore di grosso volume dovrebbe essere inserito nel circuito, come mostrato nella Figura 15.3, per ottenere una migliore distribuzione del farmaco a livello bronchiale. Un nostro studio dimostrò, usando un ventilatore domiciliare con doppio circuito, che l'effetto broncodilatatore ottenuto con salbutamolo MDI era paragonabile a quello con nebulizzazione e superiore al placebo (Nava 2001).

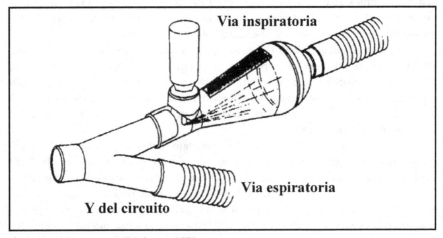

Fig. 15.3 Posizionamento MDI durante NIV

Un studio in vitro evidenziò più tardi come fosse possibile ottenere una discreta deposizione di broncodilatatore (>25%) a livello bronchiale mediante nebulizzazione, utilizzando anche il circuito singolo, a patto che l'ampolla fosse posizionata tra il dispositivo di non-*rebreathing* e la maschera, con pressioni inspiratorie elevate ed espiratorie basse.

15.6
Sommistrazione di ossigeno

Se il vostro ventilatore è dotato di miscelatore ed è in grado di erogare ossigeno ad alto flusso non avete problemi. Nel caso invece impieghiate dei respiratori senza questi dispositivi, dovrete arrangiarvi nel somministrare ossigeno a basso flusso proveniente da una bombola, erogatore a muro o *stroller*, direttamente nel circuito ventilatore.

Thys e collaboratori hanno dimostrato che la FiO_2 che viene erogata dipende da vari fattori, tra i quali la posizione dove l'ossigeno viene inserito nel circuito (Thys et al, 2002). In particolare la posizione più favorevole per ottenere una FiO_2 più elevata è quella appena prima della valvola espiratoria, nel versante del ventilatore e non dell'interfaccia. La FiO_2 è influenzata anche, e questo è forse il risultato più importante, dai livelli di pressione usata e, chiaramente, dal flusso di ossigeno erogato. Aumentando la pressione inspiratoria si diminuisce paradossalmente il livello di FiO_2, mentre è necessario arrivare a flussi di ossigeno relativamente elevati (>6 L/min) per ottenere delle $FiO_2 > 30\%$.

Letture consigliate

Borel JC, Sabil A, Janssens JP et al (2009) Intentional leaks in industrial masks have a significant impact on efficacy of bilevel noninvasive ventilation: a bench test study. Chest 135(3):669-677

Ceriana P, Navalesi P, Rampulla C et al (2003) Use of bronchodilators during non-invasive mechanical ventilation. Monaldi Arch Chest Dis 59(2):123-127

Chatmongkolchart S, Schettino GP, Dillman C et al (2002) In vitro evaluation of aerosol bronchodilator delivery during non-invasive positive pressure ventilation: effect of ventilator settings and nebulizer position. Crit Care Med 30(11):2515-2519

Craven DE, Goularte TA, Make BJ (1984) Contaminated condensate in mechanical ventilator circuit. A risk factor for nosocomial pneumonia? Am Rev Respir Dis 129(4):625-628

Dhand R, Tobin MJ (1997) Inhaled bronchodilator therapy in mechanically ventilated patients. Am J Respir Crit Care Med 156(1):3-10

Ferguson GT, Gilmartin M (1995) CO2 rebreathing during BiPAP ventilatory asssitance. Am J Respir Crit Care Med 151(4):1126-1135

Hill NS, Carlisle C, Kramer NR (2002) Effect of a nonrebreathing exhalation valve on long-term nasal ventilation using a bilevel device. Chest 122(1):84-91

Jaber S, Chanques G, Matecki S et al (2002) Comparison of the effects of heat and moisture exchangers and heated humidifiers on ventilation and gas exchange during non-invasive ventilation. Intensive Care Med 28(11):1590-1594

Lellouche F, Maggiore SM, Deye N et al (2002) Effect of the humidification device on the work of breathing during noninvasive ventilation. Intensive Care Med 28(11):1582–1589

Lofaso F, Brochard L Touchard D et al (1995) Evaluation of carbon dioxide rebreathing during pressure support ventilation with airway management system (BiPAP) devices. Chest 108(3):772-778

Lofaso F, Aslanian P, Richard JC et al (1998) Expiratory valves used for home devices: experimental and clinical comparison. Eur Respir J 11(6):1382-1388

Massie CA, Hart RW, Peralez K, Richards GN (1999) Effects of humidification on nasal symptoms and compliance in sleep apnea patients using continuous positive airway pressure. Chest 116(2):403-408

Nava S, Karakurt S, Rampulla C et al (2001) Salbutamol delivery during non-invasive mechanical ventilation in patients with chronic obstructive pulmonary disease: a randomized, controlled study. Intensive Care Med 27(10):1627-1635

Nava S, Cirio S, Fanfulla F (2008) Comparison of two humidification systems for long-term non-invasive mechanical ventilation. Eur Respir J 32(2):460-464

Rakotonanahary D, Pelletier-Fleury N, Gagnadoux F, Fleury B (2001) Predictive factors for the need for additional humidification during nasal continuous positive airways pressure therapy. Chest 119(2):460-465

Thys F, Liistro G, Dozin O et al (2002) Determinants of FiO2 with oxygen supplementation during noninvasive two-level positive pressure ventilation. Eur Respir J 19(4):653-657

Predittori di insuccesso

16

Perché predittori di insuccesso e non di successo? Perché secondo noi è il fallimento della NIV e soprattutto il ritardare colpevolmente l'eventuale intubazione che poi determina l'outcome del paziente; sapere che il paziente ha invece buone possibilità di successo ci conforta ma certo non ci fa mai abbassare la guardia.

Occorre subito distinguere che i cosiddetti predittori, o forse meglio fattori associati all'insuccesso, sono molto diversi fra l'insufficienza respiratoria acuta ipercapnica da deficit di pompa, oppure ipossica da *défaillance* del parenchima. Fallire un tentativo di NIV durante la prima evenienza non è associato, come dimostrato da Demoule, a una mortalità più elevata anche se il paziente necessita di intubazione (Demoule et al, 2006), mentre nel caso di ipossia pura l'insuccesso della NIV riduce le probabilità di sopravvivenza.

16.1
Insufficienza respiratoria ipercapnica

La Tabella 16.1 illustra i possibili predittori di insuccesso della NIV durante uno di questi episodi.

Esistono parametri clinici, emogasanalitici oppure misti. Gli indici di severità all'ingresso (*i.e.* SAPS o APACHE) sono stati considerati come discreti parametri correlati all'outcome della NIV in alcuni studi, mentre altri non ne hanno evidenziato una correlazione significativa. È chiaro comunque come i pazienti meno gravi (*i.e.* quelli con un SAPS II <30-35 e un APACHE II <15-20) siano destinati ad avere un outcome più favorevole. Lo stato del sensorio è un'altra variabile da considerare, pur tenendo conto che anche un paziente comatoso può essere ventilato con successo; l'importante è monitorare spesso questo indice usando una scala il più possibile specifica come quella di Kelly.

La possibilità di rimuovere efficacemente le secrezioni bronchiali, la tolleranza alla NIV e la presenza di perdite aeree massive sono stati sporadicamente associati a

Tabella 16.1 Fattori associati al fallimento della NIV

Insufficienza respiratoria acuta ipercapnica

- Minima (<0.02) o assente variazione di pH dopo 1-2 ore
- Minima o assente riduzione della frequenza respiratoria dopo 1-2 ore
- Score di gravità elevato all'inizio della NIV
  (*i.e* SAPS II>30- APACHE II >20)
- Scarsa collaborazione o cattiva tolleranza
- Incapacità a rimuovere efficacemente le secrezioni

Insufficienza respiratoria acuta ipossica

- Minima o assente variazione del rapporto PaO_2/FiO_2 dopo 1-2 ore
- Età > 40 anni
- Score di gravità elevato all'inizio della NIV (*i.e.* SAPS II>34)
- Presenza di ARDS, CAP e/o Sepsi

fallimento della NIV anche se è difficile quantificare una soglia di attenzione, in quanto la maggior parte degli studi ha quantificato questi problemi in maniera dicotomica (sì/no).

Per quanto riguarda gli indici emogasanalitici c'è sicuramente più concordanza di dati. Il pH è l'indice da tenere in considerazione, in quanto eventuali cambiamenti nel livello di $PaCO_2$ si riscontrano solo più tardivamente. Il valore assoluto di pH all'inizio della NIV non è necessariamente associato all'outcome finale, dal momento che solo pochi studi hanno evidenziato una differenza sostanziale fra i successi e gli insuccessi. Certamente un paziente con pH <7.25 è intuitivamente più difficile da ventilare rispetto a uno con un valore di ~7.30. Il singolo predittore più efficace nel discriminare i fallimenti della NIV è sicuramente la variazione del pH dopo un'ora di ventilazione. Un lieve aumento (<0.02), una stazionarietà o, peggio ancora, una diminuzione del valore di pH come risposta acuta è un indice di quasi sicuro fallimento. Questo non significa necessariamente "alzare bandiera bianca", ma la prosecuzione della NIV, variando magari i parametri, deve essere assolutamente cauta in termini di tempo (massimo proseguire per ulteriori 30-60 minuti) e di assistenza (stretto monitoraggio) al fine di non raggiungere delle condizioni cliniche senza ritorno.

I cosiddetti indici misti, che tengono cioè conto di parecchie variabili, costituiscono un approccio alternativo e interessante. Il lavoro sicuramente più originale e scientificamente valido è quello di Confalonieri e collaboratori che, collezionando dati da più di 1000 pazienti, stratificarono il rischio di fallimento della NIV secondo tre livelli corrispondenti ai colori del semaforo (Confalonieri 2005). La luce rossa, cioè il rischio più elevato e intorno al 70%, era associata a un livello di pH all'ingresso <7,25 con un APACHE II ≥29, una frequenza respiratoria ≥30 e un punteggio <11 alla scala del coma di Glasgow. Un pH <7,25 dopo 2 ore di ventilazione era inoltre indice di insuccesso quasi sicuro (>90%). Livelli meno severi di ciascuno di questi parametri elencati diminuiva il rischio di fallimento in maniera quasi proporzionale al numero di fattori alterati e al grado di minor severità.

È importante notare che mentre un peggioramento nelle prime ore di ventilazione è quasi sempre associato a un insuccesso, il ragionamento contrario non vale invece con chi migliora drasticamente le proprie condizioni cliniche dopo un breve *trial*. Moretti e collaboratori dimostrarono qualche anno fa che una quota consistente di *"early responders"* (circa 15-20%) è poi destinata a peggiorare nel tempo, e quindi a essere intubata o addirittura a decedere nonostante l'iniziale successo (Moretti et al, 2000). I fattori prevalentemente associati a questi fallimenti tardivi sono la presenza di comorbidità, in particolare l'iperglicemia.

Sin qua abbiamo descritto e discusso quanto riportato in letteratura, ma questi indici hanno il compito solo di guidare in maniera razionale le nostre scelte, ma sicuramente non quella di essere linee guida oggettive. Il successo, così come il fallimento della NIV, dipendono soprattutto da tutti quelle variabili umane e organizzative discusse in precedenza come la familiarità, il training, l'ambiente dove si ventila e il numero di clinici coinvolti, fattori che non possono essere facilmente quantificati né tanto meno schematizzati in tabelle e *flow-chart*.

16.2
Insufficienza respiratoria ipossica

Sottocapitolo molto più corto questo vista la scarsità di studi. In effetti esistono solo quattro lavori che si soffermano su questo argomento, forse perché la letteratura sull'uso della NIV nell'insufficienza respiratoria ipossica è molto più scarsa rispetto a quella ipercapnica.

Il problema dei predittori di insuccesso in questo campo è a nostro avviso assai più importante rispetto alla riacutizzazione di BPCO poiché, mentre in quest'ultimo caso il fattore tempo è importante ma non critico, nel caso del paziente ipossico il ritardo nell'istituire forme alternative di ventilazione rispetto alla NIV può essere fatale al paziente. Quindi la rapidità di decisione dopo un breve *trial* di NIV deve essere un fattore prioritario. La risposta deve comunque essere sì o no, il "vediamo cosa succede fra un altro po'" non è contemplata.

Il lavoro multicentrico di Antonelli e collaboratori del 2001 ed eseguito su quasi 6000 pazienti evidenziò che l'età superore ai 40 anni, un SAPS II $\geq$35, la presenza di polmonite acquisita in comunità, l'ARDS e un rapporto $PaO_2/FiO_2 \leq 146$ dopo un'ora di NIV erano fattori associati indipendenti di fallimento (Antonelli et al, 2001).

Più tardi gli stessi Autori concentrarono la loro attenzione solo sui pazienti con ARDS e dimostrarono che un SAPS II $\geq$34 e un rapporto $PaO_2/FiO_2 \leq 175$ dopo un'ora erano gli unici predittori indipendenti di insuccesso della NIV (Antonelli et al, 2007). Lo studio evidenziò inoltre che i pazienti che venivano intubati erano mediamente più anziani e necessitavano di livelli di PEEP esterna e/o Pressione di Supporto più elevati.

16

Rana dimostrò su una serie consecutiva relativamente poco numerosa di pazienti ipossici che la presenza di shock, acidosi metabolica e basso rapporto PaO_2/FiO_2 erano fattori prognostici di insuccesso della NIV (Rana et al, 2006). Demoule e collaboratori, analizzando dati di 70 Terapie Intensive francesi, conclusero invece che l'insuccesso della NIV nei pazienti ipossici era correlato con un alta mortalità (OR di 3,24), confermando ancora una volta che occorre essere assai prudenti nel trattare non invasivamente questi pazienti (Demoule et al, 2006).

Per concludere, esistono dei fattori clinici facilmente misurabili che possono rapidamente orientare il clinico sull'eventuale insuccesso della NIV e portarlo rapidamente a decidere per l'intubazione. Ricordiamo però che sotto l'ombrello comune di ipossia noi comprendiamo parecchie patologie caratterizzate da meccanismi patogenetici assai differenti, e quindi anche la risposta alla NIV potrebbe essere marcatamente variabile. Per esempio, come già detto in precedenza, un rapporto PaO_2/FiO_2 in un paziente affetto da edema polmonare acuto assume una valenza totalmente diversa rispetto a un paziente affetto da ARDS.

Letture consigliate

Ambrosino N, Foglio K, Rubini F et al (1995) Non-invasive mechanical ventilation in acute respiratory failure due to chronic obstructive pulmonary disease: correlates for success. Thorax 50(7):755-757

Antonelli M, Conti G, Moro ML (2001) Predictors of failure of noninvasive positive pressure ventilation in patients with acute hypoxemic respiratory failure: a multi-center study. Intensive Care Med 27(11):1718-1728

Antonelli M, Conti G, Esquinas A et al (2007) A multiple-center survey on the use in clinical practice of noninvasive ventilation as a first-line intervention for acute respiratory distress syndrome. Crit Care Med 35(1):18-25

Carlucci A, Richard JC (2001) Noninvasive versus conventional mechanical ventilation. An epidemiological survey. Am J Respir Crit Care Med 163(4):874-880

Carlucci A, Delmastro M, Rubini F et al (2003) Changes in the practice of non-invasive ventilation in treating COPD patients over 8 years. Intensive Care Med 29(3):419-425

Confalonieri M, Garuti G, Cattaruzza MS et al (2005) Italian noninvasive positive pressure ventilation (NPPV) study group. A chart of failure risk for noninvasive ventilation in patients with COPD exacerbation. Eur Respir J 25:348-355

Demoule A, Girou E, Richard JC et al (2006) Benefits and risks of success or failure of noninvasive ventilation. Intensive Care Med 32(11):1756-1765

Meduri GU, Abou-Shala N, Fox RC et al (1991) Noninvasive face mask mechanical ventilation in patients with acute hypercapnic respiratory failure. Chest 100(2):445-454

Moretti M, Cilione C, Tampieri A et al (2000) Incidence and causes of non-invasive mechanical ventilation failure after initial success. Thorax 55(10):819-825

Nava S, Carlucci A (2002) Non-invasive pressure support ventilation in acute hypoxemic respiratory failure: common strategy for different pathologies? Intensive Care Med 28(9):1205-1207

Nava S, Ceriana P (2004) Causes of failure of noninvasive mechanical ventilation. Respir Care 49(3):295-303

Rana S, Jenad H, Gay PC et al (2006) Failure of non-invasive ventilation in patients with acute lung injury: observational cohort study. Crit care 10(3):R79. doi:10.1186/cc4923

Soo Hoo GW, Santiago S, Williams AJ (1994) Nasal mechanical ventilation for hypercapnic respiratory failure in chronic obstructive pulmonary disease: determinants of success and failure. Crit Care Med 22(8):1253-1261

Dove ventilare il paziente durante NIV   17

La risposta a questa domanda non è facile. Se qualcuno volesse essere politicamente corretto (e non lo siamo) affermerebbe "dovunque ci sia qualcuno che lo sappia fare". È giusto uscire subito da questo equivoco. Il luogo idoneo dove applicare la NIV dipende quasi esclusivamente dal timing di applicazione. La Figura 17.1 è un tentativo di schematizzazione delle indicazioni e dei luoghi dove applicare la NIV. Naturalmente la nostra schematizzazione non tiene conto delle realtà locali, del reale rapporto medico/paziente e, più importante, infermiere/paziente, del sistema di monitoraggio disponibile e dell'esperienza maturata nel tempo dal team.

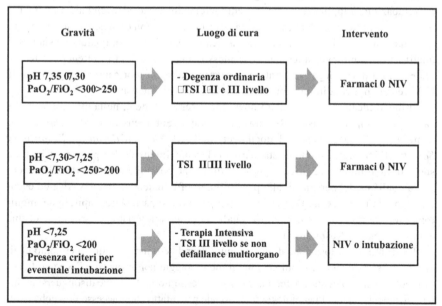

Fig. 17.1 Flow-chart della applicazione della NIV in ospedale

Ventilazione meccanica non invasiva. Stefano Nava, Francesco Fanfulla
© Springer-Verlag Italia 2010

Esistono delle patologie che oramai non vengono quasi mai ricoverate in Terapia Intensiva, cioè l'edema polmonare acuto e la riacutizzazione lieve di BPCO, proprio perché esse rispondono mediamente così bene che possono essere trattate anche al di fuori di ambienti protetti, addirittura nel primo caso anche direttamente a casa del paziente oppure in ambulanza.

Ci sono poi condizioni particolari, come il malato immunocompromesso, al quale sarà meglio evitare il ricovero in un ambiente ad alto rischio di infezioni, oppure quello terminale, in cui la NIV ha solo scopo palliativo e che pertanto necessita di privacy sia per se che per i suoi cari, difficilmente ottenibile in Terapia Intensiva.

Quello che pone la grande differenza fra i vari ambienti dove applicare la NIV sono, al di là dell'esperienza acquisita, il sistema di monitoraggio e il numero di persone in staff. In Francia le Terapie Intensive Respiratorie o Subintensive vengono divise in livelli a seconda del sistema di monitoraggio disponibile; un tentativo simile si sta attuando anche in Italia secondo le direttive dell'Associazione Italiana Pneumologi Ospedalieri (AIPO): il paziente può essere ventilato non invasivamente solo dove esistono degli strumenti di minima. Uno studio inglese di qualche anno fa ha calcolato che la prevalenza di pazienti necessitanti NIV in un ospedale tipo nel Regno Unito è pari a 75/100.000/anno per gli uomini e di 57/100.000/anno per le donne. Questo significa secondo gli Autori che ogni ospedale di riferimento dovrebbe avere un servizio dedicato specificatamente alla NIV.

Aprirsi al mondo della NIV non vuol dire necessariamente che il medico debba saper intubare, come se questo rappresentasse il limite unico a cui si deve far riferimento, ma piuttosto che sia in grado di gestire con abilità le fasi precedenti (la famosa barriera fino a che punto spingersi con la NIV) e le eventuali fasi successive all'intubazione (applicazione della ventilazione invasiva ed eventuale trattamento delle sue complicanze). Nel caso questa struttura ideale non esistesse, e questo è vero nella maggioranza dei casi, è almeno auspicabile che il medico, qualunque sia la sua qualifica (pneumologo, internista), sia messo nelle condizioni di ottenere in tempo reale l'aiuto del collega rianimatore. Pertanto è almeno teoricamente logico che la NIV venga applicata in una zona vicina a una Terapia Intensiva.

Il luogo ideale dove un malato dovrebbe essere trattato è, nella maggioranza dei casi, una Terapia Intensiva Respiratoria, Terapia Subintensiva o *Step-Down Unit* come si vogliano chiamare. I documenti dell'AIPO e dell'*European Respiratory Society* (ERS) definiscono 3 standard di Terapie Intensive Respiratorie in base soprattutto al monitoraggio, al tipo di ventilazione possibile oltre la NIV, al numero e alla qualifica del personale, alla possibilità di effettuate manovre invasive ed eventualmente la fisioterapia. Di questo si è già parlato e si parlerà nel capitolo del monitoraggio, ma qui vogliamo elencare quali siano le caratteristiche strutturali di una Terapia Intensiva Respiratoria.

La struttura e la locazione di queste unità dovrebbero innanzitutto tener conto degli scopi prefissati, e cioè la ventiloterapia, il monitoraggio non invasivo e l'accesso libero di fisioterapisti e parenti. La Terapia Intensiva Respiratoria dovrebbe distinguersi architettonicamente da una Pneumologia tradizionale per il fatto che l'accesso dovrebbe essere controllato e indipendente, con un'area minima totale pari a circa 3 volte la superficie fisica di ogni singolo paziente. La differenziazione rispetto alla Terapia Intensiva tradizionale sta nel fatto che quella Respiratoria prevede un assetto cosiddetto aperto che, mantenendo pressoché inalterate le caratteristiche di asepsi, permette l'ingresso controllato dei familiari direttamente coinvolti nei programmi di riabilitazione. Gli svantaggi principali di questo tipo di struttura sono la mancanza di privacy e l'eventuale aumentato rischio di infezioni incrociate, anche se questo non è stato dimostrato.

Il numero di letti ideale per questa struttura è stato reso noto dall'AIPO nelle linee guida della Terapia Intensiva Respiratoria e prevede l'esigenza di 4-6 posti letto per ospedali con più di 500 letti e di 8 posti per nosocomi con più di 1000 letti, oppure 1-2 letti ogni 100.000 abitanti. Nella struttura ideale l'area-paziente dovrebbe essere pari a 28 m² per camera singola o 25 m² per camere comuni, considerando lo spazio necessario per le esigenze paramediche e dei familiari. In caso di camera comune il bagno deve essere spazioso e munito del cosiddetto antibagno con servizi igienici, compresa la vasca per disabili. L'accesso alla Terapia Intensiva Respiratoria deve prevedere il facile passaggio del letto e di tutti quegli equipaggiamenti e strumenti mobili necessari, come la macchina per Rx portatile, l'eventuale polmone d'acciaio, l'ecocardiografo.

Le stanze singole o di isolamento, riservate di solito ai pazienti immonocompromessi, dovrebbero prevedere un'anticamera di circa 2.5 m² per permettere il lavaggio delle mani e la vestizione dei visitatori.

La struttura alle spalle e ai lati di ciascun letto dovrebbe prevedere prese per l'elettricità, aria compressa, ossigeno, vuoto (per l'aspirazione) e ripiani dove posizionare ventilatori e strumenti di monitoraggio, snodabili e sospesi per permettere un razionale orientamento a seconda dello spazio necessario per le operazioni mediche e paramediche. È utile provvedere allo spazio per almeno due operatori alle spalle del letto per permettere l'assistenza in caso di intubazione, inserzione di catetere venoso centrale o manovre rianimatorie. Il letto dovrebbe essere mobile, con angolazione regolabile mediante dispositivo elettrico e con la possibilità di rimuovere la spalliera. Un gruppo elettrogeno dovrebbe essere in grado di fornire automaticamente energia elettrica in caso di mancanza di erogazione perdurante per più di 5 secondi. Per quanto riguarda gas e sistema di riscaldamento è opportuno standardizzare alcuni parametri quali:

- vacuum: pressione negativa di 500 mmHg, con flusso costante di 40 L/m;
- ossigeno: pressione di 5 Bar, costante quando il flusso è 20 L/m a ogni uscita con tutte le uscite in uso;
- aria compressa: pressione di 5 Bar, costante quando il flusso è 20 L/m a ogni uscita con tutte le uscite in uso;
- ventilazione: aria filtrata al 99% per particelle di diametro 5 mm; sistema di aria condizionata, con umidità relativa del 30-50%;
- riscaldamento: 18-27°C.

Ogni Terapia Intensiva Respiratoria dovrebbe comprendere una centrale operativa per infermiere con sistema di monitoraggio individuale e fornita di telefono, stoccaggio di materiale *disposable* di pronto soccorso, defibrillatore e piccola farmacia. Il magazzino di deposito materiali deve essere facilmente raggiungibile da parte del personale medico e paramedico con farmacia "satellite", frigorifero per conservazione di campioni di sangue ed equipaggiamento per emergenza.

17

Tabella 17.1 Fattori da considerare nella decisione di "dove ventilare"

- Severità del paziente
- Tipo di monitoraggio
- Rapporto paziente/infermiere
- *"Weaning test"* (*i.e.* in quanto tempo un paziente deteriora il suo stato clinico ed emogasanalitico una volta rimossa l'interfaccia)
- Capacità e possibilità del paziente di chiedere aiuto in caso di emergenza
- Esperienza e abilità dello staff clinico nella somministrazione della NIV
- Tipo di ventilatori e fonti di ossigeno disponibilei (*i.e.* alto vs basso flusso di O_2)
- Numero, misura e tipo di interfacce disponibili
- Vicinanza con Terapia Intensiva

In sintesi quando ci accingiamo a ventilare un paziente in NIV dovremmo sempre porci delle semplici domande e risponderci onestamente, considerando quelli che sono i nostri limiti oppure le nostre capacita'. La Tabella 17.1 puo' essere un piccolo aiuto in questo senso.

Letture consigliate

Byrick RJ, Power JD, Ycas JO, Brown KA (1986) Impact of an intermediate care area on ICU utilization after cardiac surgery. Crit Care Med 14(10):869-872

Bone RC, Balk RA (1988) Noninvasive respiratory care unit. A cost effective solution for the future. Chest 93(2):390-394

Confalonieri M, Gorini M, Ambrosino N et al (2001) Respiratory intensive care unit in Italy: a national census and prospective cohort study. Thorax 56(5):373-378

Corrado A, Roussos C, Ambrosino N et al (2002) Respiratory intermediate care units: a European survey. Eur Respir J 20(5):1343-1350

French Multicentric Group of ICU research (1989) Description of various types of intensive and intermediate care units in France. Intensive Care Med 15(4):260-265

Fracchia C, Ambrosino N (1994) Location and architectural structure of IICU. Monaldi Arch Chest Dis 49(6):496-498

Iapichino G, Apolone G, Melotti R et al (1994) Intermediate intensive units: definition, legislation and need in Italy. Monaldi Arch Chest Dis 49(6):493-495

Iapichino G, Radrizzani D, Ferla L et al (2002) Description of trends in the course of illness of critically ill patients. Markers of intensive care organization and performance. Intensive Care Med 28(7):985-989

Laufman H (1986) Planning and building the ICU: problems of design, infection control and cost/benefit. In: Reis Miranda D Langrehr (ed) The ICU: a cost/benefit analysis. Congress Series. Excerpta Medica, Amsterdam

Nasraway SA, Cohen IL, Dennis RC et al (1998) Guidelines on admission and discharge for adult intermediate care units. American College of Critical Care Medicine of the Society of Critical Care Medicine. Crit Care Med 26(3):607-610

Nava S Confalonieri M, Rampulla C (1998) Intermediate respiratory intensive care units in Europe: a European perspective. Thorax 53(9):798-802

Plant PK, Owen JL, Elliott MW (2000) One year period prevalence study of respiratory acidosis in acute exacerbations of COPD: implications for the provision of non-invasive ventilation and oxygen administration. Thorax 55(7):550-554

Monitoraggio nella ventiloterapia non invasiva

18

Il monitoraggio di minima è quello adeguato alla severità del paziente, tenendo conto che le condizioni cliniche potrebbero variare rapidamente. Non ha senso quindi avere la disponibilità di un monitoraggio emodinamico invasivo se stiamo trattando una semplice riacutizzazione di BPCO in fase iniziale, così come è impensabile applicare la NIV in un paziente con una polmonite caratterizzata da grave ipossia avendo a disposizione il solo saturimetro. Chiaramente sarebbe auspicabile lavorare in una struttura che possieda un sistema integrato di monitoraggio non invasivo e invasivo, in maniera tale da non dover eventualmente trasferire il paziente in caso di deterioramento. Questo è possibile, al di fuori delle Terapie Intensive, solo nelle Terapie Intensive Respiratorie di terzo livello.

La principale caratteristica che differenzia una Terapia Intensiva Respiratoria da una Terapia Intensiva è il privilegiare tecniche non-invasive nel trattamento ventilatorio e nel monitoraggio dei pazienti con insufficienza respiratoria; tale approccio non esclude il ricorso a metodiche di ventilazione e/o monitoraggio di tipo invasivo qualora la situazione clinica lo richieda. Il concetto di non invasività ventilatoria e di monitoraggio permette di instaurare il trattamento ventilatorio in strutture non propriamente specializzate quali i Reparti di Pneumologia classica, di Medicina d'Urgenza e, in caso di patologia specifica, di Cardiologia, Neurologia, Oncologia e Cure Palliative.

La riduzione delle pratiche invasive comporta, secondo i dati della letteratura, una riduzione dei rischi infettivi e traumatici (*i.e.* pneumotorace), una minor durata della degenza ospedaliera, una miglior *compliance* del paziente e una globale riduzione dei costi dell'assistenza.

La situazione critica del paziente ventilato impone un attento monitoraggio che ci permetta di ottenere:

- standard accettabili di diagnosi, terapia e management;
- migliore comprensione della fisiopatologia del paziente acuto;
- valutazione della risposta terapeutica e predittività prognostica;
- individuazione tempestiva dei mutamenti (positivi o negativi) della condizione clinica e fisiopatologica del paziente.

18

Possiamo schematicamente distinguere i parametri da monitorare durante NIV secondo i livelli di intensità di cura e monitoraggio proposti dalla varie Società scientifiche in:

1. di I Livello, parametri essenziali di uso routinario caratterizzati da:
   - facile utilizzo;
   - relativo basso costo;
   - interpretazione "non specialistica";
   - scarsa invasività;
2. di II Livello, parzialmente o non invasivi, parametri generalmente caratterizzati da:
   - un costo più elevato;
   - un utilizzo meno continuativo;
   - un'interpretazione più specialistica;
   - possibile relativa invasività per il paziente;
3. di III Livello, invasivi, caratterizzati da:
   - costo elevato;
   - necessità di impiego di personale qualificato ed esperto (ambito rianimatorio vero e proprio).

Il monitoraggio di I Livello va eseguito in tutti pazienti ventilati non invasivamente secondo le linee guida AIPO. Ciò non esclude un uso quasi routinario di metodiche per il monitoraggio di II e III livello.

18.1
Monitoraggio di I Livello

18.1.1
Esame obiettivo

L'esame obiettivo del paziente può evidenziare i segni fisici di malattia e dare un *feed-back* della risposta alla terapia. In particolare nel paziente critico l'esame obiettivo è volto a determinare segni attuali o premonitori di *distress* respiratorio acuto e a controllare i segni vitali che forniscono un quadro clinico dello stato di salute del paziente. I segni di *distress* muscolare respiratorio che vanno accuratamente ricercati sono:

- movimento addominale paradosso;
- alternanza toraco-addominale;
- attivazione dei muscoli inspiratori accessori;
- tono dei muscoli della fascia addominale durante il ciclo respiratorio;
- segno di Hoover (rientramento paradosso delle ultime coste durante l'inspirazione);
- tachipnea.

Altri parametri fondamentali dell'esame obiettivo sono:
- temperatura corporea, da misurare almeno 4 volte nelle 24 ore;
- frequenza respiratoria (vedi oltre);

- diuresi nelle 24 ore o diuresi oraria tramite cateterizzazione vescicale;
- stato di vigilanza del paziente (sensorio), valutabile attraverso varie scale di gravità, quali ad esempio la Glasgow Coma Scale (GCS), il cui punteggio fa parte anche della valutazione APACHE II, e tramite scala di Kelly.

18.1.2
Frequenza respiratoria

Espressa in atti respiratori/minuto è parametro, spesso sottostimato, che ben si correla con il grado di *distress* respiratorio e, purtroppo, quasi mai è presente nei fogli termometrici. Una frequenza respiratoria elevata (>30 atti/minuto) che non si modifica dopo stimoli sensoriali o emotivi è segno indiretto che il paziente sta lavorando da un punto di vista respiratorio ai limiti superiori delle sue possibilità.

18.1.3
Dispnea

È quasi scandaloso come noi Pneumologi spesso sottovalutiamo questo parametro, che invece ci dà la misura del *distress* respiratorio o, come ci piace chiamarlo, di "dolore del sistema respiratorio". In oncologia e cure palliative il dolore viene misurato anche più volte al giorno per guidare la posologia del farmaco e le eventuali scelte terapeutiche, con le stesse scale da noi impiegate. Esse sono la scala di Borg oppure la Scala Visiva Analogica (VAS), rappresentate nella Figura 18.1, e sono di

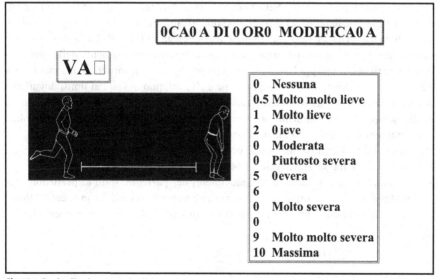

Fig. 18.1 Scale di misura per la dispnea

facilissimo utilizzo, a meno che il paziente non abbia profonde alterazioni del sensorio. Un trucco che noi adottiamo a volte nei pazienti più anziani, o almeno che siano
andati a scuola prima dell'avvento dei "giudizi scolastici" è quello di chiedere: "Che
voto darebbe al suo fiato da uno a dieci, proprio come si faceva s scuola?".
Naturalmente un 3 in questo caso vale un 7 alla scala di Borg. Nel caso in cui il
paziente non riuscisse a esprimere il suo *discomfort* ci possiamo anche accontentare
delle sue sensazioni.

18.1.4
Emogasanalisi e parametri correlati

Fornisce dati essenziali sull'efficienza globale della funzione respiratoria. È l'esame
principale nella valutazione dell'efficacia della ventilazione meccanica per la semplicità di esecuzione e per l'attendibilità delle informazioni su:
- ventilazione alveolare, misurando la $PaCO_2$;
- scambi gassosi in relazione alla FiO_2, misurando la PaO_2;
- equilibrio acido-base, misurando anche il pH e, per via indiretta, i bicarbonati e
  l'eccesso di base.

L'analisi dei gas arteriosi dovrebbe essere effettuata con scadenze prefissate nelle
prime ore di NIV e poi almeno una volta al giorno e, possibilmente, dopo ogni variazione di FiO_2 e della modalità di ventilazione.

18.1.5
Saturimetria (pulso-ossimetria)

È una tecnica di misura della $SaO_2\%$ che utilizza il differente spettro di assorbimento o di riflessione della luce (al rosso 660 nm; all'infrarosso 900 nm) da parte dell'e-
moglobina ossigenata e dell'emoglobina deossigenata (o ridotta). La SaO_2 deve essere considerata un parametro vitale e da monitorizzare continuamente nelle prime 24
ore nei pazienti in Terapia Intensiva Respiratoria in quanto, fornendo una misurazione continua con possibilità di registrazione e allarmi, può ovviare ai limiti dovuti alla
natura intermittente delle determinazioni emogasanalitiche. La strumentazione è
molto semplice, relativamente poco costosa e il suo uso non richiede particolare
addestramento. Limiti della misurazione pulso-ossimetrica:
- impossibilità di una lettura precisa per valori di PaO_2 compresi tra 80 e 160 mmHg;
- sottostima della SaO_2 per valori <60%;
- la misurazione è influenzata da: movimenti del paziente, stato di perfusione tis-
  sutale, presenza di ittero o pigmentazione cutanea, livelli di metaemoglobina,
  livelli di carbossiemoglobina, dispersione di luminosità da fonti ambientali.

18.1.6
Monitoraggio basale della funzione cardiovascolare
(ECG e pressione arteriosa sistemica non invasiva)

I disturbi del ritmo cardiaco sono frequentemente riscontrabili nelle fasi tardive delle patologie respiratorie croniche di grado avanzato o comunque nelle situazioni di ipossiemia cronica. La possibilità di individuare visivamente le aritmie dovrebbe essere parte integrante dei sistemi di monitoraggio comunque configurati e pertanto è indicata la monitorizzazione continua almeno nelle prime 24 ore. Un tracciato ECG completo dovrebbe essere stampato almeno ogni 24 ore.

Sono disponibili apparecchiature per il monitoraggio della pressione arteriosa che utilizzano cuffie normali di sfigmomanometro che a intervalli prefissati si gonfiano e registrano automaticamente il dato pressorio. Esistono anche strumenti che, con metodica pletismografica, consentono la determinazione continuativa (pulsata) non invasiva della pressione ma solo da un punto di vista qualitativo, in quanto tali apparecchiature risentono degli spostamenti di posizione del dito che viene cuffiato e non possono essere considerati affidabili per un uso intensivistico.

18.1.7
Volume corrente espirato

Nei pazienti sottoposti a ventilazione meccanica un'analisi della funzione respiratoria può essere condotta facilmente con attrezzature semplici e comunemente disponibili: uno pneumotacografo per misurare il flusso (V), un integratore del segnale di flusso per ottenere il volume (VT) o un semplice spirometro portatile (tipo Wrigth). Risulta pur sempre possibile, nella stragrande maggioranza dei casi, la misurazione continuativa o periodica tramite pneumotacografo dei volumi polmonari dinamici, quale semplice e basilare parametro di utilità diagnostica e clinica. In particolare durante ventilazione non invasiva la misurazione del volume corrente espiratorio è un parametro molto importante, in quanto riflette la ventilazione alveolare del paziente meglio del volume inspiratorio impostato sul ventilatore (nel caso di ventilazione A/C volumetrica), suscettibile di perdite dovute al cattivo posizionamento delle maschere. Molti dei comuni ventilatori da NIV hanno la possibilità di monitorare in tempo reale il VT espirato o addirittura le perdite. Anche alcuni ventilatori monotubo possono registrare in continuo questi parametri attraverso un algoritmo in grado di stimarli ma non misurarli direttamente. L'affidabilità di queste misure varia grandemente da ventilatore a ventilatore. Questo è un problema assai critico in quanto, al di là del controllo della componente elettrica, gli organismi preposti al controllo di questi respiratori assai raramente si assicurano che i valori riportati dal sistema di monitoraggio siano esatti. Il caso forse più enigmatico è quello riportato da Lofaso il quale ha dimostrato che, anche in vitro, il settaggio di un volume corrente stabilito in modalità controllata varia grandemente a seconda del livello di resistenza (ciò non dovrebbe accadere perché in volumetrica il volume corrente è variabile indipendente!) e del ventilatore usato (Lofaso 2002).

18

18.1.8
Punteggio prognostico

Gli score *Acute Physiological Score and Chronic Health* (APACHE) e *Simplified Acute Physiological Score* (SAPS), entrambi riveduti e corretti negli anni con versioni *up-to-date*, tengono conto di numerose variabili fisiologiche, l'età del paziente e il suo stato generale di salute precedente. I valori di APACHE e SAPS correlano abbastanza bene con i dati di sopravvivenza del paziente. Danno comunque sempre una fotografia istantanea e abbastanza completa delle condizioni generali del paziente. Ricordiamoci sempre che l'insufficienza respiratoria acuta non è il solo parametro da considerare in molti pazienti che arrivano alla nostra osservazione con molte comorbidità, soprattutto se affetti da patologie respiratorie croniche.

18.1.9
Delirio

La presenza del delirio nel malato ricoverato in Terapia Intensiva e in quello ventilato meccanicamente è stata oggetto di numerosi studi. Un franco delirio è associato a una ventilazione meccanica prolungata e una protratta degenza ospedaliera. Interferendo inoltre con le capacità intellettive del paziente può essere un grosso limite all'applicazione della NIV. È importante quindi riconoscere precocemente i sintomi di questa sindrome con appropriate e semplici scale che, come la *Intensive Care Delirium Screening Checklist* (ICDSC), illustrata in Tabella 18.1, può essere compilata facilmente dal personale infermieristico.

Tabella 18.1 Scala di delirio secondo *Intensive Care Delirium Screening Checklist*

1. Alterato livello di coscienza: a) coma = nessuna ulteriore valutazione; b) sonnolenza o iperattenzione = *1 punto*
2. Disattenzione: in presenza di: a) difficoltà a seguire la conversazione; b) facile distrazione; c) difficoltà nello spostare il punto di attenzione = *1 punto*
3. Disorientamento: ogni errore di tempo, luogo o persona = *1 punto*
4. Allucinazioni = *1 punto*
5. Agitazione o rallentamento psicomotorio = *1 punto*
6. Discorso o umore inappropriato = *1 punto*
7. Disturbo maggiore del ritmo sonno/veglia = *1 punto*
8. Fluttuazione dei sintomi = *1 punto*
Il delirio viene diagnosticato in presenza di un punteggio ≥ 4. I pazienti border-line ≥ 2<4

18.2
Monitoraggio di II Livello

18.2.1
Misura di efficienza dei muscoli respiratori

La *Maximum Inspiratory Pressure* (MIP) è la pressione negativa sviluppata alla bocca durante uno sforzo inspiratorio eseguito a vie aeree chiuse e mantenuto per almeno 1 secondo (è pertanto utile monitorizzare sempre la traccia). Essa viene eseguita preferibilmente a FRC se è possibile determinare, mediante spirometria, il Vt o, in caso contrario, a VR. Nel paziente acuto in ventilazione non invasiva a pressione positiva può essere di difficile attuazione nelle prime ore e fintanto che il paziente è in una situazione di importante *distress* respiratorio. Quando possibile la misurazione della MIP andrebbe effettuata ogni 24 ore.

Per quanto riguarda la *Maximal Expiratory Pressure* (MEP) vale quanto detto per la MIP, ricordando che in caso di mancanza di spirometro è consigliabile eseguire la manovra a TLC.

Mentre la MIP ci suggerisce quale possa essere la capacità residua dei muscoli respiratori come generatori di forza (manca però la misura di un parametro altrettanto importante come la quota di questa forza massimale che è utilizzata durante ogni atto spontaneo), la MEP ci dà informazioni sulla funzione dei muscoli espiratori che entrano in gioco per esempio quanto si voglia efficacemente rimuovere le secrezioni. A questo proposito la misurazione del picco di flusso espiratorio può essere un'alternativa più semplice rispetto alla MEP.

18.2.2
Monitoraggio transcutaneo dei gas (PtcCO$_2$ e PtcO$_2$)

La misura continua di PCO$_2$ e PO$_2$ per via transcutanea è utile dopo la fase acutissima dell'insufficienza respiratoria acuta per controllare l'efficacia della protesi ventilatoria nel migliorare gli scambi gassosi durante il sonno.

I più recenti modelli di elettrodi per il monitoraggio transcutaneo dei gas ematici comprendono in un unico sistema miniaturizzato la tecnica polarografica di *Clark* per la misura della PtcCO$_2$ e l'elettrodo di *Stowe-Severinghaus* modificato per la misura della PtcO$_2$. Il principio di funzionamento si basa sulla creazione di una zona di iperemia cutanea che favorisce la vasodilatazione dei capillari. La misura della PtcCO$_2$ viene in genere sovrastimata ma si mantiene costante nell'errore per tutta la durata della rilevazione; la PtcO$_2$ nell'adulto è sottostimata di circa il 20% rispetto ai valori della PaO$_2$ reali. È necessario comunque spostare l'elettrodo dopo alcune ore e ricalibrare l'apparecchio a ogni nuovo posizionamento dell'elettrodo. I fattori più importanti che riducono l'accuratezza della misura dei gas per via transcutanea sono: lo spessore della cute, la presenza di abbondante tessuto adiposo sottocutaneo e lo stato di irrorazione sanguigna sottostante all'elettrodo.

18

18.2.3
Capnometria e capnografia

La misurazione non invasiva della concentrazione di CO_2 nell'aria espirata consente di monitorare nel tempo la $PACO_2$, e quindi la $PaCO_2$. Tramite capnometro è possibile visualizzare la concentrazione di CO_2 dell'aria espirata respiro per respiro, mentre un capnografo visualizza anche un tracciato dell'onda della CO_2 espirata con informazioni indirette sullo stato ventilatorio del paziente. Tali strumenti utilizzano diverse tecnologie, dalla più sofisticata e costosa spettrometria di massa alla più diffusa e meno costosa spettrofotometria ad assorbimento di ultrarossi. La misurazione può essere effettuata in modalità *main-stream* o in modalità *side-stream*, rilevando la *end-Tidal CO2* ($ETCO_2$) tramite cateteri nasali. Normalmente vi è una correlazione non certo ottimale tra la concentrazione di CO_2 al picco espiratorio, o *end-Tidal CO2* ($ETCO_2$) e la $PaCO_2$, soprattutto nei pazienti ostruiti o con aumentato spazio morto. Nei soggetti normali la $PaCO_2$ è da 1 a 5 mmHg più alta della $ETCO_2$.

18.2.4
Gradiente alveolo-capillare in O_2

È una misura dell'efficienza degli scambi gassosi, in particolare della capacità di diffusione alveolo-capillare dell'ossigeno, calcolato in modo non invasivo tramite la formula dei gas alveolari $(A-a)O_2 = FiO_2(Patm - PH_2O) - PaCO_2/0.8$. Molti degli emogasanalizzatori in commercio ne forniscono i valori.

18.2.5
Pressione venosa periferica

Si misura tramite cateteri tipo *drum* posizionati in una vena periferica. Per una più corretta interpretazione delle pressioni venose è comunque preferibile la monitorizzazione a livello di una vena centrale, che comporta comunque i rischi tipici della procedura invasiva.

18.2.6
Pressione arteriosa cruenta

Si misura dopo aver incannulato un'arteria periferica e ci dà in tempo reale il monitoraggio della pressione arteriosa sistemica. Utile anche nel caso il paziente richieda frequenti emogasanalisi.

18.2.7
Volumi polmonari statici

Da eseguire una volta che il paziente è in grado di respirare autonomamente e in condizioni di stabilità clinica. Di particolare importanza è la determinazione del grado di iperinflazione statica mediante misura dell'FRC e del VR.

18.2.8
Ecocardiografia Color-Doppler

L'ecocardiografia è una metodica non invasiva affidabile sopratutto per una valutazione qualitativa dei volumi ventricolari delle sezioni destra e sinistra e della frazione di eiezione sinistra; la sua accuratezza quantitativa è oggetto di discussione. Infatti l'ecocardiografia tende a sottostimare, se paragonata alla ventricolografia, il volume ventricolare telediastolico sinistro; questa sottostima può portare di riflesso a inaccuratezza del calcolo dello *stroke volume*. L'ecocardiografia fornisce altre informazioni morfo-funzionali (durata del periodo pre-eiettivo e del tempo di rilasciamento del ventricolo destro, spessore del setto e dimensioni dell'atrio destro) e consente indirettamente il calcolo delle resistenze vascolari polmonari: è stata dimostrata una buona correlazione, con doppler pulsato, fra la misura del tempo di accelerazione del picco (TaccP) o del rigurgito tricuspidale e la misura della pressione in arteria polmonare mediante cateterismo cardiaco. L'ecocardiografia può essere di difficile esecuzione nei pazienti sottoposti a ventilazione meccanica a causa della povertà tecnica delle immagini. In questi pazienti particolari è possibile effettuare tale esame con metodica transesofagea che, a dispetto della migliore qualità di immagine, comporta alcuni rischi legati all'invasività del metodo.

18.2.9
Ecografia

Di gran moda negli ultimi anni anche nel mondo rianimatorio e pneumologico. Di particolare importanza per la diagnosi del versamento pleurico e il suo trattamento (*i.e.* guida dell'ago) e del pneumotorace. È diventata inoltre la guida *gold standard* per il posizionamento del catetere venoso centrale. Diventerà strumento indispensabile in Pneumologia nei prossimi anni.

18.3
Monitoraggi di III livello, invasivi o altamente specialistici

18.3.1
Misure di meccanica respiratoria

Nel paziente ventilato non invasivamente è possibile la monitorizzazione di alcuni parametri dinamici della meccanica respiratoria tramite apparecchi portatili costruiti a tale scopo che utilizzano uno pneumotacografo, sondini gastro-esofagei e un rilevatore di pressione alle vie aeree. Con questo metodo parzialmente invasivo è possibile la registrazione in tempo reale, e quindi dinamica, di resistenze polmonari e della cassa toracica, della *compliance*, della *PEEPi,dyn* (*dynamic intrinsic* PEEP, PEEP intrinseca dinamica) e del lavoro respiratorio sostenuto dal paziente. Nei pazienti affetti da ARDS il settaggio del ventilatore misurando la pressione esofagea si è rivelato assai efficace nel migliorare l'ossigenazione e la *compliance* rispetto a quello ottenuto secondo la pratica usuale. Quasi tutti questi parametri sono derivati dalla registrazione della Pdi, o pressione transdiaframmatica, che viene registrata tramite sistema catetere-palloncino collegato a un transduttore di pressione. I due cateteri vengono posizionati a livello del terzo distale dell'esofago (Pressione esofagea, Pes) e a livello dello stomaco (Pressione gastrica, Pga), rispettivamente. La Pdi è espressa dalla seguente formula: Pdi = Pga – (– Pes).

La Pdi ci dà informazioni utili per il settaggio della PEEP esterna, in quanto è possibile misurare su questo segnale la PEEP intrinseca, e per quello della Pressione di Supporto, in quanto ci fornisce in tempo reale la riduzione dello sforzo inspiratorio sotto ventilazione. È possibile inoltre monitorare la Pdi massimale con due manovre distinte, quella cosiddetta combinata (sforzo inspiratorio massimale della componente toracica ed espulsivo della componente addominale) e lo *sniff*, ottenuto con un vigoroso sforzo inspiratorio attraverso il naso. La prima manovra riflette principalmente la forza del diaframma, la seconda la forza del diaframma e di tutti gli altri muscoli inspiratori.

18.3.2
Elettromiografia (EMG) dei muscoli respiratori

È usata per misurare l'attività neuromuscolare e si registra tramite elettrodi di superficie oppure tramite catetere esofageo. L'EMG del diaframma (Edi) può essere usata per determinare l'assenza o presenza di attività elettrica (sospetta paralisi), oppure per determinare in maniera non invasiva la riduzione di ampiezza del segnale in seguito ad applicazione di una ventilazione.

18.3.3
Pletismografia induttiva

Viene impiegata per la misura indiretta dei volumi polmonari e del pattern respiratorio tramite la determinazione dei movimenti toraco-addominali. Si esegue con 2 bande posizionate a livello della cassa toracica e dell'addome. Di difficile calibrazione (manovra di isovolume), può essere impiegata per la valutazione del timing respiratorio (Ti, Te, Ttot, RR), per l'analisi qualitativa dell'atto respiratorio (movimenti paradossi, alternanza toraco-addominale) o per calcolare variazioni grossolane della ventilazione (per esempio fra respiro spontaneo e ventiloterapia, durante il passaggio dalla ventilazione assistita a quella spontanea). È poco attendibile la quantificazione in ml del Vt a causa delle numerose variabili da tenere in considerazione, pertanto anche la determinazione in termini assoluti del volume polmonare di fine espirazione (*End-Expiratory Lung Volume*, EELV) è da interpretare con cautela.

18.3.4
Emodinamica

Il cateterismo dell'arteria polmonare è una metodica invasiva, costosa e che richiede competenze specifiche per l'esecuzione e l'interpretazione dei risultati. Può essere attuata solo in Rianimazione o in Terapia Intensiva Respiratoria. La misura diretta della pressione delle sezioni destre è indicata in caso di scompenso acuto di cuore polmonare cronico e nell'ipertensione polmonare grave per valutare l'efficacia della terapia. È utile anche per la diagnosi differenziale tra cuore polmonare e insufficienza cardiaca sinistra o biventricolare. Consente inoltre di effettuare prelievi utili per la determinazione della saturazione venosa centrale di O_2 (SvO2). Oltre al classico catetere di Swan-Ganz, esiste un microcatetere che può essere inserito perifericamente senza richiedere controllo radioscopico; tale presidio prende il nome dal suo ideatore Grandjean e appare particolarmente utile per l'utilizzo in pazienti dove l'invasività deve essere limitata, come quelli coscienti e ventilati non invasivamente.

18.3.5
Saturazione O_2 sangue venoso misto e venous admixture

Un indice utile di maldistribuzione del rapporto ventilazione/perfusione è la misurazione dello *shunt* fisiologico (detto anche *venous admixture*), il cui calcolo necessita di prelievo di sangue venoso misto. Questo deve essere prelevato dal lume distale della sonda di Swanz-Ganz, a palloncino sgonfio, verificando sul monitor che la curva di pressione sia quella dell'arteria polmonare e aspirando dolcemente per evitare di ottenere sangue capillare. Con la stessa metodica è inoltre possibile calcolare la saturazione in O_2 del sangue venoso misto (SvO2). La SvO2 è maggiormente correlabile con la PvO2 di quanto non sia la SaO2 con la PaO2, in quanto i suoi valori cadono nella parte ascendente della curva della SatHbO2. In questa porzione della curva la relazione fra SvO2 e la tensione di ossigeno venoso misto (PvO2) è lineare, e pertanto un di 1 mmHg della PvO2 è associato con un cambiamento di circa il 2% nella SvO2. Attualmente sono disponibili cateteri che, con metodo spettrofotometrico, consentono la monitorizzazione continua della SvO2. Le condizioni patologiche associate a una diminuzione della SvO2 sono una caduta della gittata cardiaca, della SaO2, della concentrazione emoglobinica e un aumentato consumo d'ossigeno. Un incremento della SvO2 è di solito accompagnato a un aumento dell'*oxygen delivery*, una diminuzione del consumo di ossigeno e della sua estrazione dai tessuti, a *shunt* sinistro-destro infracardiaco e rigurgito mitralico severo.

Letture consigliate

Aubier M, Murciano D, Lecocquic Y et al (1985) Bilateral phrenic stimulation: a simple technique to assess diaphragmatic fatigue in humans. J Appl Physiol 58(1):58-64

18

Bellemare F, Grassino A (1983) Force reserve of the diaphragm in patients with chronic obstructive pulmonary disease. J Appl Physiol 55(1 Pt 1):8-15

Bergeron N, Dubois MJ, Dumont M et al (2001) Intensive Care Delirium Screening Checklist: evaluation of a new screening tool. Intensive Care Med 27(5):859-864

Bone RG (1990) Monitoring respiratory and hemodynamic function in the patient with respiratory failure. In: Kirby RR, Banner MJ, Downs JB (eds) Clinical applications of ventilatory support. Churchill Livingstone Med, New York

Ceriana P, Fanfulla F, Mazzacane F et al (2009) Delirium in patients admitted to a step-down unit: Analysis of incidence and risk factors. J Crit Care [Epub ahead of print]

Corrado A, Ambrosino N, Rossi A et al (1994) Unità di terapia intensiva respiratoria. Rassegna di patologia dell'apparato respiratorio 9(2):115-123

Cunnion RE, Natanson C (1994) Echocardiography, pulmonary artery catheterization, and radionuclide cineangiography in septic shock. Intensive Care Med 20(8):535-537

Ely WE, Inouye SK, Bernard GR et al (2001) Delirium in mechanically ventilated patients: validity and reliability of the confusion assessment method for the intensive care unit (CAM-ICU). JAMA 286(21):2703-2710

Grandjean T (1968) [A microtechnic of right heart catheterization useful at the bedside without fluoroscopic monitoring]. Une microtechnique du cathétérisme cardiaque droit praticable au lit du malade sans contrôle radioscopique. Cardiologie 51(3):184-192

Johnson DC, Batool S, Dalbec R (2008) Transcutaneous carbon dioxide pressure monitoring in a specialized weaning unit. Respir Care 53(8):1042-1047

Kelly BJ, Matthog MA (1993) Prevalence and severity of neurological dysfunction in critically ill patients. Influence on need for continued mechanical ventilation. Chest 104:1818-1824

Knaus WA, Draper EA, Wagner DP, Zimmerman JE (1985) APACHE II: a severity of disease classification system. Crit Care Med 13(10):18-23

Laghi F, Cattapan SE, Jubran A et al (2003) Is weaning failure caused by low-frequency fatigue of the diaphragm? Am J Respir Crit Care Med 167(2):120-127

Laporta D, Grassino A (1985) Assessment of transdiaphragmatic pressure in humans. J Appl Physiol 58(5):1469-1476

Lichtenstein DA, Meziére GA (2008) Relevance of lung ultrasound in the diagnosis of acute respiratory failure: the BLUE protocol. Chest 134(1):117-125

Lofaso F, Fodil R, Lorino H et al (2000) Inaccuracy of tidal volume delivered by home mechanical ventilators. Eur Respir J 15:338-341

Milic-Emili J, Mead J, Turner JM, Glauser EM (1964) Improved technique for estimating pleural pressure from esophageal balloons. J Appl Physiol 19:207-211

Miller JM, Moxham J, Green M (1985) The maximal sniff in the assessment of diaphragm function in man. Clin Sci (Lond) 69(1):91-96

Nava S, Ambrosino N, Crotti P et al (1993) Recruitment of some respiratory muscles during three maximal inspiratory manoeuvres. Thorax 48(7):702-707

Sassoon CS, Te TT, Mahutte CK, Light RW (1987) Airway occlusion pressure. An important indicator for successful weaning in patients with chronic obstructive pulmonary disease. Am Rev Respir Dis 135(1):107-113

Talmor D, Sarge T, Malhotra A et al (2008) Mechanical ventilation guided by esophageal pressure in acute lung injury. N Engl J Med 359(20):2095-2104

Tobin MJ, Perez W, Guenther SM et al (1986) The pattern of breathing during successful and unsuccessful trials of weaning from mechanical ventilation. Am Rev Respir Dis 134(6):1111-1118

Tobin MJ (1988) Respiratory monitoring in the intensive care unit. Am Rev Respir Dis 138(6):1625-1642

Vassilakopoulos T (2008) Understanding wasted/ineffective efforts in mechanically ventilated COPD patients using the Campbell diagram. Intensive Care Med 34(7):1336-1339

Withelaw WA, Derenne JP, Milic-Emili J (1975) Occlusion pressure as a measure of respiratory center output in conscious man. Respir Physiol 23(2):181-99

Yang KL, Tobin MJ (1991) A prospective study of indexes predicting the outcome of trials of weaning from mechanical ventilation. N Engl J Med 324(21):1445-50

Come interpretare le curve sullo schermo del ventilatore

19

La nostra opinione personale, non supportata da dati secondo i criteri dell'*evidence-based medicine*, è quella che, almeno nelle prime ore di ventilazione, il monitoraggio delle curve di flusso, pressione e volume siano una delle chiavi del successo della NIV. L'analisi in tempo reale di questi segnali è particolarmente utile nel determinare quale sia l'interazione tra paziente e macchina.

Il problema della sincronia durante NIV è un argomento particolarmente caldo in quanto sappiamo che la presenza inevitabile di perdite nel circuito è potenzialmente associata a una cattiva interazione, a meno che il respiratore non possieda degli algoritmi di compensazione assai efficaci. Il termine sincronia deriva dalla sintesi delle parole greche σιν e κρονος, dove formalmente si intende una perfetta corrispondenza fra due segnali. In questo caso si parla di sincronia fra i timing del malato e quelli del ventilatore, e quindi per esempio di *matching* fra il tempo inspiratorio del paziente (Ti neurale) e quello della macchina (Ti vent). La fisiologia ci ha insegnato che il percorso fra lo stimolo al respiro generato dal SNC e la contrazione del muscolo è lungo e tortuoso, e pertanto il segnale elettrico deve per forza precedere quello meccanico.

Detto questo, la misura temporale di questo ritardo è praticamente irrealizzabile, se non in condizioni particolari nella pratica clinica, in quanto solo il segnale elettromiografico è in grado di registrare il Ti neurale. Un surrogato del segnale elettromiografico è la registrazione della Pdi, ricordando che la contrazione del diaframma può avvenire anche senza contemporaneo sviluppo di un flusso da parte del respiratore, a causa per esempio della presenza di PEEP intrinseca o di un ritardo dovuto alla caratteristiche dell'algoritmo del trigger inspiratorio. La registrazione della Pdi è però parzialmente invasiva, richiede una *expertise* specialistica ed è inoltre una stima abbastanza grossolana del segnale EMG, e perciò suscettibile di errore.

Lo scopo del monitoraggio delle curve presenti sul ventilatore è quindi non quello di misurare in maniera precisa alcuni eventi legati al fattore tempo, come il ritardo in millisecondi del trigger, ma più umilmente quello di allertare il clinico nel caso di una evidente dissincronia fra paziente e macchina. La determinazione clinica di una cattiva sincronia non è un solo gioco di interpretazione di un segnale, ma un allarme clinico

Ventilazione meccanica non invasiva. Stefano Nava, Francesco Fanfulla
© Springer-Verlag Italia 2010

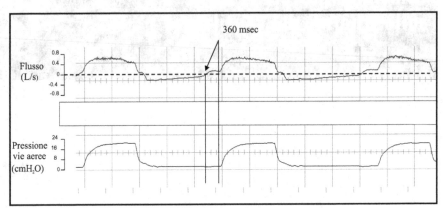

Fig. 19.1 Come riconoscere il ritardo di un trigger

importante dal momento che è stato ampiamente dimostrato che la presenza di queste alterazioni può determinare un peggior outcome clinico, come un maggior tempo di ventilazione meccanica e, quindi, un incrementato ricorso alla tracheotomia.

Cerchiamo con le prossime figure di interpretare, attraverso alcune tracce, gli esempi più conclamati di scarso *matching*.

La Figura 19.1 rappresenta il cattivo funzionamento del trigger di un ventilatore. Dalla traccia del flusso è chiaramente visibile che il paziente raggiunge il livello di flusso zero (quindi fine espirazione) 360 ms prima che il ventilatore sia in grado di provvedere a un flusso inspiratorio. Se il paziente è in grado di arrivare alla linea di zero significa per definizione che è riuscito a vincere l'eventuale presenza di PEEP intrinseca, che ricordiamo è lo sforzo "inutile" che il soggetto deve compiere prima di arrivare al punto di equilibrio del sistema respiratorio, e quindi generare un flusso inspiratorio. Attraverso l'analisi del semplice segnale di flusso, che assume l'aspetto di *plateau* appena dopo aver superato il punto di zero, è quindi possibile evidenziare una dissincronia dovuta in questo caso a un cattivo funzionamento dell'algoritmo della macchina, a uno scorretto settaggio del trigger oppure un errato assemblaggio del circuito.

La Figura 19.2 mostra invece quello che può essere uno dei problemi più frequenti, e cioè quello degli sforzi inefficaci, contrazioni muscolari non in grado di triggerare il ventilatore. Questo fenomeno è particolarmente frequente nei pazienti ostruiti e ventilati con alte pressioni inspiratorie in quanto gli alti volumi correnti generalmente sviluppati non permettono un completo svuotamento dell'aria accumulata, pertanto il paziente tenta di iniziare un nuovo atto respiratorio quando il suo grado di iperinflazione è troppo elevato per permettergli di ritornare al punto di equilibrio del sistema respiratorio, e quindi di triggerare il ventilatore. L'analisi dei parametri di flusso e pressione delle vie aeree permette di evidenziare alcune piccole "gobbette" afinalistiche, cioè che non sono seguite, o sono contemporanee, a un supporto inspiratorio da parte del ventilatore. Queste perturbazioni soprattutto del segnale di flusso suggeriscono che il paziente sta tentando di triggerare la macchina, senza però riuscire nel suo intento.

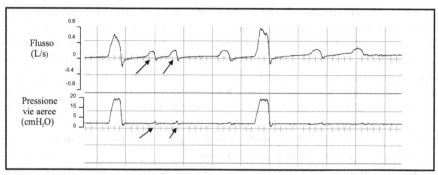

Fig. 19.2 Presenza di sforzi inefficaci

La Figura 19.3 mostra invece un classico problema dovuto molte volte a un settaggio non corretto da parte dell'operatore. La presenza di "doppiette" o, come in questo caso eclatante, di "triplette" del flusso e della pressione delle vie aeree ci suggerisce la presenza di un fenomeno chiamato di doppio-trigger, cioè di una inspirazione assistita seguita a brevissimo tempo (di solito <500 ms) da un'altra. Questo fenomeno potrebbe essere causato da un problema legato all'algoritmo del ventilatore oppure da un settaggio manuale di un flusso inspiratorio troppo elevato e da un trigger espiratorio molto sensibile (che richieda cioè una caduta del picco di flusso molto modesta, ad esempio del 20%, per virare dalla fase inspiratoria a quella espiratoria).

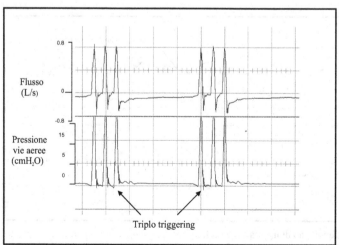

Triplo triggering

Fig. 19.3 Presenza di doppio o triplo trigger

Un problema classico della NIV è quello dell'*hang-up*, cioè di inspirazione prolungata oltremisura e causata da perdite del circuito. La Figura 19.4 mostra come l'atto n.3 abbia un tempo inspiratorio più lungo rispetto agli altri e che la traccia del flusso evidenzi una iniziale caduta e un successivo *plateau* in cui il paziente non sembra raggiungere il livello prefissato di caduta del flusso stesso al fine di passare nelle fase espiratoria. Il fenomeno dell'*hang-up* è quasi sempre dovuto a una perdita a livello dell'interfaccia che interferisce con l'algoritmo del ventilatore deputato a regolare il passaggio ispirazione/espirazione che viene quindi effettuato, come in questo caso, quando il tempo inspiratorio è più lungo di quello massimo stabilito di *default* dalla macchina o dall'operatore stesso.

Il caso dell'*auto-triggering*, cioè di un atto inspiratorio supportato dal respiratore nonostante il paziente non abbia effettuato alcuna richiesta, non è sempre di facile interpretazione in quanto normalmente non abbiamo a disposizione, come mostrato nella Figura 19.5, la traccia della Pdi che in questo caso rimane "silente" nonostante il paziente riceva un supporto inspiratorio. Ciò può essere dovuto alla presenza di un trigger inspiratorio troppo sensibile o a un fattore perturbante come l'acqua nei circuiti nel caso di umidificazione mediante *heated humidifier*.

Alcuni studi hanno proposto l'uso di algoritmi per la determinazione automatica e non invasiva di questi grossolani problemi di interazione paziente/macchina, basati sull'analisi in tempo reale dei segnali di flusso e pressione delle vie aeree, ma essi non sono stati ancora impiegati a nostra conoscenza su alcun ventilatore.

Un'altra informazione che la curva di flusso ci può fornire è la determinazione qualitativa, ma non quantitativa, della presenza di PEEP intrinseca del paziente che stiamo ventilando. Tipicamente il flusso espiratorio del malato con iperinflazione dinamica e rallentato svuotamento è caratterizzato dalla presenza di flusso espiratorio sino a pochi millisecondi prima dell'inizio del supporto ventilatorio. La traccia, come illustrato nella Figura 19.6, mostra un chiaro e improvviso gradino che il flusso compie per riportarsi dapprima sulla linea di zero e poi per diventare positivo una volta che inizia l'atto meccanico.

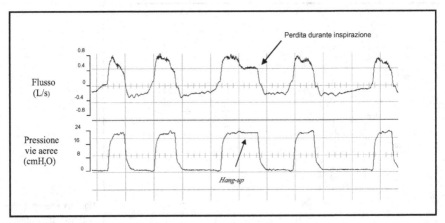

Fig. 19.4 Presenza del fenomeno di inspirazione prolungata (*hang-up*) dovuta a perdite nel circuito

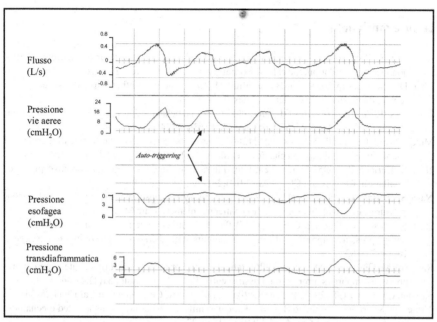

Fig. 19.5 Fenomeno dell'auto-triggering

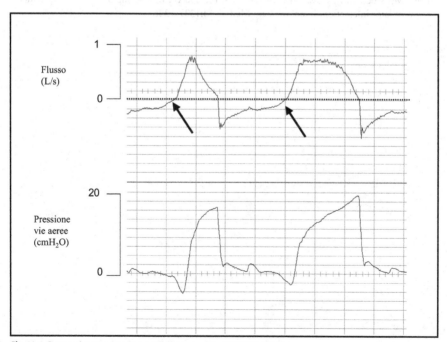

Fig. 19.6 Come riconoscere la possibile presenza di PEEP intrinseca

19

Letture consigliate

Calderini E, Confalonieri M, Puccio PG et al (1999) Patient-ventilator asynchrony during noninvasive ventilation: the role of expiratory trigger. Intensive Care Med 25(7):662-667

Chao DC, Scheinhorn DJ, Stearn-Hassenpflug M (1997) Patient-ventilator trigger asynchrony in prolonged mechanical ventilation. Chest 112(6):1592-1599

Hotchkiss JR, Adams AB, Dries DJ et al (2001) Dynamic behavior during noninvasive ventilation: chaotic support? Am J Respir Crit Care Med 163(2):374-378

Mulqueeny Q, Ceriana P, Carlucci A et al (2007) Automatic detection of ineffective triggering and double triggering during mechanical ventilation. Intensive Care Med 33(11):2014-2018

Nava S, Ceriana P (2005) Patient-ventilator interaction during noninvasive positive pressure ventilation. Respir Care Clin N Am 11(2):281-293

Nava S, Bruschi C, Rubini F et al (1995) Respiratory response and inspiratory effort during pressure support ventilation in COPD patients. Intensive Care Med 21(11):871-879

Nava S, Bruschi C, Fracchia C et al (1997) Patient-ventilator interaction and inspiratory effort during pressure support ventilation in patients with different pathologies. Eur Respir J 10(1):177-183

Ranieri VM, Giuliani R, Mascia L (1996) Patient-ventilator interaction during acute hypercapnia: pressure-support vs. proportional-assist ventilation. J Appl Physiol 81(1):426-436

Sassoon CS, Foster GT (2001) Patient-ventilator asynchrony. Curr Opin Crit Care 7(1):28-33

Thille AW, Rodriguez P, Cabello B (2006) Patient-ventilator asyncrony during assisted mechanical ventilation. Intensive Care Med 32(10):1515-1522

Vitacca M, Nava S, Confalonieri M et al (2000) The appropriate setting of noninvasive pressure support ventilation in stable COPD patients. Chest 118(5):1286-1293

Younes M, Brochard L, Grasso S et al (2007) A method for monitoring and improving patient: ventilator interaction. Intensive Care Med 33(8):1337-1346

Ventilazione meccanica cronica: esiste un razionale?

La ventilazione meccanica cronica nasce contemporaneamente alla moderna ventilazione meccanica acuta. Già durante l'epidemia di poliomielite degli anni '50 risultò chiaro che una percentuale di pazienti avrebbe necessitato di un supporto ventilatorio cronico, sia totale che parziale. Inizialmente l'unica modalità di ventilazione disponibile per un impiego cronico era quella a pressione negativa intermittente (NPV) tramite polmone d'acciaio. Si andò sviluppando un modello assistenziale basato su sedute notturne di terapia ventilatoria in ambiente ospedaliero nei casi di pazienti con residua capacità respiratoria o su ospedalizzazione cronica in caso di pazienti senza autonomia residua. Risulta chiaro che la terapia ventilatoria cronica, domiciliare o meno, era inizialmente limitata ai soggetti che avevano sperimentato un episodio di insufficienza respiratoria acuta e che, sopravvissuti, erano divenuti per lo più ventilatori-dipendenti. Il successivo sviluppo scientifico e tecnologico ha reso possibile un trattamento cronico domiciliare su un largo numero di pazienti grazie all'avvento di ventilatori a pressione negativa di ridotte dimensioni ("poncho") e alla comparsa dei ventilatori a pressione positiva intermittente, inizialmente per via tracheostomica. La svolta epocale in questo settore si ebbe con l'introduzione della terapia ventilatoria non invasiva a pressione intermittente, grazie alla disponibilità di apparecchiature di dimensioni molto contenute.

Una recente indagine epidemiologica sull'impiego della terapia ventilatoria domiciliare in Europa, condotta tra gli anni 2001 e 2002, ha evidenziato dati estremamente interessanti. In primo luogo è stato possibile stimare una prevalenza pari a 6.6/100000 abitanti di pazienti sottoposti a trattamento ventilatorio cronico domiciliare, equamente distribuiti tra i tre gruppi di patologie considerate (malattie neuromuscolari, della cassa toracica e del parenchima polmonare). Il 13% di tutti i pazienti considerati in questa indagine (n = 21526) era sottoposto a ventilazione cronica per via tracheostomica, con percentuali variabili in base alla patologia che ha determinato l'insufficienza ventilatoria cronica: i pazienti con malattia neuromuscolare erano quelli che avevano una percentuale maggiore (24%), rispetto a quelli affetti da patologie polmonari croniche (8%) o della cassa toracica (5%).

Per tutti i dati analizzati, è emersa una grande variabilità dei dati tra i vari Paesi

Ventilazione meccanica non invasiva. Stefano Nava, Francesco Fanfulla
© Springer-Verlag Italia 2010

20

europei. L'Italia si caratterizza per la più alta percentuale di pazienti in ventilazione domiciliare affetti da patologia polmonare (superiore al 50%) rispetto alla media europea (di poco superiore al 30%), e per la più alta percentuale, insieme al Belgio, di pazienti affetti da patologia polmonare sottoposti a ventilazione cronica per via invasiva (circa il 20% di tutti i pazienti ventilati per questa patologia). I dati europei testimoniano in modo inequivocabile come la terapia ventilatoria cronica domiciliare sia ormai solo in minima parte prescritta a pazienti con grave limitazione o assenza della capacità ventilatoria, a favore di un larga prescrizione a individui con tale funzione solo parzialmente compromessa.

Qual è quindi il razionale per l'impiego della ventilazione cronica in pazienti che presentano ancora una residua capacità respiratoria? Sostanzialmente tre ipotesi sono state avanzate nel corso degli anni, nessuna escludente l'altra e sono riassunte nella Tabella 20.1.

La prima ipotesi in ordine di tempo è stata quella relativa alla presenza di uno stato di fatica o di faticabilità cronica dei muscoli respiratori, ragione per la quale una loro messa a riposo periodica, ad esempio durante il sonno, avrebbe favorito un miglioramento della loro funzione. Questa ipotesi, proposta per i pazienti affetti da BPCO, era basata sul fatto che numerosi studi evidenziavano una marcata riduzione dell'attività elettrica del diaframma durante NIV e sull'osservazione che la massima forza dei muscoli inspiratori (MIP) migliorava dopo alcune sedute con NIV. È necessario però sottolineare due aspetti critici che limitano l'importanza di questi dati positivi: in primo luogo, la messa a riposo dei muscoli respiratori non è necessariamente legata al miglioramento dell'insufficienza di pompa cronica e, secondaria-

Tabella 20.1 Meccanismi d'azione della ventilazione meccanica non invasiva cronica nei pazienti con ritenzione cronica di biossido di carbonio

Meccanismi principali	Principi fisiologici
Messa a riposo dei muscoli respiratori	Debolezza/fatica cronica dei muscoli respiratori
Reset dei centri respiratori con ⇧ risposta ventilatoria alla CO_2	Ipoventilazione alveolare notturna
Riduzione delle resistenze inspiratorie	
Riduzione della PEEPi. Miglioramento dei volumi polmonari	Atelettasie, limitazione di flusso espiratoria, pattern respiratorio
Meccanismi secondari	**Principi fisiologici**
Miglioramento della qualità del sonno con ⇩ dei sintomi diurni e ⇧ reattività centri respiratori	Stabilizzazione del sonno
⇧ controllo respiratorio ⇩ del tono simpatico	Ripristino dei ritmi circadiani del controllo del respiro
⇧ qualità della vita	⇩ bicarbonati plasmatici
⇧ efficacia dei protocolli riabilitativi	⇧ capacità esercizio fisico

mente, la misura della MIP dipende esclusivamente dalla volontà del paziente ed è pertanto suscettibile di grande variabilità e di effetto apprendimento. Un recente studio di Schöenhofer e collaboratori ha dimostrato che i miglioramenti clinici ed emogasanalitici osservati in un gruppo di pazienti affetti da insufficienza respiratoria cronica ipercapnica di grado marcato non sono attribuibili a un miglioramento della forza dei muscoli respiratori, stimata in questo lavoro attraverso la misurazione della pressione transdiaframmatica generata da singoli stimoli bilaterali del nervo frenico (Schöenhofer et al, 2006). Tuttavia, uno stato di debolezza dei muscoli respiratori è intrinsecamente presente nei pazienti affetti da BPCO come conseguenza del cronico sovraccarico che devono sostenere. Macgowan e collaboratori hanno infatti evidenziato la presenza di diverse alterazioni strutturali a carico della fibra muscolare del diaframma, come aree di necrosi, di accumulo di lipofuscina, di infiltrati infiammatori, di fibrosi la cui entità è direttamente correlata alla severità dell'ostruzione bronchiale (Macgowan et al, 2001) (Fig. 20.1). Intuitivamente, una condizione di patologia strutturale del muscolo respiratorio, come in corso di miopatie, determina una perdita progressiva di forza muscolare, favorendo così la ritenzione cronica di anidride carbonica.

L'ipotesi attualmente più accreditata è la correzione dello stato di ipoventilazione durante il sonno che si verifica in molte patologie, in particolar modo in quelle condizioni patologiche che rispondono alla terapia ventilatoria. Nei successivi capitoli verranno descritti dettagliatamente i meccanismi patologici che determinano l'ipoventilazione alveolare notturna. La ventilazione meccanica agirebbe direttamente su questi meccanismi correggendone le conseguenze clinico/funzionali come la comparsa di eccessiva sonnolenza diurna, fatica, ipercapnia diurna, cuore polmonare cro-

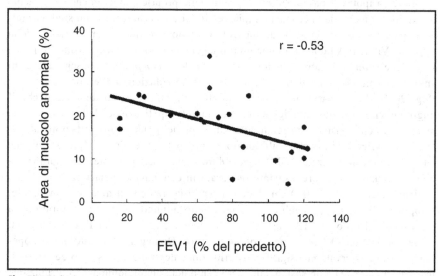

Fig. 20.1 Relazione tra ampiezza dell'area di alterazione della fibra muscolare diaframmatica e severità dell'ostruzione bronchiale. Modificata da Macgowan et al. 2001, con autorizzazione da ©American Thoracic Society, Official Journal of the American Thoracic Society

20

nico, ecc. La ventilazione meccanica eviterebbe l'accumulo di anidride carbonica durante il sonno, particolarmente durante il sonno REM, riducendo il successivo compenso renale attraverso l'aumento dei bicarbonati plasmatici e migliorando così la chemosensitività dei centri respiratori. Tali effetti positivi sono intuitivamente ottenibili sottoponendo il paziente a terapia ventilatoria durante il sonno, ma alcuni studi hanno dimostrato come effetti simili vengano raggiunti anche con sedute di terapia ventilatoria limitate alle sole ore diurne. Ad ogni modo, il trattamento ventilatorio notturno, riducendo l'accumulo di anidride carbonica durante il sonno, riduce progressivamente i valori di CO_2 in veglia. In un elegante studio fisiologico Windisch e collaboratori hanno osservato, in due gruppi di pazienti affetti da COPD e/o patologie restrittive toraciche, una progressiva riduzione della CO_2 nelle prime ore e un parallelo incremento del volume corrente nelle ore diurne successive alla seduta di terapia ventilatoria notturna, suggerendo un netto miglioramento della responsività dei centri respiratori in assenza di variazioni significative della forza dei muscoli respiratori (Windisch et al, 2006). Analoghi risultati erano stati ottenuti in precedenza da Annane e collaboratori in pazienti affetti da malattie neuromuscolari (Annane et al, 1999). D'altra parte Karakurt e collaboratori, analizzando le variazioni dei gas ematici e del pattern respiratorio durante il giorno occorse in un gruppo di pazienti in trattamento ventilatorio cronico dopo la sospensione acuta della terapia ventilatoria cronica, hanno evidenziato che i pazienti che necessitavano precocemente della ripresa della ventilazione erano coloro i quali avevano una maggiore variazione di $PaCO_2$ tra respiro spontaneo e ventilazione meccanica e un maggior flusso inspiratorio medio durante respiro spontaneo. In altri termini, i pazienti con maggiore compromissione muscolare respiratoria e con maggiore attivazione del drive respiratorio centrale.

La terza ipotesi è basata sulle variazioni delle proprietà meccaniche del sistema respiratorio indotte dalla cronica terapia ventilatoria meccanica. Alcuni studi eseguiti in pazienti con malattie neuromuscolari hanno evidenziato un aumento della Capacità Vitale (CV) dopo trattamento prolungato con NIV. Il meccanismo di questa variazione sarebbe legato a un miglioramento della *compliance* conseguente a un anticipato collassamento delle piccole vie aeree e riduzione delle microatelettasie (Fig. 20.2). Al contrario, nei pazienti affetti da COPD è stato dimostrato che il miglioramento dei gas ematici osservato durante applicazione della ventilazione meccanica non invasiva è correlato alla riduzione del grado di iperinflazione alveolare e del carico inspiratorio, e all'adozione di un pattern respiratorio più profondo e lento. Infatti, la presenza di PEEPi è stata dimostrata essere presente, in misura variabile e comunque inferiore a quanto osservato in condizione di riacutizzazione, nei pazienti affetti da COPD in fase di stabilizzazione clinica e funzionale. L'applicazione di CPAP sembra avere un effetto minimo sul carico inspiratorio, a meno che il livello di CPAP applicata sia superiore al livello di PEEPi misurata, come riportato da O'Donoghue e collaboratori (O'Donoghue et al, 2002). Così operando è stata osservata una significativa riduzione degli indici di sforzo dei muscoli inspiratori associata a un sostanziale incremento dei volumi polmonari. La riduzione dello sforzo inspiratorio appare eccessiva rispetto al livello di carico elastico (PEEPi) presente, per cui sono stati ipotizzati altri meccanismi d'azione della CPAP: riduzio-

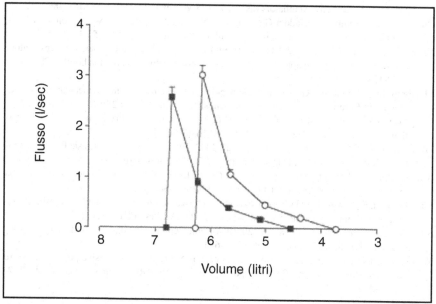

Fig. 20.2 Curve flusso/volume espiratorie massimali basali (■) e dopo 3 settimane di ventilazione meccanica non invasiva (○). Modificata da Diaz et al. 2002, con autorizzazione da European Respiratory Society Journals Ltd

ne delle resistenze delle alte e basse vie aeree, riduzione delle distorsioni della cassa toracica, stabilizzazione delle piccole vie aeree con miglioramento della *compliance* polmonare.

Altri effetti minori dell'applicazione della ventilazione meccanica non invasiva sono riassunti nella Figura 20.1. Essi sono legati al miglioramento del sonno, della qualità della vita, dello stato funzionale, della risposta al trattamento riabilitativo, della capacità di esercizio fisico misurata con il test del cammino in 6 minuti, al ripristino della normale modulazione circadiana del ritmo respiratorio e alla riduzione del tono simpatico.

Letture consigliate

Annane D, Quera-Salva MA, Lofaso F et al (1999) Mechanisms underlying effects of nocturnal ventilation on daytime blood gases in neuromuscular diseases. Eur Respir J 13(1):157-162

Baydur A, Layne E, Aral H et al (2000) Long term non-invasive ventilation in the community for patients with musculoskeletal disorders: 46 years experience and review. Thorax 55(1):4-11

Dìaz O, Bégin P, Torrealba B et al (2002) Effects of noninvasive ventilation on lung hyperinflation in stable hypercapnic COPD. Eur Respir J 20(6):1490-1498

Dìaz O, Bégin P, Andresen M et al (2005) Physiological and clinical effects of diurnal noninvasive ventilation in hypercapnic COPD. Eur Respir J 26(6):1016-1023

Duiverman ML, Bladder G, Meinesz AF, Wijkstra PJ (2006) Home mechanical ventilatory support in

20

patients with restrictive ventilatory disorders: a 48-year experience. Respir Med 100(1):56-65

Duiverman DL, Wempe JB, Bladder G et al (2008) Nocturnal non-invasive ventilation in addition to rehabilitation in hypercapnic patients with COPD. Thorax 63(12):1052-1057

Karakurt S, Fanfulla F, Nava S (2001) Is it safe for patients with chornic hypercapnic respiratory failure undergoing home non-invasive ventilation to discontinue ventilation briefly? Chest 119: 1379-1386.

Lloyd-Owen SJ, Donaldson GC, Ambrosino N et al (2005) Patterns of home mechanical ventilation use in Europe: results from the Eurovent survey. Eur Respir J 25(6):1025-1031

Macgowan NA, Evans KG, Road JD, Reid WD (2001) Diaphragm injury in individuals with airflow obstruction. Am J Respir Crit Care Med 163(7):1654-1659

O'Donoghue FJ, Catcheside PG, Jordan AS et al (2002) Effect of CPAP on intrinsic PEEP, inspiratory effort, and lung volume in severe stable COPD. Thorax 57(6):533-539

Schöenhofer B, Polkey MI, Suchi S, Köhler D (2006) Effect of home mechanical ventilation on inspiratory muscle strenght in COPD. Chest 130(6):1834-1838

Sin DD, Wong E, Mayers I et al (2007) Effects of nocturnal noninvasive mechanical ventilation on heart rate variability of patients with advanced COPD. Chest 131(1):156-163

Spengler CM, Czeisler CA, Shea SA (2000) An endogenous circadian rhythm of respiratory control in humans. J Physiol 526 Pt 3:683-694

Windisch W, Dreher M, Storre JH, Sorichter S (2006) Nocturnal non-invasive positive pressure ventilation: physiological effects on spontaneous breathing. Respir Physiol Neurobiol 150(2-3):251-260

La broncopneumopatia cronico-ostruttiva (BPCO) è una patologia progressiva e irreversibile che generalmente conduce allo sviluppo di insufficienza respiratoria cronica. Essa rappresenta una delle maggiori cause di morte per patologie croniche nel mondo. I suoi elevati tassi di prevalenza, associati all'innalzamento della vita media nei Paesi più ricchi, sono tra i due fattori che hanno reso questa patologia una della maggiori cause di spesa sanitaria.

Questa patologia nelle sue fasi avanzate, specie dopo la comparsa di uno stato di insufficienza respiratoria cronica, è caratterizzata, nonostante l'ottimizzazione della terapia farmacologia, da sintomi che limitano le normali attività quotidiane e la qualità di vita, e da frequenti episodi di riacutizzazione che spesso esitano in un ricovero ospedaliero. Una grossa percentuale di pazienti dimessi da un ospedale dopo un ricovero per un episodio di riacutizzazione verrà nuovamente ricoverata entro l'anno successivo per un analogo episodio.

L'unico intervento terapeutico che si è dimostrato efficace nel migliorare la sopravvivenza dei pazienti affetti da BPCO e severa ipossiemia diurna è l'ossigenoterapia a lungo termine. Per questa ragione, i sistemi sanitari di un gran numero di Paesi hanno inserito specifici fondi di spesa per la fornitura di ossigenoterapia domiciliare per tutti quei pazienti che richiedono ossigenoterapia a lungo termine (OTLT). Diversi studi hanno dimostrato come il trattamento riabilitativo integrato sia in grado di migliorare la dispnea, la tolleranza all'esercizio fisico e la qualità di vita anche nei pazienti già in insufficienza respiratoria cronica. I possibili interventi terapeutici per i pazienti affetti da BPCO sono riportati in Tabella 21.1. Nonostante ciò, l'aspettativa di vita dei pazienti con BPCO che ricevono OTLT per insufficienza respiratoria cronica è ridotta, con un tasso di sopravvivenza a 5 anni pari a circa il 40%. Diversi fattori influenzano negativamente la prognosi di questi pazienti: indici spirometrici, ridotta *transfer* per il CO, severità dell'ipossiemia e dell'ipercapnia, ridotta capacità di eseguire esercizio fisico, livello di dispnea, massa corporea, stato generale di salute e il numero di riacutizzazione per anno.

Gli episodi di riacutizzazione, come già ricordato sopra, sono la causa più frequente di ospedalizzazione, con un tasso di mortalità piuttosto elevato: intorno al

Tabella 21.1 Opzioni terapeutiche per i pazienti affetti da BPCO

	Indicazioni	Tipo di intervento
Terapia farmacologica	Pazienti sintomatici con FEV$_1$ <60% del predetto	β$_2$-agonisti a lunga durata d'azione per via inalatoria Anticolinergici a lunga durata d'azione per via inalatoria Steroidi per via inalatoria da soli o in combinazione
O$_2$-terapia a lungo termine	Ipossiemia stabile (PaO$_2$ <55 mmHg) Ipossiemia notturna Ipossiemia durante attività fisica	Stabilizzare SaO$_2$ ≥ 92%
Riabilitazione polmonare	Pazienti di grado moderato severo con o senza insufficienza respiratoria	Allenamento, esercizio fisico o *endurance* Sedute educazionali Terapia comportamentale Allenamento muscoli respiratori Allenamento arti superiori/inferiori

10% se riferito al singolo ricovero, sino al 40% nel corso dell'anno successivo all'episodio di ricovero acuto. Inoltre, questi pazienti presentano anche un elevato tasso di ricoveri ripetuti: uno studio epidemiologico ha dimostrato come il 63% di pazienti affetti da BPCO richiedenti OTLT presenti un tasso di riammissione in ospedale del 63% durante un periodo di follow-up la cui durata media era di 1.1 anni.

Diversi programmi di assistenza sanitaria, per lo più multidisciplinari, sono stati sviluppati in vari Paesi per fornire un'adeguata continuità di cura ai pazienti affetti da patologie croniche evolutive con lo scopo di migliorare il controllo della malattia, ridurre i ricoveri ospedalieri e il tasso di mortalità. I risultati ottenuti sono contrastanti: solo programmi appositamente definiti per i pazienti affetti da BPCO hanno dimostrato un buona efficacia, specie quando includevano nel loro protocollo specifici interventi riabilitativi.

L'impiego della ventilazione meccanica non invasiva nei pazienti affetti da BPCO con insufficienza respiratoria cronica è ancora scientificamente controverso. Tuttavia, un recente studio epidemiologico condotto in Europa sulla prescrizione domiciliare della terapia ventilatoria non invasiva, indagine che ha coinvolto ben 239 centri per un totale di 21.526 pazienti, ha dimostrato come la BPCO rappresenti una delle maggiori indicazioni. Si potrebbe pertanto concludere che, nonostante l'assenza di definitive evidenze scientifiche e/o di definiti criteri per la sua prescrizione e la sua modalità di impiego, i clinici sono stati in grado di identificare nel singolo paziente le motivazioni per il suo utilizzo cronico. In effetti, i pazienti con BPCO molto avanzata presentano generalmente un grado di rilevante iperinflazione alveolare che aggrava notevolmente il carico meccanico respiratorio e induce una ridotta funzionalità dei muscoli respiratori, in particolar modo il diaframma. L'iperinflazione cronica determina un appiattimento del diaframma riducendone la lunghezza dei sarcomeri, e quindi la capacità di generare forza dal momento che opera in una porzione svantaggiata della curva tensione/lunghezza. Inoltre, la ridotta zona d'apposizione tra diaframma e cassa toracica limita ulteriormente la capacità di pompa del principale muscolo respiratorio. La principale conseguenza di queste limitazioni funzionali è il reclutamento dei muscoli inspiratori accessori, con conseguente incremento del consumo di ossigeno necessario per garantire una sufficiente attività respiratoria. L'attivazione cronica submassimale di tutti i muscoli inspiratori ne riduce la loro riserva funzionale, contribuendo a peggiorare ulteriormente la già compromessa capacità di eseguire attività fisica e aumentando il rischio di fatica muscolare. La ventilazione non invasiva a pressione positiva può pertanto favorire la messa a riposo periodica di muscoli cronicamente attivati, favorendo così un recupero parziale della loro forza e resistenza. Allo stesso tempo, l'applicazione cronica della ventilazione non invasiva durante le ore notturne può correggere gli episodi di ipoventilazione durante il sonno migliorandone la qualità, la funzionalità dei centri respiratori e finalmente migliorando lo scambio gassoso durante la veglia. Tutti i possibili effetti positivi della terapia ventilatoria cronica sono riassunti nella Figura 21.1.

Nonostante le premesse sopra menzionate e il largo impiego di questa terapia nella pratica clinica quotidiana, gli studi condotti con lo scopo di valutare l'effetto della terapia ventilatoria cronica nei pazienti affetti da BPCO e insufficienza respi-

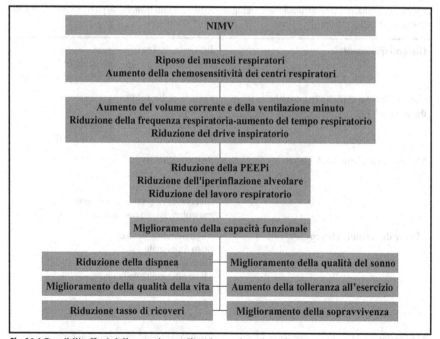

Fig. 21.1 Possibili effetti della terapia ventilatoria non invasiva a lungo termine nei pazienti BPCO con insufficienza respiratoria cronica ipercapnica. Tutti gli effetti elencati sono stati dimostrati in studi pubblicati

21

ratoria cronica sono ancora pochi e soprattutto molto eterogenei. I pochi dati disponibili sono stati oggetto di ripetute review e metanalisi, tutte concordi sul fatto che
questa terapia possa avere un ruolo in popolazioni di pazienti selezionati e che ulteriori studi sono necessari per la migliore definizione dei candidati e degli outcome
attesi. Le spiegazioni per questa carenza di dati sono molteplici, ma probabilmente
la difficoltà di reclutare un numero adeguato di pazienti, la necessità di monitorarli
per un lungo periodo di tempo richiedono un'organizzazione molto complessa e
necessariamente multicentrica che ha di molto limitato la possibilità di eseguire
grandi *trial* clinici. Di fatto, quanto pubblicato finora si caratterizza per grandi differenze, riassunte nella Tabella 21.2. In primo luogo sono studi pubblicati in un *range*
di tempo di circa 20 anni, rendendo così difficile confrontare studi disegnati e condotti negli anni '80 da simili condotti negli ultimi anni.

Un altro dato che emerge come caratteristico, specie nei lavori più datati, è l'elevata percentuale di *drop-out*. È noto da tempo che la NIV è meno tollerata nei pazienti
BPCO rispetto ai ristretti, ma una spiegazione precisa per questo dato non è stata ancora formulata. L'ipotesi della dipendenza del livello di aderenza alla terapia dalla modalità di ventilazione applicata rimane suggestivo. Infine, l'altro aspetto importante che
rende ulteriormente complicato il confronto dei dati ottenuti in letteratura è la durata
del follow-up, che varia da <1 settimana a 5 anni. Di conseguenza, possiamo limitarci
ad analizzare solo alcuni dei lavori più importanti pubblicati in letteratura.

Tabella 21.2 Principali differenze metodologiche osservate tra gli studi pubblicati che avevano come
oggetto la valutazione dell'efficacia della terapia ventilatoria non invasiva in pazienti BPCO in condizione di stabilità clinica

Disegno sperimentale	RCT/non RCT – *Cross-over*
	Durata del follow-up- Analisi statistica
	Numerosità del campione – Tasso di *drop-out*
Caratteristiche cliniche fisiologiche dei pazienti	Ostruzione bronchiale
	Gas ematici
	Debolezza dei muscoli respiratori
	Presenza di ipoventilazione durante il sonno
Misure di outcome fisiologiche	Scambio gassoso
	Indici spirometrici
	Pattern respiratorio
	Meccanica respiratoria (funzione muscolare/lavoro respiratorio)
Misure di outcome clinico	Miglioramento della dispnea
	Stato funzionale
	Tolleranza all'esercizio fisico
	Misure di qualità della vita
	Morbilità
	Mortalità
	Compliance
Ventilazione	Modalità di ventilazione meccanica
	Impostazione dei parametri di ventilazione

Strumpf e collaboratori pubblicarono nel 1991 uno studio condotto su 19 pazienti con BPCO e FEV_1 <1L, dei quali ben 12 abbandonarono lo studio per i seguenti
motivi: 7 per intolleranza alla maschera e 5 per insorgenza di altra malattia. Solo 3
dei 7 ventilati riportarono un miglioramento della dispnea durante ventilazione; tuttavia l'analisi delle prove funzionali respiratorie, della MIP, degli scambi ematici,
della capacità di eseguire esercizio fisico e dell'architettura ed efficienza del sonno
non misero in rilievo nessun miglioramento rispetto alla terapia convenzionale.
L'unico significativo effetto fu osservato nella funzione neuropsicologica, probabilmente legato a un effetto placebo. Gli Autori conclusero che, nonostante il campione di pazienti limitato, la NIV notturna nei pazienti BPCO non era ben tollerata e non
portava a nessun tipo di miglioramento clinico. Deve però essere sottolineato che il
gruppo di soggetti arruolati era abbastanza atipico, essendo formato da pazienti con
modesta ipossiemia e capnia sostanzialmente nella norma ($PaCO_2$ all'arruolamento
= 46±2 mmHg) (Strumpf et al, 1991).

Successivamente, nel lavoro pubblicato da Meecham Jones e collaboratori vennero arruolati 18 pazienti ipossiemici (PaO_2 media = 45.3 mmHg) e ipercapnici ($PaCO_2$
media = 55.8 mmHg) in condizione di stabilità clinica: di questi, 14 pazienti completarono i 3 mesi di studio, ma solo 1 fu escluso per intolleranza alla ventilazione
(Meecham Jones et al, 1995). Il disegno del *trial* randomizzato e *cross-over* prevedeva il paragone fra NIV + ossigenoterapia a lungo termine vs la sola ossigenoterapia.
Gli autori osservarono un significativo miglioramento dovuto alla NIV per quanto
riguarda lo scambio gassoso diurno, il tempo totale di sonno, l'efficienza del sonno
e la $PaCO_2$ registrata durante la notte, nonché la qualità di vita misurata col questionario di St. George. Il miglioramento della $PaCO_2$ diurna fu significativamente correlato con la diminuzione di quella notturna (Fig. 21.2). Venne pertanto concluso
che, al contrario di quanto suggerito dallo studio nord americano, la NIV poteva

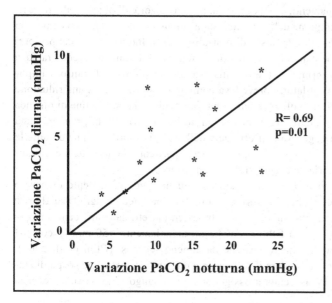

R= 0.69
p=0.01

Fig.21.2 Relazione tra variazione della capnia
notturna e diurna dopo
l'inizio della terapia ventilatoria. Modificata da
Meecham-Jones et al.
1995, con autorizzazio-
ne da ©American Thora-
cic Society, Official
Journal of the American
Thoracic Society

21

risultare utile in combinazione con l'ossigenoterapia nel trattamento della BPCO ipercapnica stabile. La contraddizione fra i due studi è almeno in parte spiegabile. Le modalità di ventilazione utilizzate erano alquanto differenti nei due studi: la BiPAP in modalità spontanea, utilizzata nello studio di Meecham Jones, permette probabilmente una migliore interazione macchina-paziente rispetto alla modalità *timed*, utilizzata da Strumpf, in cui il paziente è forzato a seguire il ritmo del ventilatore. È interessante notare come nello studio di Strumpf i pazienti passarono almeno il 25% della registrazione notturna in asincronia col presidio meccanico. Un altro aspetto interessante è il diverso grado di capnia dei pazienti arruolati. È noto dagli studi in acuto che i pazienti ipercapnici sembrano rispondere meglio rispetto ai normocapnici ai tentativi di ventilazione in NIV e questo potrebbe essere anche vero nel trattamento cronico, come si è visto negli studi di Carroll e di Marino in cui pazienti che si adattarono con successo alla ventilazione appartenevano a questo sottogruppo.

Uno studio successivo, randomizzato e controllato, condotto da Casanova e coll ha arruolato 52 pazienti affetti da COPD di grado severo ma in condizioni di stabilità clinica; 44 hanno completato il follow-up di 12 mesi. Lo scopo del lavoro era quello di valutare l'efficacia della NIV notturna rispetto al trattamento convenzionale standard. I parametri di outcome considerati erano il livello di dispnea, i gas ematici durante respiro spontaneo, la funzionalità respiratoria e neuropsicologica, parametri ematologici ed emodinamici, la morbilità (riacutizzazione, tasso di intubazione, ricoveri ospedalieri) e la mortalità. Gli Autori hanno concluso che la NIV non modifica il corso naturale della COPD e i suoi benefici sono solo marginali nei pazienti in condizioni di stabilità. Infatti, nessuna differenza significativa era stata osservata per quanto riguarda la mortalità e la morbidità, mentre gli unici benefici osservati erano a carico del tasso di dispnea (misurata con la scala di Borg) e in un solo test neuropsicologico (coordinazione psico-motoria). Tuttavia questo lavoro si presta a numerose critiche, la più importante delle quali è la numerosità del campione rispetto agli outcome ricercati (52 pazienti, 26 per braccio, per 6 categorie di outcomes!). In realtà la numerosità del campione dello studio è stata calcolata solo tenendo in conto una possibile differenza del 10% del tasso di mortalità atteso. Inoltre alcuni dei pazienti arruolati non erano ipercapnici o, addirittura, non richiedevano ossigenoterapia a lungo termine (in altri termini non erano insufficienti respiratori). Peraltro, l'impostazione della terapia ventilatoria prevedeva come misura di efficacia una riduzione visiva dell'impiego dei muscoli accessori, una riduzione della percezione di dispnea e una riduzione del 20% della frequenza respiratoria. In altri termini, non era stata prevista alcune misura oggettiva dell'efficacia della terapia ventilatoria né durante la veglia, né tanto meno durante il sonno, dato questo particolarmente cruciale trattandosi di terapia ventilatoria da eseguirsi durante il sonno.

Questi risultati sono in netto contrasto con quanto successivamente osservato nello studio italiano, condotto dall'Associazione Italiana Pneumologi Ospedalieri e pubblicato nel 2002, condotto su un gruppo di pazienti affetti da insufficienza respiratoria cronica ipercapnica da BPCO (PaCO$_2$ all'arruolamento >50 mmHg con pH >7.35) in ossigenoterapia a lungo termine da almeno sei mesi (Clini et al, 2002). Questo studio, il primo a estendere il follow-up a due anni, aveva come scopo di stabilire l'effetto della NIV associata a ossigenoterapia a lungo termine sulla severità dell'ipercapnia, sul consumo di risorse sanitarie e sulla qualità della vita rispetto al gruppo di controllo randomizzato che riceveva solo terapia standard e OTLT. Vennero arruolati 122 pazienti, 86 dei quali randomizzati; 47 pazienti completarono lo studio avendo registrato un numero di 16 morti (8 per braccio) e 23 *drop-out*. Gli outcome primari erano i gas ematici, i ricoveri ospedalieri e in terapia intensiva, la durata dei ricoveri e la misura di qualità della vita; gli *outcome* secondari erano la sopravvivenza, il tasso di *drop-out*, sintomi e tolleranza all'esercizio fisico. I risultati più evidenti erano la riduzione del livello di capnia registrato durante l'ossigenoterapia (Fig. 21.3a), del livello di dispnea a riposo (Fig. 21.3b) e il miglioramento della qualità di vita. Inoltre, rispetto al periodo precedente lo studio, gli Autori hanno osservato un chiaro *trend* di riduzione dei ricoveri ospedalieri (-45% nel gruppo NIV rispetto a un +27% nel gruppo OTLT) e dei ricoveri in Terapia Intensiva (-75% nel gruppo NIV rispetto al −20% del gruppo OTLT); purtroppo tali differenze non raggiungevano la significatività statistica. Nessuna differenza è stata osservata per quanto riguarda la mortalità.

Il primo lavoro, benché non randomizzato, che segnala una riduzione del tasso di mortalità nei pazienti BPCO sottoposti a terapia ventilatoria cronica è quello pubblicato da Budweiser e collaboratori nel 2007 (Budweiser et al, 2007). Gli Autori, in un follow-up di quattro anni, hanno confrontato le curve di sopravvivenza di 140 pazienti affetti da severa e persistente ipercapnia ($PaCO_2$ 60.1 ± 9.2 mmHg) sottoposti (n = 99) o meno (n = 41) a ventilazione non invasiva. L'aderenza alla terapia ventilatoria è stata molto alta (88.9%) con un utilizzo giornaliero pari a 6.4 ± 2.6 ore. Il tasso di sopravvivenza a uno e due anni è stato pari a 87.7% e 71.8% nei pazienti sottoposti a NIV contro, rispettivamente, 56.7% e 42.0% nei pazienti sottoposti a terapia

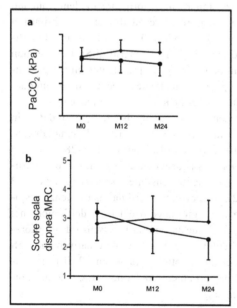

Fig. 21.3 Variazioni della capnia durante O_2-terapia (**a**), del livello di dispnea a riposo (**b**) nei pazienti sottoposti a NIV e OTLT rispetto ai pazienti trattati con sola OTLT: Ossigeno terapia a lungo termine; ● NIV e Ossigeno terapia a lungo termine. Modificata da Clini et al. 2002, con autorizzazione da European Respiratory Society Journals Ltd

standard. Gli Autori, con una successive analisi di stratificazione per fattori di rischio, hanno evidenziato come il maggior beneficio fosse apprezzabile in alcuni gruppi di pazienti, in particolare quelli con un più elevato eccesso di basi (BE >8.9 mmol/L), valori inferiori di pH (<7.41), FEV1 (< 27.5%), emoglobina (<13.8 g/dl) o un maggiore livello di iperinflazione alveolare (indice di Motley >189% del predetto). Questo studio, pur di tipo osservazionale, è importante non solo perché è stato il primo a dimostrare un effetto della NIV sul tasso di sopravvivenza, ma anche perché sembra identificare sottogruppi di pazienti fra i quali tale effetto appare maggiormente evidente.

Il miglioramento della sopravvivenza è stato ulteriormente confermato in un importante studio australiano, finalmente randomizzato-controllato e con un ineccepibile disegno sperimentale e statistico, pubblicato nel 2009 (McEvoy et al, 2009). Lo studio (AVCAL *study*) è stato condotto tra il 1998 e il 2004 in quattro ospedali universitari australiani su pazienti affetti da severa BPCO e con insufficienza respiratoria cronica ipercapnica ($PaCO_2$ >46 mmHg) in OTLT da almeno 3 mesi e in fase di stabilità clinica; lo scopo era quello di valutare gli effetti della NIV sulla sopravvivenza, la funzione polmonare e la qualità della vita rispetto alla OTLT standard. L'arruolamento dei pazienti è stato particolarmente laborioso, similarmente allo studio AIPO, a testimonianza delle difficoltà di condurre questo tipo di ricerche; alla fine vennero randomizzati 144 pazienti, 72 per braccio. I risultati ottenuti sono particolarmente importanti anche se in chiaroscuro. In primo luogo la NIV migliora in modo significativo la qualità del sonno e l'ipercapnia ad esso correlata in acuto in tutti i pazienti, mentre durante il follow-up solo nei pazienti con buona aderenza al trattamento. La NIV inoltre determina un miglioramento del tasso di sopravvivenza (*intention-to-treat analysis*), statisticamente significativo solo dopo aggiustamento per i fattori di confondimento (*hazard ratio* 0.63, p=0.045) (Fig. 21.4). Tuttavia, il miglioramento del tasso di sopravvivenza appare maggiormente evidente quando vengono analizzati i dati dei pazienti con maggiore aderenza alla terapia ventilatoria con utilizzo superiore a 4 ore/notte (*hazard ratio* 0.57, p=0.036). Le misure di qualità della vita specifiche per patologia, utilizzando il questionario di St. George, non erano differenti nei due gruppi di pazienti considerati. Sorprendentemente, i pazienti in terapia con NIV presentano punteggi peggiori in alcune aeree del SF-36, un questionario di misura della qualità della vita e del profilo di umore; i pazienti sottoposti a NIV dimostrano quindi un peggioramento della qualità di vita. Questo dato è in contrasto con quanto emerso nello studio italiano che aveva criteri di arruolamento simili. Nello studio italiano è stato utilizzato il questionario MRF-28 (*Maugeri Foundation Respiratory Failure uestionnaire*) (Carone et al, 1999), che è un strumento di misura della qualità di vita maggiormente sensibile e specifico, rispetto al questionario St. Gorge (Jones et al, 1992), nei pazienti affetti da insufficienza respiratoria cronica. Gli Autori riconducono il peggioramento del tono dell'umore nei pazienti sottoposti a NIV alla complessità di questa terapia in assenza di miglioramenti percepibili, da parte del paziente, dello stato di salute. Alternativamente, gli stessi Autori sottolineano la possibilità di un "effetto sopravvivenza": il peggioramento dell'umore sarebbe attribuibile al peggioramento della malattia, reso possibile da un prolungamento della sopravvivenza.

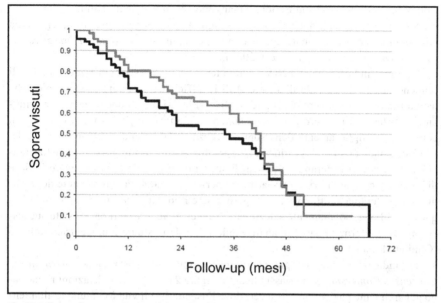

Fig. 21.4 Curve di sopravvivenza dei pazienti sottoposti a NIV rispetto al gruppo di controllo. Linea scura pazienti in Ossigeno terapia a lungo termine; linea chiara pazienti in NIV e Ossigeno terapia a lungo termine. Modificata da McEvoy et al 2009, con autorizzazione da BMJ Publishing Group Ltd

21.1
Indicazioni per la prescrizione e possibili outcome

Come abbiamo visto, le evidenze scientifiche attuali non supportano in modo inequivocabile l'impiego della ventilazione non invasiva nei pazienti affetti da BPCO. Ciò nonostante, è il caso di ribadirlo, questa opzione terapeutica è largamente utilizzata dai clinici ogni giorno, specie in Italia. Il suo impiego routinario è basato sulle indicazioni espresse da *Consensus* internazionali o linee guida di società scientifiche, evidentemente più orientate ad un approccio clinico.

La presenza di uno stato di ipercapnia cronica severa ($PaCO_2$ >55 mmHg), con associati sintomi, può essere considerata uno dei criteri maggiori per valutare l'opportunità di iniziare una terapia ventilatoria a lungo termine; un altro criterio è l'impossibilità di svezzare un paziente dalla terapia ventilatoria, anche non invasiva, dopo un episodio di insufficienza respiratoria acuta.

Alternativamente, tale trattamento terapeutico viene usualmente intrapreso in pazienti con valori di $PaCO_2$ inferiori (range compreso tra 50 e 55 mmHg) ma con segni e sintomi di ipoventilazione alveolare durante il sonno, nonostante l'impiego ottimizzato di ossigenoterapia. Questa indicazione alla NIV domiciliare è stata proposta nella *International Consensus Conference* sulle indicazioni alla ventilazione non invasiva a pressione positiva intermittente nei pazienti con insufficienza respiratoria cronica, i cui atti sono stati pubblicati su Chest nel 1999 (Consensus

21

Conference, 1999). Tali indicazioni rimangono sostanzialmente valide e riproposte successivamente anche dalle linee guida GOLD, che suggeriscono l'impiego della NIV domiciliare nei paziente con marcata ipercapnia diurna (*b lobal Initiative for Chronic Obstructive Lung Disease*, 2005).

Ulteriore indicazione alla NIV a lungo termine è la presenza di frequenti episodi (almeno due in un periodo di 12 mesi) di insufficienza respiratoria ipecapnica che hanno richiesto il ricovero ospedaliero. Diversi lavori hanno documentato una riduzione dei tassi di ricovero per esacerbazioni acidotiche in pazienti con COPD, con conseguente miglioramento della sopravvivenza e, dato comunque non trascurabile, una riduzione dei costi di gestione della patologia, soprattutto grazie alla netta riduzione dei ricoveri in terapia intensiva. È stato infatti calcolato, in un lavoro inglese di Tuggey e collaboratori, un risparmio superiore a 10.000 /anno/paziente dopo l'inizio della terapia ventilatoria; deve però essere ricordato che i pazienti arruolati in questo studio erano altamente selezionati (Tuggey et al, 2003). Il dato è stato successivamente confermato da Clini analizzando i dati dello studio multicentrico italiano (Clini et al, 2009).

Le indicazioni alla terapia ventilatoria cronica proposta dalla *International Consensus Conference* sono riassunte nella Figura 21.4. Queste indicazioni riguardano generalmente pazienti molto severi dove l'aspettativa di vita è comunque altamente ridotta. Infatti, in un recente studio di follow-up di 10 anni, nel quale venivano confrontati due modelli di gestione di pazienti in insufficienza respiratoria cronica da BPCO in trattamento con OTLT, Rizzi e collaboratori hanno dimostrato che la necessità di instaurare la NIV a lungo termine, secondo le indicazioni della *Consensus Conference*, è un predittore indipendente di mortalità. In particolare, la sopravvivenza media dei pazienti sottoposti a NIV era di 10.9 mesi, con una deviazione standard di 4.9. In uno studio prospettico Budweiser e collaboratori hanno ricercato i migliori indici predittori di mortalità in pazienti affetti da insufficienza respiratoria cronica ipercapnica che ricevevano NIV a lungo termine (Budweiser et al, 2007). I criteri utilizzati per iniziare la NIV erano la presenza di ipercapnia stabilmente superiore a 50 mmHg e di sintomi cronici o, alternativamente, $PaCO_2$ stabilmente superiore a 45 mmHg in presenza di ripetuti episodi di insufficienza respiratoria acuta ipercapnica, dispnea a riposo o severa compromissione della funzione polmonare. Il tasso globale di mortalità è stato del 44.7%, mentre i tassi di sopravvivenza a 1, 2 e 5 anni erano rispettivamente 84%, 65.3% e 26.4%. L'analisi multivariata ha dimostrato come, tra tutti i parametri registrati al momento dell'arruolamento, i predittori significativi di mortalità siano stati l'età, il BMI, l'indice di Motley (RV/TLC) e il livello di eccesso di basi. Il dato più interessante riguarda però il valore prognostico dei cambiamenti di alcuni indici funzionali osservati dopo l'inizio della terapia ventilatoria. Le variazioni che si sono dimostrate associate a un miglioramento della prognosi sono state l'incremento di BMI nei pazienti con BMI basale <25 Kg/m², la riduzione di almeno il 4% dell'indice di Motley nei pazienti con un valore basale ≥73% e la riduzione del 50% dell'eccesso di base nei pazienti che al momento dell'arruolamento presentavano un valore ≥9 mmol/L.

Esistono margini per l'impiego della NIV in pazienti con minore severità della patologia? Lo studio iniziale di Meecham Jones e quello più recente australiano, lo studio AVCAL, dimostrano significativi miglioramenti clinico-funzionali, compresa la sopravvivenza, quando la principale indicazione è la correzione dell'ipoventilazione alveolare notturna (Meecham Jones et al, 1995; McEvoy et al, 2009). Altre indicazioni suggestive riguardano l'impiego della NIV in associazione ai classici percorsi riabilitativi. Infatti Duiverman e collaboratori hanno recentemente dimostrato che l'impiego della NIV durante le ore notturne migliora gli effetti positivi della riabilitazione polmonare in pazienti con insufficienza respiratoria cronica ipercapnica (Duiverman et al, 2008). Gli Autori hanno arruolato 72 pazienti, divisi in due gruppi secondo una sequenza random: gli appartenenti al primo gruppo venivano sottoposti a un programma di riabilitazione respiratoria multidisciplinare della durata di 12 settimane, mentre quelli del secondo gruppo ricevevano un trattamento ventilatorio notturno in aggiunta allo stesso programma riabilitativo. Alla fine del programma terapeutico, i pazienti sottoposti a trattamento riabilitativo associato a NIV hanno evidenziato un miglioramento della capnia sia durante la notte che il giorno, un miglioramento della qualità di vita sotto diversi punti di vista, e un incremento dell'attività fisica quotidiana, espressa come numero di passi percorsi nel corso del giorno.

21.2
Conclusioni

La NIV nei pazienti con BPCO avanzata non può essere al momento considerata come un'opzione terapeutica sistematica nei pazienti con insufficienza respiratoria ipercapnica. Le evidenze scientifiche più recenti sembrano aprire interessanti prospettive per il futuro, sia in termini di sopravvivenza e di miglioramento della qualità della vita che di migliorata efficienza funzionale. Tuttavia molto rimane ancora da capire, soprattutto per quanto riguarda l'identificazione dei migliori candidati a questa terapia. In particolare, la ricerca futura potrà chiarire quali indici di funzione respiratoria (controllo del respiro, lavoro respiratorio, forza muscolare, gas ematici, equilibrio acido-base), sia in veglia sia durante sonno, e quali aspetti neuropsicologici, modalità di impostazione ed erogazione della ventilazione o modalità di assistenza domiciliare potranno diventare parametri di identificazione dei migliori pazienti candidabili a questa specifica e complessa terapia.

Letture consigliate

Annane D, Chevrolet JC, Chevret S, Raphael JC (2000) Nocturnal mechanical ventilation for chronic hypoventilation in patients with neuromuscular and chest wall disorders. Cochrane Database Syst Rev (2):CD001941

Budweiser S, Jörres RA, Riedl T et al (2007) Predictors of survival in COPD patients with chronic hypercapnic respiratory failure receiving noninvasive home ventilation. Chest 131(6):1650-1658

21

Carone M, Bertolotti G, Anchisi F et al (1999) Analysis of factors that characterize health impairment in patients with chronic respiratory failure. Quality of Life in Chronic Respiratory Failure Group. Eur Respir J 13:(6)1293-1300

Carroll N, Branthwaithe MA (1988) Control of nocturnal hypoventilation by nasal IPPV. Thorax 43:349-353

Casanova C, Celli BR, Tost L et al (2000) Long-term controlled trial of nocturnal nasal positive pressure ventilation patients with severe COPD. Chest 118(6):1582-1590

Celli BR, Cote CG, Marin JM et al (2004) The body-mass index, airflow obstruction, dyspnea, and exercise capacity index in chronic obstructive pulmonary disease. N Engl J Med 350(10):1005-1012

Clini E, Sturani C, Rossi A et al (2002) Rehabilitation and Chronic Care Study Group, Italian Association of Hospital Pulmonologists (AIPO). The Italian multicentre study on noninvasive ventilation in chronic obstructive pulmonary disease patients. Eur Respir J 20(3):529-538

Clini EM, Magni G, Crisafulli E et al (2009) Home non-invasive mechanical ventilation and long-term oxygen therapy in stable hypercapnic chronic obstructive pulmonary disease patients: comparison of costs. Respiration 77(1):44-50

Connors AF Jr, Dawson NV, Thomas C et al (1996) Outcomes following acute exacerbation of s evere chronic obstructive lung disease. The SUPPORT investigators (Study to understand Prognoses and Preferences for Outcomes and Risks of Treatment). Am J Respir Crit Care Med 154(4 Pt 1):959-967

Consensus Conference (1999) Clinical indications for noninvasive positive pressure ventilation in chronic respiratory failure due to restrictive lung disease, COPD, and nocturnal hypoventilation – a consensus conference report. Chest 116(2):521-534

Duiverman ML, Wempe JB, Bladder G et al (2008) Nocturnal non-invasive ventilation in addition to rehabilitation in hypercapnic patients with COPD. Thorax 63(12):1052-1057

Elliott MW, Steven MH, Phillips GD, Branthwaite MA (1990) Non-invasive mechanical ventilation for acute respriratory failure. BMJ 300(6721):358-360

Elliott MW, Mulvey DA, Moxham J et al (1991) Domiciliary nocturnal nasal intermittent positive pressure ventilation in COPD: mechanisms underlying changes in arterial blood gas tensions. Eur Respir J 4(9):1044-1052

Garcia-Aymerich J, Farrero E, Félez MA et al (2003) Risk factors of readmission to hospital for a COPD exacerbation: a prospective study. Thorax 58(2):100-105

Gay PC, Hubmayr RD, Stroetz RW (1996) Efficacy of nocturnal nasal ventilation in stable, severe chronic obstructive pulmonary disease during a 3-month controlled trial. Mayo Clin Proc 71(6):533-542

Global Initiative for Chronic Obstructive Lung Disease. Workshop Report, Global Strategy for Diagnosis, Management, and Prevention of COPD. Update Sept. 2005. Bethesda, MD: National Institutes of Health, National Heart, Lung and Blood Institute; 2005. Available from www.goldcopd.com

Groenewegen KH, Schols AM, Wouters EF (2003) Mortality and mortality-related factors after hospitalization for acute exacerbation of COPD. Chest 124(2):459-467

Gunen H, Hacievliyagil SS, Kosar F et al (2005) Factors affecting survival of hospitalised patients with COPD. Eur Respir J 26(2):234-241

Jones PW, Quirk FH, Baveystock CM, Littlejohns P (1992) A self-complete measure of health status for chronic airflow limitation. The St. Georg's Respiratory Questionnaire. Am Rev Respir Dis 145(6):1321-1327

Jones SE, Packham S, Hebden M, Smith AP (1998) Domiciliary nocturnal intermittent positive pressure ventilation in patients with respiratory failure due to severe COPD: long-term follow up and effect on survival. Thorax 53(6):495-498

Loddenkemper R, Gibson GJ, Sibille Y (2003) European Lung White Book: The first comprehensive survey on respiratory heath in Europe. European Respiratory Society Journals, Sheffield, UK

Long term domiciliary oxygen therapy in chronic hypoxic cor pulmonale complicating chronic bronchitis and emphysema. Report of the Medical Research Council Working Party. Lancet 1981; 1(8222):681-686

Kolodziej MA, Jensen L, Rowe B, Sin D (2007) Systematic review of noninvasive positive pressure ventilation in severe stable COPD. Eur Respir J 30(2):293-306

Machado MC, Krishnan JA, Buist SA et al (2006) Sex differences in survival of oxygen-dependent patients with chronic obstructive pulmonary disease. Am J Respir Crit Care Med 174(5):524-529

Mannino DM (2005) Epidemiology and global impact of chronic obstructive pulmonary disease. Semin Respir Crit Care Med 26(2):204-210

Marino W (1991) Intermittent volume cycled mechanical ventilation via nasal mask in patients with respiratory failure due to COPD. Chest 99:681-684

Marti S, Muñoz X, Rios J et al (2006) Body weight and comorbidity predict mortality in COPD patients treated with oxygen therapy. Eur Respir J 27(4):689-696

McEvoy RD, Pierce RJ, Hillman D et al (2009) Nocturnal non-invasive nasal ventilation in stable hypercapnic COPD: a randomised controlled trial. Thorax 64(7):561-566

Meecham Jones DJ, Paul EA, Jones PW, Wedzicha JA (1995) Nasal pressure support ventilation plus oxygen compared with oxygen therapy alone in hypercapnic COPD. Am J Respir Crit Care Med 152(2):538-544

Murray CJL, Lopez AD (1996) The Global Burden of Disease: a comprehensive assessment of mortality and disability from diseases, injuries and risk factors in 1990 and projected to 2020. In: Murray CJL, Lopez AD (eds) Global Burden of disease and Risk Factors. Harvard University Press, Cambridge

Nava S, Fanfulla F, Frigerio P, Navalesi P (2001) Physiologic evaluation of 4 weeks of nocturnal nasal positive pressure ventilation in stable hypercapnic patients with chronic obstructive pulmonary disaes. Respiration 68(6):573-583

Continuous or nocturnal oxygen therapy in hypoxemic chronic obstructive lung disease: a clinical trial. Nocturnal Oxygen Therapy Trial Group (1980) Ann Intern Med 93(3):391-398

Osman IM, Godden DJ, Friend JA et al (1997) Quality of life and hospital re-admission in patients with chronic obstructive pulmonary disease. Thorax 52(1):67-71

Rizzi M, Grassi M, Pecis M et al (2009) A specific home care program improves the survival of patients with chronic obstructive pulmonary disease reciving long term oxygen therapy. Arch Phys Med Rehabil 90(3):395-401

Seemungal TA, Donaldson GC, Bhowmik A et al (2000) Time course and recovery of exacerbations in patients with chronic obstructive pulmonary diseases. Am J Respir Crit Care Med 161(5):1608-1613

Seneff MG, Wagner DP, Wagner RP et al (1995) Hospital and 1-year survival of patients admitted to intensive care units with acute exacerbation of chronic obstructive pulmonary disease. JAMA 274(23):1852-1857

Soler-Cataluña JJ, Martìnez-Garcìa MA, Romàn Sànchez P et al (2005) Severe acute exacerbations and mortality in patients with chronic obstructive pulmonary disease. Thorax 60(11):925-931

Strumpf DA, Millman RP, Carlisle CC et al (1991) Nocturnal positive-pressure ventilation via nasal mask in patients with severe chronic obstructive pulmonary disease. Am Rev Respir Dis 144(6):1234-1239

Teschler H, Stampa J, Ragette R et al (1999) Effect of mouth leak on effectiveness of nasal bilevel ventilatory assistance and sleep architecture. Eur Respir J 14(6):1251-1257

Tuggey JM, Plant PK, Elliot MW (2003) Domiciliary non-invasive ventilation for recurrent acidotic exacerbations of COPD: an economic analysis. Thorax 58(10):867-871

Wijkstra PJ, Lacasse Y, Guyatt GH, Goldstein RS (2002) Nocturnal non-invasive positive pressure ventilation for stable chronic obstructive pulmonary disease. Cochrane Database Syst Rev (3):CD002878

Wijkstra PJ, Lacasse Y, Guyatt GH et al (2003) A meta-analysis of nocturnal noninvasive positive pressure ventilation in patients with stable COPD. Chest 124(1):337-343

Ventilazione nei pazienti con patologia restrittiva

Come ricordavamo in precedenza, la ventilazione meccanica a lungo termine nasce negli anni '50 in seguito all'epidemia di poliomielite. Questa strategia terapeutica si è successivamente largamente diffusa estendendo la sua applicazione ad altre condizioni patologiche, sia patologie neuromuscolari (in primo luogo le miopatie) che patologie restrittive toraco-polmonari (cifoscoliosi, esiti di tubercolosi). Negli ultimi anni, il ricorso a questa strategia terapeutica si è ulteriormente espanso in seguito alla sistematica inclusione di pazienti affetti da sclerosi laterale amiotrofica.

La maggior parte degli studi disponibili in letteratura sono di tipo osservazionale o non controllati ma sono generalmente concordi nell'affermare che la ventilazione meccanica può migliorare la ventilazione alveolare, la funzione respiratoria, la forza dei muscoli respiratori, il drive respiratorio e lo scambio gassoso grazie al ripristino di un rapporto ventilazione/perfusione più fisiologico. I dati ottenuti da questi studi sono stati confermati dai pochi studi randomizzati e controllati, che hanno evidenziato un miglioramento dei gas ematici e della qualità del sonno.

I dati disponibili sono stati oggetto di una nuova revisione critica da parte della *Cochrane Collaboration* nel 2007, cui si rimanda per i dettagli analitici degli studi considerati e per la metodologia statistica (Annane et al, 2007). Le conclusioni della metanalisi sono comunque inequivocabili: l'evidenza attuale circa il beneficio terapeutico della ventilazione meccanica nelle patologie restrittive è debole ma significativo, suggerendo un riduzione dei sintomi correlati all'ipoventilazione alveolare cronica, almeno nel breve periodo. La sopravvivenza appare migliorata, specie nei pazienti con malattia del motoneurone. Gli Autori della metanalisi concludono affermando che, fatta eccezione per la malattia del motoneurone, sono necessari ulteriori studi randomizzati per confermare sul lungo periodo questi effetti benefici, in particolare quelli riguardanti la qualità della vita, la mobilità e mortalità, il rapporto costo-beneficio e per valutare la migliore tecnica di ventilazione (*i.e.* pressometrica vs volumetrica).

Eccezion fatta per l'ultimo punto, appare difficile che clinici o Comitati Etici possano accettare di condurre uno studio su queste categorie di pazienti quando è ormai accettato nella pratica clinica il ricorso costante alla terapia ventilatoria croni-

22

ca nel momento in cui questi malati presentano segni e sintomi di ipoventilazione alveolare notturna e/o presenza di ipercapnia diurna. Si rammenta a questo proposito l'editoriale di Hill relativo allo studio pubblicato da Vianello e collaboratori su un gruppo di pazienti affetti da distrofia muscolare di Duchenne e insufficienza respiratoria cronica: "enough is enough" (Hill, 1994; Vinello et al, 1994). Tuttavia, vi è spazio per alcune considerazioni critiche.

I pazienti affetti da cifoscoliosi, sequele di tubercolosi polmonare o esiti di poliomielite sono abbastanza omogenei e, conseguentemente, i dati disponibili in letteratura sono da considerasi acquisiti. Tutti gli studi condotti su questi pazienti sono concordi nel riportare un miglioramento della sopravvivenza con l'avvento della terapia ventilatoria cronica, specie quella a pressione positiva intermittente, come evidenziato in diverse serie di pazienti francesi, olandesi, inglesi e nord-americani. Finalmente nel 2008 è stato pubblicato su Chest un nuovo articolo relativo a uno studio condotto in Svezia su una coorte di 188 pazienti affetti insufficienza respiratoria cronica da sequele tubercolari (Jager at al, 2008). Di questi pazienti, con un'età media superiore a 70 anni, 103 hanno ricevuto OTLT da sola mentre i rimanenti 85 ventilazione meccanica prevalentemente di tipo non invasivo (in 15 di questi è stata associata ossigenoterapia). Questo lavoro rappresenta sostanzialmente la misura della quotidiana attività clinica, almeno di quel Paese, dal momento che i dati analizzati erano quelli raccolti nel registro nazionale svedese relativo all'ossigenoterapia domiciliare e alla terapia ventilatoria domiciliare. A testimonianza di questo, gli Autori riportano una larga variabilità del comportamento clinico all'interno dello stesso Paese, dal momento che in alcune aree venivano prescritte solo ossigenoterapia o solo ventilazione meccanica. I dati registrati sono comunque unidirezionali a favore di una differenza di mortalità tra i due gruppi, nettamente a sfavore dei pazienti che ricevevano solo OTLT. L'applicazione della NIV, anche dopo correzione per tutti i fattori di confondimento, si associava a una netta riduzione del rischio di morte, altamente significativa (rischio di morte 0.35; intervallo di confidenza 0.17-0.7). Simili risultati erano stati osservati dagli stessi Autori in una coorte di pazienti affetti da cifoscoliosi.

Purtroppo la stessa uniformità di dati è difficile da ottenere nei pazienti affetti da malattie neuromuscolari. Il motivo principale riguarda le caratteristiche delle patologie di base, estremamente eterogenee sia per età di insorgenza che per evolutività. Le due patologie neuromuscolari più largamente studiate in questo contesto sono sicuramente la Distrofia Muscolare di Duchenne e la Sclerosi Laterale Amiotrofica. La loro storia naturale, in particolare la loro progressione verso l'insufficienza respiratoria cronica, è ora meglio definita ed è quindi possibile impostare per ciascun paziente un protocollo individualizzato di follow-up.

22.1
Distrofia muscolare di Duchenne

La storia naturale della distrofia di Duchenne, come ricordavamo prima, è ben conosciuta ed è caratterizzata da una progressiva perdita di volume polmonare successivamente alla perdita totale della deambulazione e la costrizione in carrozzina; allorquando la Capacità Vitale scende al di sotto di 1 litro il tasso di sopravvivenza a 5 anni è pari all'8%. La comparsa di desaturazioni notturne abitualmente si verifica dopo questa fase, con comparsa di insufficienza respiratoria globale intorno ai 18-20 anni. La comparsa di ipercapnia diurna è un marker importantissimo di severità clinica dal momento che l'aspettativa di vita è mediamente di 9-10 mesi. L'avvento della terapia ventilatoria sistematica nei pazienti affetti da distrofia di Duchenne ha comportato un innalzamento dell'età media di morte passando da 19 anni a 25, con un tasso di sopravvivenza a 1 e 5 anni pari a 85% e 73% rispettivamente.

La storia della terapia ventilatoria cronica in corso di Duchenne ha subito negli anni alterne fortune, specie dopo la pubblicazione nel 1994 di uno studio francese ove si dimostrava un peggioramento della prognosi nei pazienti sottoposti a terapia ventilatoria (Raphael et al, 1994). Quello studio è stato condotto per testare l'ipotesi se un precoce impiego della terapia ventilatoria notturna potesse avere un ruolo nel ritardare il declino della funzione respiratoria, in particolare l'insorgenza dell'insufficienza respiratoria. In quello studio vennero arruolati 70 pazienti, nei quali era documentabile la comparsa di un iniziale declino della Capacità Vitale. La metodologia di arruolamento dei pazienti e le modalità di trattamento terapeutico sono stati oggetto di numerose critiche (a posteriori). In particolare, le maggiori critiche hanno riguardato l'assenza di una specifica valutazione cardiologica, il mancato impiego di umidificatore, l'assenza di dati relativi alla funzione respiratoria durante il sonno. Infatti in un'analisi a posteriori limitata ai 19 pazienti (10 di questi nel gruppo sperimentale) che presentavano sintomi di ipoventilazione notturna, la ventilazione non invasiva determinava nel breve periodo un miglioramento dei gas ematici e nel lungo periodo (un anno) un miglioramento dei sintomi associati all'ipoventilazione notturna.

Le linee guide americane, proposte dall'*American Thoracic Society*, raccomandano l'impiego della NIV nei pazienti con apnee ostruttive del sonno (*Ostructive Sleep Apnea*, OSA), fenomeno particolarmente comune in questi pazienti, o in presenza di insufficienza respiratoria cronica (American Toraci Society, 2004). Infatti Vianello e collaboratori nel 1994 hanno chiaramente dimostrato in uno studio controllato ma non randomizzato come 5 pazienti con distrofia di Duchenne in fase avanzata erano sopravvissuti dopo 2 anni, mentre 4/5 dei pazienti che avevano rifiutato il trattamento erano deceduti (Vinello et al, 1994). La ricerca del momento più giusto in cui iniziare il trattamento ventilatorio in questa categoria di pazienti è sempre stato un punto cruciale. Ward e collaboratori hanno condotto uno studio randomizzato e controllato su un gruppo di pazienti affetti da patologie neuromuscolari, inclusa la distrofia muscolare di Duchenne, che presentavano una documentata ipoventilazione alveolare notturna ma normali valori di capnia diurna. I pazienti erano stati suddivisi in due gruppi: il primo riceveva terapia ventilatoria notturna mentre il secondo fungeva da gruppo di controllo. In questo secondo gruppo la ventilazione non invasiva poteva essere instaurata per quei pazienti che nel corso del follow-up di 2 anni avessero sviluppato ipercapnia diurna, più di tre episodi di infezioni broncopolmonari o sintomi di ipoventilazione alveolare non più controllabili. I risultati sono stati inequivocabili: il 70% dei pazienti del gruppo di controllo ha richiesto l'inizio della

22

terapia ventilatoria già nel primo anno di follow-up; al termine del secondo anno il 90% dei pazienti del gruppo di controllo era in trattamento ventilatorio cronico (Ward et al, 2005).

21.2
Indicazioni per la NIV in pazienti con malattie restrittive toraco-polmonari o con malattie neuromuscolari

Le linee guida più recenti, peraltro già citate, suggeriscono di iniziare la NIV nei pazienti con sintomi di ipoventilazione diurna che presentino ipercapnia o desaturazioni notturne (SpO$_2$ <88% per più di 5 minuti consecutivamente). Nelle patologie neuromuscolari maggiormente progressive la NIV è raccomandata se sintomi di ipoventilazione notturna od ortopnea sono presenti in pazienti con pressione inspiratoria massima alla bocca (MIP) <60% del valore predetto o Capacità Vitale <50% del valore predetto. Nella Tabella 22.1 sono riassunte le indicazioni alla terapia ventilatoria domiciliare nei pazienti con patologie restrittive toraco-polmonari e/o malattie neuromuscolari. La ventilazione a pressione negativa intermittente è stata progressivamente abbandonata con l'avvento di ventilatori a pressione positiva, sia a supporto di pressione che di volume, appositamente studiati per l'impiego domiciliare. La scelta della modalità di ventilazione e dei tipi di maschera da utilizzare sono sostanzialmente lasciati alle scelte/preferenze del medico e del paziente. Sorprendentemente, non vi sono dati disponibili in letteratura che hanno confrontato in modo sistematico le differenti modalità di ventilazione a pressione positiva in questo tipo di pazienti. La realtà quotidiana, come fotografata da un'indagine in Europa, sembra evidenziare una prevalente applicazione della modalità pressometrica rispetto alla volumetrica. Tuttavia, a nostro giudizio questo aspetto dovrà essere indagato più attentamene in futuro, soprattutto in quei pazienti che si avviano a una progressiva dipendenza dal ventilatore. Nella Tabella 22.2 sono indicati i possibili vantaggi e svantaggi delle due modalità di ventilazione.

Tabella 22.1 Indicazioni all'avviamento della ventilazione non invasiva

Indicazioni alla terapia ventilatoria	
Assoluta	PaCO$_2$ diurna > 45 mmHg
Oppure	Ortopnea o sintomi di ipoventilazione notturna (cefalea mattutina, ipersonnolenza diurna, sonno disturbato con frequenti risvegli)
In associazione ad uno dei seguenti:	Capacità vitale < 50% del teorico MIP/MEP < 60% teorico SaO$_2$ notturna < 88% > 5 minuti consecutivi Frequenti riacutizzazioni

Tabella 22.2 Principali differenze dei ventilatori a pressione positiva intermittente a supporto di volume o di pressione

Ventilatori a supporto di volume	
Vantaggi	Volume corrente stabile
	Silenziosità
	Minore consumo energetico con maggiore durata delle batterie
	Utilizzabile nelle manovre di assistenza alla tosse
	Ventilazione buccale
Svantaggi	Spesso pesanti
	Gestione degli allarmi
Ventilatori a supporto di pressione	
Vantaggi	Leggeri
	Minore costo
	Compensazione delle perdite dalla maschera
	Allarmi disattivabili
Svantaggi	Più rumorosi
	EPAP sempre presente
	Volume corrente non sempre garantito
	Non utilizzabili durante le manovre di assistenza alla tosse
	Ventilazione buccale difficile

Per quanto attiene le maschere di ventilazione, un studio condotto su un gruppo di pazienti con insufficienza respiratoria cronica ha evidenziato che le maschere nasali sono meglio tollerate delle oronasali o dei sistemi con cuscinetti nasali. Le maschere oronasali appaiono però le più efficaci nell'abbassare il livello di CO_2. Questi dati sono in linea con l'esperienza clinica, che sembra favorire l'impiego della maschere nasali come interfaccia di riferimento per la ventilazione non invasiva a lungo termine. In ogni caso, pazienti con eccessive perdite d'aria attraverso la bocca o con coinvolgimento bulbare avanzato possono essere meglio gestiti con interfacce oronasali. Queste maschere dovrebbero avere una valvola di sicurezza e un sistema di sgancio rapido per minimizzare i rischi di asfissia nel caso di blocco del ventilatore o i rischi di aspirazione in caso di vomito. Nel trattamento ventilatorio a lungo termine dei pazienti neuromuscolari fortemente dipendenti dal respiratore ha un ruolo importante l'impiego della ventilazione buccale (in genere diurna): essa consente, affiancata alla ventilazione nasale notturna, il mantenimento della ventilazione non invasiva anche in continuo, con buon comfort e basso rischio di sviluppo di lesioni da decubito.

22

Letture consigliate

Annane D, Orlikowski D, Chevret S et al (2007) Nocturnal mechanical ventilation for chronic hypoventilation in patients with neuromuscular and chest wall disorders. Cochrane Database Syst Rev (4):CD001941

Bach JR, Alba AS, Saporito LR (1993) Intermittent positive pressure ventilation via the mouth as an alternative to tracheostomy for 257 ventilator users. Chest 103(1):174-182

Bach JR, Robert D, Leger P, Langevin B (1995) Sleep fragmentation in kyphoscoliotic individuals with alveolar hypoventilation treated with NIPPV. Chest 107(6):1552-1558

Bach JR, Rajaraman R, Ballanger F et al (1998) Neuromuscular ventilatory insufficiency: effect of home mechanical ventilator use vs oxygen therapy on pneumonia and hospitalization rates. Am J Phys Med Rehabil 77(1):8-19

Barbé F, Quera-Salva MA, de Lattre J et al (1996) Long-term effects of nasal intermittent positive-pressure ventilation on pulmonary function and sleep architecture in patients with neuro-muscular diseases. Chest 110(5):1179-1183

Baydur A, Layne E, Aral H et al (2000) Long term non-invasive ventilation in the community for patients with musculoskeletal disorders: 46 years experience and review. Thorax 55(1):4-11

Bourke SC, Tomlinson M, Williams TL et al (2006) Effects of non-invasive ventilation on survival and quality of life in patients with amyotrophic lateral sclerosis: a randomised controlled trial. Lancet Neurol 5(2):140-147

Cazzolli PA, Oppenheimer EA (1996) Home mechanical ventilation for amyotrphic lateral sclerosis: nasal compared to tracheostomy-intermittent positive pressure ventilation. J Neurol Sci 139 Suppl:123-128

Duiverman ML, Bladder G, Meinesz AF, Wijkstra PJ (2006) Home mechanical ventilatory support in patients with restrictive ventilatory disorders: a 48-year experience. Respir Med 100(1):56-65

Ellis ER, Bye PT, Bruderer JW, Sullivan CE (1987) Treatment of respiratory failure during sleep in patients with neuromuscular disease. Positive-pressure ventilation through a nose mask. Am Rev Respir Dis 135(1):148-152

Finder JD, Birnkrant D, Carl J et al [American Thoracic Society] (2004) Respiratory care of the patient with Duchenne muscular dystrophy: ATS consensus statement. Am J Respir Crit Care Med 170(4):456-465

Gonzalez J, Sharshar T, Hart N et al (2003) Air leaks during mechanical ventilation as a cause of persistent hypercapnia in neuromuscular disorders. Intensive Care Med 29(4):596-602

Gustafson T, Franklin KA, Midgren B et al (2006) Survival of patients with kyphoscoliosis receiving mechanical ventilation or oxygen at home. Chest 130(6):1828-1833

Hill NS (1994) Noninvasive positive pressure ventilation in neuromuscular disease. Enough is enough! Chest 105(2):337-338

Jäger L, Franklin KA, Midgren B et al (2008) Increased survival with mechanical ventilation in post-tuberculosis patients with the combination of respiratory failure and chest wall deformity. Chest 133(1):156-160

Leger P, Bedicam JM, Cornette A et al (1994) Nasal intermittent positive pressure ventilation. Long-term follow-up in patients with severe chronic respiratory insufficiency. Chest 105(1):100-105

Masa JF, Celli BR, Riesco JA et al (1997) Noninvasive positive pressure ventilation and not oxygen may prevent overt ventilatory failure in patients with chest wall diseases. Chest 112(1):207-213

Navalesi P, Fanfulla F, Frigerio P et al (2000) Physiologic evaluation of noninvasive mechanical ventilation delivered with three types of masks in patients with chronic hypercapnic respiratory failure. Crit Care Med 28(6):1785-1590

Oppenheimer EA (1995) Amyotrophic lateral sclerosis: care, survival and quality of life on home mechanical ventilation. In: Robert D, Make BJ, Leger P et al (eds) Home mechanical ventilation. Arnette Blackwell, Paris

Pinto AC, Evangelista T, Carvalho M et al (1995) Respiratory assistance with a non-invasive ventilator (Bipap) in MND/ALS patients: survival rates in a controlled trial. J Neurol Sci 129 Suppl:19-26

Piper AJ, Sullivan CE (1996) Effects of long-term nocturnal nasal ventilation on spontaneous breathing during sleep in neuromuscular and chest wall disorders. Eur Respir J 9(7):1515-1522

Raphael JC, Chevret S, Chastang C, Bouvet F (1994) Randomised trial of preventive nasal ventilation in Duchenne muscular dystrophy. French Multicentre Cooperative Study Group on Home Mechanical Assistance in Duchenne de Boulogne Muscular Dystrophy. Lancet 343(8913):1600-1604

Restrick LJ, Fox NC, Braid G et al (1993) Comparison of nasal pressure support ventilation with nasal intermittent positive pressure ventilation in patients with nocturnal hypoventilation. Eur Respir J 6(3):364-370

Robert D, Gérard M, Leger P et al (1983) [Permanent mechanical ventilation at home via a tracheostomy in chronic respiratory insuffucuency]. La ventilation mechanique a domicile definitive par tracheostomie de l'insuffisant respiratoire chronique. Rev Fr Mal Respir 11(6):923-936

Schönhofer B (2002) Choice of ventilator types, modes, and settings for long-term ventilation. Respir Care Clin N Am 8(3):419-445

Simonds AK, Elliott MW (1995) Outcome of domiciliary nasal intermittent positive pressure ventilation in restrictive and obstructive disorders. Thorax 50(6):604-9

Simonds AK (2006) Recent advances in respiratory care for neuromuscular disease. Chest 130(6):1879-1886

Teschler H, Stampa J, Ragette R et al (1999) Effect of mouth leak on effectiveness of nasal bilevel ventilatory assistance and sleep architecture. Eur Respir J 14(6):1251-1257

Vianello A, Bevilacqua M, Salvador V et al (1994) Long-term nasal intermittent positive pressure ventilation in advanced Duchenne's muscular dystrophy. Chest 105(2):445-448

Ward S, Chatwin M, Heather S, Simonds AK (2005) Randomised controlled trial of non-invasive ventilation (NIV) for nocturnal hypoventilation in neuromuscular and chest wall disease patients with daytime normocapnia. Thorax 60(12):1019-1024

Willson GN, Piper AJ, Norman M et al (2004) Nasal versus full face mask for noninvasive ventilation in chronic respiratory failure. Eur Respir J 23(4):605-609

Basi razionali del trattamento ventilatorio durante il sonno

23

23.1
Fisiologia

Il sonno si associa normalmente a modificazioni importanti di molte funzioni fisiologiche, ivi compresa la respirazione. Le differenze più importanti tra la veglia e il sonno riguardano la posizione corporea, il controllo del respiro, le modificazioni delle resistenze al flusso, la risposta ventilatoria alle variazioni di carico e la coordinata attivazione dei muscoli respiratori.

Durante il sonno si apprezza una riduzione di circa il 10-15% della ventilazione minuto, essenzialmente dovuta a una riduzione del volume corrente senza apprezzabili variazioni della frequenza respiratoria. Queste variazioni sono attribuibili primariamente a una minore richiesta metabolica, a un incremento marcato delle resistenze delle vie aeree superiori e a una minore risposta ventilatoria all'incremento di carico. I gas ematici si assestano su valori ovviamente diversi rispetto alla veglia, con una riduzione di circa 4-10 mmHg della PaO_2 e un incremento di circa 3-7 mmHg a carico della $PaCO_2$. La risposta ventilatoria alle variazioni dei gas ematici è diversa durante il sonno, generalmente attenuata rispetto alla veglia. Ad esempio, il *set point* della CO_2, vale a dire il valore di pressione parziale di anidride carbonica nel sangue in cui la ventilazione inizia ad aumentare, è più alto durante il sonno rispetto alla veglia e la *slope* della relazione lineare tra livello di ventilazione e capnia appare attenuata, sia in condizione di aria ambiente che in condizioni di iperossia e ipossia. L'entità di queste variazioni sono da riferirsi alle fasi di sonno profondo con massima stabilità dei sistemi di controllo. In effetti, durante le fasi di transizione veglia-sonno il respiro può essere irregolare con presenza di apnee centrali e *clusters* di respiro periodico. Ovviamente esiste una larga variabilità interindividuale in tutti gli aspetti sinora considerati. Infatti Dunroy e collaboratori hanno analizzato in un gruppo di soggetti normali, sia in veglia che durante il sonno, le variazioni della pressione parziale di CO_2 di fine espirazione ($PETCO_2$) tra condizione normale e respirazione attraverso uno spazio morto correlandole al livello di risposta ventilatoria allo stimolo ipercapnico (HCVR). Durante la veglia non si è osservata alcuna relazione significativa tra le variazioni di PETCO$_2$ e la *slope* della risposta all'ipercapnia, contrariamente a quanto osservato durante il sonno. In particolare, i soggetti con minore risposta ventilatoria all'ipercapnia hanno mostrato un maggiore incremento della PETCO$_2$ durante applicazione di uno spazio morto (sino a 8 mmHg) (Dunroy et al, 2003).

Le variazioni a carico dei gas ematici non sono solo attribuibili alle variazioni fisiologiche del livello di ventilazione. Durante il sonno infatti, rispetto a quanto misurato in veglia, si apprezza una riduzione della Capacità Funzionale Residua (CFR) del 7% durante il sonno NREM, e maggiore durante il sonno REM. Questa riduzione è attribuibile a diversi fattori: *pooling* centrale del sangue, riduzione della *compliance* polmonare, riduzione del tono dei muscoli respiratori, chiusura precoce delle vie aeree periferiche. Le fisiologiche variazioni della distribuzione della ventilazione e dell'aerazione polmonare durante il sonno sono state recentemente oggetto di studio anche con una metodica nuova rispetto al passato. Appelberg e collaboratori hanno recentemente studiato un gruppo di dieci soggetti normali utilizzando una metodica di TC spirale durante il sonno (Appelberg et al, 2007). Durante la veglia nessuna variazione significativa nel rapporto gas/tessuto è stata apprezzata, a livello di FRC, tra le regioni cranio-caudali, mentre è stato confermato un aumento della densità polmonare passando dalle regioni ventrali a quelle dorsali. Al contrario, durante il sonno gli Autori hanno rilevato una riduzione del 9% dell'aerazione delle regioni dorsali rispetto ai dati ottenuti in veglia e andamento opposto nelle regioni ventrali, con un incremento del 6%. La riduzione dell'aerazione polmonare durante il sonno osservata nelle regioni dorsali era correlata in modo significativo con il valore di CFR registrata in veglia: maggiore il livello di CFR e minore la riduzione del volume polmonare durante il sonno. Questi dati confermano che la riduzione del tono muscolare e la riduzione del valore di CFR con chiusura delle piccole vie aeree dipendenti sono i fattori maggiormente determinanti della perdita di volume polmonare osservata durante il sonno.

L'attività muscolare dei muscoli respiratori durante il sonno subisce anch'essa modificazioni importanti. Il primo dato riguarda la riduzione dell'attività tonica dei muscoli dilatatori delle vie aeree superiori, cui va attribuito il marcato incremento delle resistenze delle vie aeree superiori. L'attività di pompa muscolare ovviamente non viene modificata in modo significativo durante le fasi di sonno NREM. La situazione cambia in modo radicale durante il sonno REM: in questa fase, causa l'atonia dei muscoli anti-gravitari, tutta l'attività respiratoria è sostenuta dal diaframma. Infatti, vi sono dati che suggeriscono un incremento dell'attività elettrica del diaframma durante la fase REM, che viene però persa per perdita di efficienza nell'accoppiamento neuro-meccanico osservato durante questa particolare fase del sonno. In effetti durante i movimenti oculari, la cosiddetta *fase REM fasica*, si apprezza una notevole irregolarità dell'attività elettrica diaframmatica con comparsa o accentuazione di paradosso respiratorio, brevi apnee centrali e ulteriore irregolarità del pattern respiratorio (Fig. 23.1).

In conclusione, durante il sonno avvengono importanti modificazioni fisiologiche dell'attività respiratoria, il cui controllo è principalmente di tipo chimico. I siste-

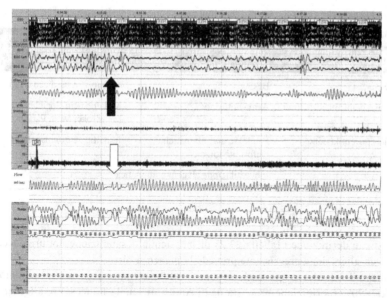

Fig. 23.1 Epoca di 4 minuti di sonno REM di un paziente obeso affetto da BPCO. Le *frecce* indicano i movimenti oculari e la presenza di paradosso respiratorio (vedi il testo per maggiori informazioni)

mi di controllo continuano a operare, sebbene le soglie di "intervento" siano ovviamente innalzate. In altri termini, l'organismo reagisce regolarmente solo in presenza di modificazioni importanti (ad esempio grosse variazioni dei gas ematici, carico meccanico sostenuto, ecc.) nell'unico modo possibile, cioè con un risveglio che ripristina le condizioni tipiche dello stato di veglia. Questo delicato equilibrio, tra il bisogno di mantenere un sonno il più possibile costante e il mantenimento di corretta omeostasi, è ovviamente soggetto a grosse variabilità individuali che riguardano non solo le variabili respiratorie sopra considerate ma anche quelle relative allo stesso sonno (ipno-tipo, *arousability*, variazioni età-dipendenti, ecc.).

23.2
Condizioni patologiche

Il sonno rappresenta un momento cruciale per la respirazione per i motivi che ricordavamo in precedenza. Le alterazioni respiratorie durante il sonno rappresentano attualmente un gruppo di patologie di grande interesse sia epidemiologico sia di gestione sanitaria.

Da un punto di vista nosografico descriviamo patologie che compaiono esclusivamente durante il sonno e condizioni patologiche preesistenti che assumono caratteristiche peculiari durante il sonno (Tabella 23.1). In questo capitolo ci occuperemo sostanzialmente dei meccanismi fisiopatologici che determinano condizioni di ipossiemia e ipercapnia durante il sonno.

23

Tabella 23.1 Quadri clinici più comuni di alterazioni respiratorie durante il sonno

Patologie respiratorie presenti esclusivamente durante il sonno	Patologie respiratorie con quadri caratteristici durante il sonno	Patologie extra-respiratorie con alterazioni respiratorie durante il sonno
OSAS	BPCO	Scompenso cardiaco cronico
Sindrome delle apnee centrali	Asma notturno	Malattie neurologiche (*i.e.* stroke, M. di Parkinson)
Obesità-ipoventilazione	Patologie diaframmatiche/ Deformità toraciche	Malattie neuromuscolari
	Ipoventilazione alveolare idiopatica	

L'attuale definizione (Tabella 23.2) di ipossiemia/desaturazione notturna secondaria a un'alterazione preesistente prevede la presenza di:

- almeno il 30% del tempo totale di sonno trascorso con saturazione ossiemoglobinica <90% (definizione proposta dagli Autori di scuola francese) o, alternativamente, almeno 5 minuti di sonno con saturazione ossiemoglobinica inferiore a 90% e al valore di nadir <85%, con una parte più consistente di tale tempo appartenente alla fase REM del sonno (definizione proposta dagli Autori di scuola nord-americana);
- assenza di altre condizioni che possano spiegare queste alterazioni (*i.e.* altre patologie, uso/abuso di farmaci o sostanze, ecc.).

Le definizioni di ipoventilazione alveolare durante il sonno proposte sono:

- incremento di almeno 10 mmHg della $PaCO_2$ durante il sonno rispetto a quanto osservato in posizione supina nella veglia precedente il sonno (secondo lo standard proposto dall'*American Academy of Sleep Medicine* – AASM);
- emogasanalisi notturna che dimostra ipercapnia o un incremento della $PaCO_2$ non proporzionato a quanto osservato durante la veglia (secondo la classificazione internazionale delle condizioni patologiche, *International Classification of Diseases* – ICD IX).

I principali meccanismi fisiopatologici che determinano alterazioni delle ventilazione durante il sonno sono riassunti nella Tabella 23.3, mentre nella Tabella 23.4 sono riassunti i principali sintomi clinici di ipoventilazione alveolare notturna. In generale, i pazienti affetti da molte condizioni patologiche croniche possono presentare valori di pressione parziale di ossigeno (PaO_2) più bassi durante il sonno rispetto ai quelli riscontrati in veglia. Le modificazioni dello scambio gassoso durante il sonno e il conseguente impatto prognostico sono stati particolarmente studiati nei pazienti affetti da BPCO, condizione patologica che considereremo estesamente sia per l'ovvio impatto epidemiologico sia perché l'ossigenoterapia domiciliare notturna è stata proposta inizialmente ed esclusivamente per questa patologia. Una condizione di ipossiemia in veglia tende ad aggravarsi durante il sonno, ma l'ampiezza della desaturazione notturna può differire marcatamente tra i vari pazienti, indipendentemente dal valore di PaO_2 in veglia.

Tabella 23.2 Criteri diagnostici per i quadri di ipoventilazione/ipossiemia correlati al sonno

Quadro patologico	Criteri diagnostici
Ipoventilazione alveolare idiopatica sonno-correlata	A. La polisonnografia dimostra episodi di respiro rapido e superficiale per più di 10 secondi associati a desaturazione, frequenti arousal associati ad alterazioni respiratorie o badi-tachicardia. B. Assenza di patologie polmonari primitive, alterazioni scheletriche o patologie neuromuscolari periferiche che influenzino la ventilazione. C. Il disturbo non è meglio spiegato ad un altro disturbo di varia natura (sonno, internistico, neurologico, mentale, uso/abuso di farmaci o altre sostanze).
Ipoventilazione alveolare congenita	A. Il paziente in età perinatale mostra respiro superficiale, o cianosi con apnea, durante il sonno. B. L'ipoventilazione peggiora durante il sonno rispetto alla veglia. C. La risposta ventilatoria all'ipossia o all'ipercapnia è assente o ridotta. D. La polisonnografia dimostra severa ipossia con ipercapnia, generalmente senza apnea. E. Il disturbo non è meglio spiegato da altri disturbi del sonno, altre cause mediche o neurologiche, uso/abuso di farmaci o sostanze.
Ipossiemia/Ipoventilazione sonno-correlata da patologie polmonari parenchimali o vascolari	A. Presenza di patologie parenchimali polmonari o vascolari reputate la causa principale di ipossiemia. B. La polisonnografia o l'emogasanalisi arteriosa eseguita durante il sonno mostrano almeno uno dei segni: • una SaO_2 durante il sonno <90% per almeno 5 minuti con un nadir /<85% • almeno il 30% del tempo totale di sonno con SaO_2 <90% • gas ematici durante il sonno con $PaCO_2$ molto elevata o con un incremento sproporzionato rispetto ai valori registrati in veglia C. Il disturbo non è meglio spiegato da altri disturbi del sonno, altre cause mediche o neurologiche, uso/abuso di farmaci o sostanze.

(Cont. ↓)

(cont. **Tabella 32.2**)

Quadro patologico	Criteri diagnostici

Ipossiemia/Ipoventilazione sonno-correlata da ostruzione cronica della basse vie aeree	A. Presenza di ostruzione bronchiale cronica (FEV1 <70% del predetto) reputata la causa principale di ipossiemia.
	 B. La polisonnografia o l'emogasanalisi arteriosa eseguita durante il sonno mostrano almeno uno dei segni:
	    • una SaO_2 durante il sonno <90% per almeno 5 minuti con un nadir /<85%
	    • almeno il 30% del tempo totale di sonno con SaO_2 <90%
	    • gas ematici durante il sonno con $PaCO_2$ molto elevata o con un incremento sproporzionato rispetto ai valori registrati in veglia
	 C. Il disturbo non è meglio spiegato da altri disturbi del sonno, altre cause mediche o neurologiche, uso/abuso di farmaci o sostanze.

Ipossiemia/Ipoventilazione sonno-correlata da patologie neuromuscolari o della gabbia toracica	A. Presenza di una patologia neuromuscolare o della gabbia toracica reputata la causa principale di ipossiemia.
	 B. La polisonnografia o l'emogasanalisi arteriosa eseguita durante il sonno mostrano almeno uno dei segni:
	    • una SaO_2 durante il sonno <90% per almeno 5 minuti con un nadir /<85%
	    • almeno il 30% del tempo totale di sonno con SaO_2 <90%
	    • gas ematici durante il sonno con $PaCO_2$ molto elevata o con un incremento sproporzionato rispetto ai valori registrati in veglia
	 C. Il disturbo non è meglio spiegato da altri disturbi del sonno, altre cause mediche o neurologiche, uso/abuso di farmaci o sostanze.

Tabella 23.3 Principali fattori di rischio e relativi meccanismi per la comparsa di disturbi respiratori durante il sonno

Fattori di rischio	Meccanismi
Ipoventilazione durante la fase REM	Atonia dei muscoli antigravitari. Diaframma unico muscolo che sostiene la ventilazione
Debolezza del diaframma	Può essere isolata o inserita nel contesto di una alterazione muscolare diffusa. Massima compromissione durante il decubito supino in fase REM
Incremento delle resistenze delle UA	Debolezza della muscolatura bulbare. Ipotonia dei muscoli dilatatori del faringe durane la fase REM. Alterazioni anatomiche (retrognatia, macroglossia). Ipertrofia adeno-tonsillare, infezioni ricorrenti delle prime vie aeree, stati di atopia (tutte condizioni frequenti nei pazienti in età evolutiva)
Sindrome disventilatoria restrittiva	Deformità della gabbia toracica. Scoliosi. Obesità. Atelettesie polmonari con comparsa di desaturazioni notturne
Riduzione della sensibilità chemorecettoriale	Deprivazione cronica di sonno. Ipoventilazione cronica con incremento dei bicarbonati sierici. Alterazione primitiva dei centri respiratori o del corpo carotideo
Alterazioni del SNC	Ipersonnia primitiva

Tabella 23.4 Principali sintomi associati a ipoventilazione alveolare notturna

Comparsa di dispnea durante le attività comuni della vita quotidiana
Ortopnea in pazienti con alterazioni del diaframma
Scarsa qualità del sonno: insonnia, incubi, frequenti risvegli
Cefalea notturna o al risveglio
Sintomi diurni quali sonnolenza, faticabilità, astenia, perdita di forza
Riduzione della performance intellettuale
Perdita di appetito e calo ponderale
Complicazioni ricorrenti (infezioni respiratorie)
Segni clinici di cuore polmonare

I test di funzionalità polmonare correlano poco con il grado di ipossiemia notturna, poiché su questa influiscono le comorbilità eventualmente presenti, quali l'insufficienza cardiaca e le apnee ostruttive durante il sonno. Le desaturazioni durante il sonno occorrono più frequentemente durante la fase REM, sia in corso di BPCO che di altre patologie, ma si possono osservare anche durante la fase non-REM, in particolare durante gli stadi I e II del sonno, sebbene generalmente meno profonde e di durata inferiore. Vi è comunque un legame tra i valori di PaO_2 in veglia e durante il sonno: infatti i soggetti con valori più bassi durante la veglia mostrano un quadro più grave durante il sonno. Questa correlazione è principalmente dovuta alla forma della curva di dissociazione dell'emoglobina: una medesima riduzione in ampiezza del valore di PaO_2 ha conseguenze diverse a seconda del valore di SaO_2 di partenza. L'ampiezza delle desaturazioni è maggiore quando il valore di partenza della SaO_2 è vicino o inferiore al 90%.

I pazienti affetti da BPCO con episodi di desaturazione notturna presentano differenze in molte delle variabili funzionali studiate rispetto ai pazienti senza desaturazione. Un recente studio di Toraldo e collaboratori ha evidenziato che gli indici funzionali che meglio identificano i pazienti con desaturazione notturna sono la percentuale di tempo trascorso con $SaO_2 < 90\%$ (T_{90}), la pressione arteriosa polmonare media e i valori di $PaCO_2$ (Toraldo et al, 2005).

Il ruolo svolto dalle desaturazioni notturne nella storia naturale della BPCO non è ancora completamente chiarito. Maggiore attenzione da parte dei ricercatori è stata rivolta ai pazienti con un valore di PaO_2 maggiore di 60 mmHg, cioè con ipossiemia diurna moderata o assente. È stato proposto che le desaturazioni notturne che si verificano nei soggetti che non hanno una significativa ipossiemia diurna potrebbero indurre la comparsa ipertensione polmonare permanente, accelerando lo sviluppo di cuore polmonare. Fletcher e collaboratori hanno dimostrato come pazienti desaturatori notturni presentino un tasso di sopravvivenza più basso rispetto ai soggetti non-desaturatori (Fletcher 1991). Un loro successivo studio sembra suggerire come il trattamento con ossigeno terapia degli episodi di desaturazione notturna si associ a una migliore sopravvivenza rispetto a quella dei pazienti non sottoposti a tale trattamento (Fletcher 1992). Tuttavia, la differenza tra i due gruppi era al limite della significatività statistica. Successivamente, Chaouat e collaboratori non hanno evidenziato nei pazienti con desaturazioni notturne valori di pressione arteriosa polmonare più elevata rispetto ai non desaturatori (1997). Altri due diversi studi sulla sopravvivenza di pazienti con BPCO in terapia con ossigeno a lungo termine per ipossiemia moderata (Gòrecka e Veale) hanno portato a risultati simili: il trattamento con ossigenoterapia a lungo termine non migliora la sopravvivenza in questo tipo di pazienti. Infine, Chaouat e collaboratori (2001), in uno studio di follow-up della durata di 2 anni, hanno evidenziato come la presenza di ipossiemia notturna isolata, o peggioramento durante il sonno di un quadro di ipossiemia moderata, non favoriscano lo sviluppo di ipertensione arteriosa polmonare né determinino un peggioramento dei gas diurni.

Tuttavia, Sergi e collaboratori, in uno studio prospettico con un follow-up di 42 mesi, hanno dimostrato come le desaturazioni notturne possano essere un fattore di rischio indipendente per lo sviluppo di insufficienza respiratoria cronica nei pazienti con BPCO con PaO_2 diurna >60 mmHg. Infine, altri studi longitudinali hanno dimostrato come le desaturazioni notturne siano più frequentemente riscontrabili in quei pazienti con un più veloce declino della meccanica polmonare, come dimostrato da un più rapido peggioramento del FEV_1 o dal maggiore incremento della $PaCO_2$.

La comparsa di desaturazioni notturne in pazienti con BPCO è stata messa in relazione a svariate cause, comprese le variazioni nella meccanica respiratoria, il peggioramento del *mismatch* V/Q, l'incremento delle resistenze nelle vie aeree, la diminuzione della forza dei muscoli respiratori. Ballard e collaboratori hanno osservato che la fase REM del sonno determina una significativa riduzione nella ventilazione minuto correlata al decremento del volume corrente e una marcata diminuzione del drive neuro-muscolare (Ballard et al, 1995). Al contrario, non è stata osservata alcuna variazione a carico dei volumi polmonari e delle resistenze delle vie aeree inferiori tra lo stato di veglia, di sonno NREM e di sonno REM. Inoltre, il fisiologico incremento delle resistenze nelle vie aeree superiori durante il sonno può contribuire al decremento della ventilazione minuto. In un successivo lavoro condotto da Becker e collaboratori su un gruppo di pazienti affetti da diverse patologie respiratorie croniche, è emersa come causa principale di desaturazione notturna la riduzione della ventilazione alveolare, particolarmente evidente durante la fase REM. Sulla base di questi risultati, gli Autori hanno concluso che l'eventuale terapia per la correzione delle desaturazione durante il sonno REM debba consentire il ripristino di un'adeguata ventilazione alveolare durante il sonno (Becker et al, 1999).

I pazienti affetti da BPCO presentano un elevato lavoro respiratorio già durante la veglia a causa dell'ostruzione cronica delle vie aeree e di una condizione di iperinflazione alveolare, mentre i pazienti con patologie restrittive toraciche presentano principalmente un aumentato carico di tipo elastico per ridotta *compliance* polmonare e toracica (condizione peraltro frequente in molte patologie neuro-muscolari). La capacità di generare forza da parte dei muscoli respiratori in corso di BPCO appare ridotta a causa di anormalità strutturali e funzionali, a volte così importanti da impedire di sostenere un incremento del lavoro respiratorio. Il diaframma, analogamente ad altri muscoli scheletrici, risponde al sovraccarico con un adattamento cellulare e funzionale. Tuttavia, differentemente da quanto avviene per gli altri muscoli scheletrici dove, dopo una fase di sovraccarico, si ha il riposo e il recupero, l'attività del diaframma non può essere interrotta, producendo una condizione di sovraccarico cronico. Inoltre, la sua capacità di adattamento a queste condizioni sfavorevoli può essere compromessa da diversi fattori quali uno stato nutrizionale scadente, una terapia corticosteroidea protratta e condizioni di ipossia cronica. Di conseguenza, una disfunzione o un danno a livello del diaframma possono essere attribuibili sia all'eccessivo carico resistivo che a fattori clinici avversi che contrastano e superano le sue capacità di adattamento. Infatti, Macgowan e collaboratori hanno evidenziato come l'entità delle alterazioni strutturali del diaframma siano proporzionali alla compromissione del flusso aereo: la percentuale di area diaframmatica danneggiata era compresa tra 4 e 34% del totale (Macgowan et al, 2001). In soggetti con un diaframma meno efficiente o debole, la fisiologica riduzione dell'attività dei muscoli intercostali e accessori durante la fase REM, analoga a quella di tutti i muscoli anti-gravitari, determina una significativa riduzione della pressione inspi-

23

ratoria, contribuendo così alla genesi di ipoventilazione alveolare. Nei pazienti affetti da BPCO avanzata o da patologie neuromuscolari, i muscoli inspiratori accessori, quali lo sterno-cleido-mastoideo, lo scaleno e i muscoli addominali, giocano un ruolo importante nell'aumentare la ventilazione durante la veglia e il sonno NREM, ma non durante il sonno REM.

Lo stato di sonno, soprattutto la fase REM, è caratterizzato da un aumento delle resistenze nelle vie aeree superiori. Recentemente, O'Donoghue e collaboratori, studiando un gruppo di pazienti affetti da BPCO di grado severo con ipercapnia diurna, hanno osservato che la comparsa di ipoventilazione alveolare durante il sonno era correlata al livello di capnia durante la veglia, all'indice di massa corporea, alla severità della limitazione del flusso inspiratorio durante il sonno REM e all'indice di apnea/ipoapnea. Di conseguenza, l'obesità e la riduzione di calibro delle vie aeree superiori, anche in assenza di episodi di apnea o ipoapnea, determinano un ulteriore aumento del lavoro inspiratorio (O'Donoghue et al, 2003).

Allo stesso tempo, i medesimi Autori hanno osservato che, allorquando venga ridotto il livello di carico resistivo delle vie aeree superiori durante il sonno, ad esempio utilizzando miscele di elio e ossigeno, i pazienti con BPCO ipercapnici in veglia non aumentano il grado di ventilazione ma semplicemente riducono proporzionalmente il lavoro inspiratorio dei muscoli. Questo dato ribadisce che durante il sonno la ventilazione minuto fisiologicamente si riduce rispetto ai valori abituali della veglia tranquilla.

Tuttavia, molti pazienti possono presentare più di una condizione patologica respiratoria associata al sonno. L'associazione tra BPCO e apnee ostruttive durante il sonno (OSA) è stata descritta a metà degli anni '80 da Flenley che la definì "sindrome *overlap*" (Flenley, 1985). Diversi lavori, condotti prevalentemente su casistiche selezionate, hanno evidenziato un'alta prevalenza di OSA in pazienti con BPCO o, al contrario, un'alta prevalenza di BPCO in pazienti con OSA. Tuttavia, i dati ottenuti nello *Sleep Heart Health Study* non hanno confermato un aumento della prevalenza di OSA nei pazienti affetti da BPCO, a testimonianza di una semplice aggregazione casuale tra due patologie molto frequenti nella popolazione generale e non di una connessione fisiopatologica.

Tuttavia, è stato dimostrato che la sindrome di *overlap* predispone alla comparsa di ipossiemia e ipercapnia diurne, indipendentemente dalla funzione polmonare. L'OSA sembra essere un'importante causa di ipossiemia e ipercapnia in quei pazienti nei quali la gravità delle alterazioni dello scambio gassoso appare eccessiva rispetto al livello di deterioramento della funzione polmonare. Chan e collaboratori hanno osservato che pazienti BPCO con ipercapnia presentano un numero maggiore di disturbi respiratori durante il sonno, un indice di massa corporea superiore e una sezione trasversale delle vie aeree superiori minore rispetto ai pazienti normocapnici con un quadro di funzionalità respiratoria simile (Chan et al, 1990).

Un dato importante da considerare, sia nella genesi delle alterazioni dello scambio gassoso durante il sonno che come sua conseguenza, è la qualità del sonno nei pazienti con patologia respiratoria cronica. Ad esempio, i pazienti con BPCO presentano una più alta prevalenza di insonnia, di eccessiva sonnolenza diurna e di incubi notturni rispetto alla popolazione generale. I dati polisonnografici mostrano una minore efficienza del sonno, una riduzione della fase REM del sonno e numerose transizioni tra le varie fasi del sonno. La scarsa qualità del sonno può rappresentare un fattore predisponente allo sviluppo di fatica cronica e ridotta qualità di vita usualmente riportata da questi pazienti. I meccanismi di alterazione della struttura ipnica sono dibattuti, potendo essere messi in relazione con lo scambio gassoso, l'assunzione di farmaci o con lo stato di compromissione generale. Peraltro, l'ottimizzazione della terapia farmacologica, con miglioramento del livello di dispnea, favorisce anche un miglior controllo dell'insonnia. L'ipossia stimola il sistema di attivazione reticolare, e vi è una forte associazione tra ipossiemia e numero di risvegli o microrisvegli. Tuttavia, la loro frequenza non sembra diminuire dopo terapia con ossigeno durante le ore notturne, suggerendo che non sia l'ipossiemia ma alcuni fenomeni correlati, quali l'ipercapnia, ad agire come stimolo all'insorgenza di *arousals*.

23.3
Sindrome delle apnee ostruttive durante il sonno – Sindrome Obesità-Ipoventilazione

La sindrome delle apnee ostruttive durante il sonno (OSAS) rappresenta una condizioni patologica molto frequente, attualmente considerata una vera e propria emergenza respiratoria. Le più recenti indagini epidemiologiche indicano una prevalenza di OSAS (presenza di eventi respiratori patologici associati a sintomi) pari a circa il 5% dei maschi adulti e circa il 3% delle donne adulte; tuttavia, dopo la menopausa, le differenze tra i due sessi tendono a ridursi. Al contrario, considerando esclusivamente la presenza di disturbi respiratori durante il sonno, indipendentemente dalla presenza di sintomi, la prevalenza aumenta significativamente sino a 24%.

La patologia è caratterizzata da episodi di ricorrenti di ostruzione totale o parziale delle vie aeree superiori (rispettivamente apnee o ipopnee/limitazione di flusso inspiratoria) che comportano frequenti risvegli, episodi di desaturazione ossiemoglobinica, oscillazioni delle frequenza cardiaca e della pressione arteriosa sistemica e polmonare. Innumerevoli studi hanno chiaramente definito l'impatto di questa patologia su mortalità, morbilità respiratoria e cardio-cerebrovascolare, ridotta capacità di guida, alterazioni neuropsicologiche, livello socio-economico, ecc. La terapia ventilatoria notturna, segnatamente quella con CPAP, rappresenta attualmente il trattamento di prima scelta; la sua efficacia è stata oggetto di numerosi studi che ne hanno confermato l'efficacia sui sintomi (ivi compresa la sonnolenza diurna), le alterazioni polmonari, quelle cardio-vascolari, ivi compresa quelle sulla funzione vascolare.

Gli ultimi due decenni hanno visto un incremento di almeno quattro volte della prevalenza di obesità, in particolar modo quella di terzo tipo altrimenti definita morbigena (BMI >40 kg/m^2). Conseguentemente, è progressivamente aumentato il numero di pazienti affetti da alterazioni respiratorie associate all'obesità, in primo luogo la Sindrome Obesità-Ipoventilazione (OHS). Questo termine è stato diversamente utilizzato in letteratura nel corso degli anni. Inizialmente, è stato coniato per definire pazienti con obesità severa, insufficienza respiratoria globale, severa ipoventila-

23

zione/ipossiemia durante il sonno in assenza di episodi di apnea-ipopnea ostruttiva. Attualmente, questo termine viene utilizzato per definire pazienti affetti da obesità (BMI ≥30 Kg/m^2), ipoventilazione alveolare cronica con presenza di ipercapnia (PaCO$_2$ ≥45 mmHg) e ipossiemia diurna (PaO$_2$ <70 mmHg) e disturbi respiratori durante il sonno. Nella maggior parte dei pazienti (circa il 90%) il disturbo respiratorio durante il sonno è la *sleep apnea* ostruttiva (OSA), mentre nel restante 10% l'alterazione è rappresentata da una franca e costante ipoventilazione notturna con rari eventi di apnea o ipopnea (indice orario di apnea-ipopnea <5 eventi per ora); in questo caso, i pazienti devono presentare un incremento del valore di PaCO$_2$ durante il sonno di almeno 10 mmHg rispetto ai dati registrati in veglia. Infine, è necessario ricordare come esista una quota di pazienti affetti da OSAS (stimata del 7% dei pazienti) ma con BMI <30 Kg/m^2 che presentano ipercapnia diurna.

I pochi dati disponibili, generalmente provenienti da serie retrospettive, dimostrano un netto incremento della prevalenza di OHS con l'incremento del BMI; nei pazienti con BMI >40 si stima una prevalenza di circa il 25%, un incremento del consumo di risorse sanitarie e una maggiore mortalità rispetto ai soggetti di pari peso senza ipercapnia. Uno studio tedesco di Budweiser ha dimostrato come il trattamento ventilatorio della sindrome obesità-ipoventilazione riduca in modo significativo la mortalità a 18 mesi (Budweiser et al, 2007). I meccanismi fisiopatologici che determinano la comparsa di ipercapnia cronica in una parte dei pazienti obesi non sono stati completamente chiariti; la Figura 23.2 riassume i meccanismi più importanti.

La condizione di obesità determina importanti variazioni a carico della funzione respiratoria. In primo luogo, è stata descritta una ridistribuzione dei volumi polmonari con l'incremento ponderale. In particolare, Capacità Vitale e Capacità Polmonare Totale appaiono maggiormente compromesse solo in presenza di BMI elevati, mentre i volumi maggiormente compromessi sono la Capacità Funzionale

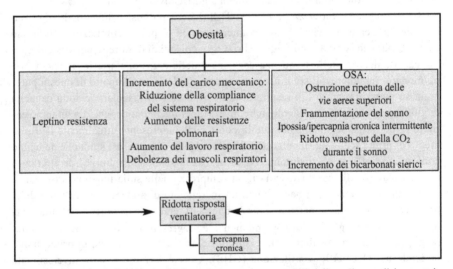

Fig. 23.2 Meccanismi fisiopatologici ipoteticamente responsabili dello sviluppo di ipercapnia cronica diurna in soggetti obesi

Residua e, soprattutto, il Volume di Riserva Espiratorio. La riduzione dei quest'ultimo predispone alla limitazione di flusso espiratoria, documentata in questi pazienti particolarmente in posizione supina, all'incremento delle resistenze delle basse vie aeree e agli squilibri del rapporto ventilazione/perfusione. La *compliance* globale del sistema respiratorio appare significativamente compromessa per riduzione della *compliance* sia polmonare (forse legata al maggiore volume di sangue all'interno del polmone) che della cassa toracica. L'aumento del carico sia elastico che non elastico determina un netto incremento del lavoro respiratorio cui si associa una inefficienza dei muscoli respiratori, sia per motivi meccanici dovuti alla massa di grasso viscerale che per infiltrazione grassa al loro interno. È stato infatti dimostrato un significativo incremento del lavoro respiratorio nei pazienti obesi rispetto ai soggetti di controllo; allo stesso tempo, il lavoro respiratorio nei pazienti obesi ipoventilanti era più che doppio rispetto a quanto osservato in quelli senza ipercapnia ma con stesso valore di BMI.

Il ruolo dell'OSA nel determinare lo sviluppo di ipercapnia diurna è stato particolarmente studiato dal gruppo di New York in una serie importante di lavori (Ayappa, Berger 2000 e 2002, Norman 2006). In sintesi, gli Autori hanno dimostrato che la ventilazione minuto globale durante il sonno nei pazienti con OSAS e ipercapnia diurna non si riduce, o addirittura aumenta, grazie alla marcata iperventilazione che si realizza al termine dell'evento di apnea o ipopnea. Tuttavia si verificherebbe un progressivo accumulo di anidride carbonica allorquando il rapporto tra durata dell'evento respiratorio e fase di iperventilazione aumenti progressivamente a partire da 3:1; in queste condizioni il *wash-out* della CO_2 accumulata durante la fase di apnea/ipopnea sarebbe incompleto. La ventilazione minuto alla fine dell'evento ostruttivo è strettamente associata all'accumulo di CO_2 durante l'evento stesso e rappresenta il principale meccanismo di difesa contro lo sviluppo di ipercapnia cronica nei pazienti con OSA. Questi Autori hanno infatti osservato una relazione inversa tra la *slope* di risposta ventilatoria post-evento (rapporto tra risposta ventilatoria e accumulo di CO_2 durante l'evento respiratorio) e il valore di anidride carbonica misurata in veglia ($r = 0.90$, $P < 0.001$), suggerendo che questo meccanismo di compenso sia in qualche modo alterato nei pazienti OSA con ipercapnia cronica. Ovviamente il livello di BMI gioca un ruolo adiuvante molto importante, influendo negativamente sia sull'accumulo di CO_2 durante l'evento che sulla capacità di *wash-out* alla fine dello stesso. Tuttavia, quanto detto sinora spiega abbastanza bene perché un paziente affetto da OSAS, specie se obeso, accumuli nel sangue anidride carbonica durante le ore di sonno ma non fornisce una spiegazione completa su come si sviluppi una condizione di ipercapnia cronica. A questa domanda ha risposto lo stesso gruppo di ricerca in un recente lavoro (Norman et al, 2006) apparso sul *Journal of Applied Physiology*, ipotizzando una possibile interazione tra sistema respiratorio e renale. Gli Autori, utilizzando un modello sperimentale di cinetica della CO_2, hanno simulato cicli di ipossia e ipercapnia intermittente della durata di 8 ore (simili a quelli tipici di un paziente con OSA) ripetuti per 20 giorni. Il progressivo accumulo di CO_2 durante la notte determina un incremento, ancorché di modesta entità, del bicarbonato sierico che il rene non riuscirebbe a smaltire prima del successivo periodo di sonno, in presenza di una costante di tempo di escrezione del bicarbonato superiore

23

a quella di eliminazione della CO_2. Di conseguenza, si avrebbe un progressivo accumulo di bicarbonati che limita la risposta ventilatoria alla CO_2 rispetto al valore iniziale dal momento che vengono ridotte le variazioni degli idrogenioni per una data variazione di CO_2, risultando così in un progressivo incremento dei valori di CO_2. Peraltro, questa riduzione della risposta ventilatoria alla CO_2 è apprezzabile durante il sonno anche nella reazione di iperventilazione alla fine di un evento di respiratorio di natura ostruttiva.

In conclusione, i più recenti dati in letteratura dimostrano chiaramente come debba essere sfatata la diffusa opinione che i pazienti affetti da OSAS abbiano "a priori" una normale funzione respiratoria. Appare quindi ovvio che una valutazione della funzione respiratoria in questi pazienti debba essere sempre inserita nei protocolli diagnostici per OSA.

Letture consigliate

Appelberg J, Pavlenko T, Bergman H et al (2007) Lung aeration during sleep. Chest 131(1):122-129

Ayappa I, Berger KI, Norman RG et al (2002) Hypercapnia and ventilatory periodicity in obstructive sleep apnea syndrome. Am J Respir Crit Care Med 166(8):1112-1115

Ballard RD, Clover CW, Suh BY (1995) Influence of sleep on respiratory function in emphysema. Am J Respir Crit Care Med 151(4):945-591

Becker HF, Piper AJ, Flynn WE et al (1999) Breathing during sleep in patients with nocturnal desaturation. Am J Respir Crit Care Med 159(1):112-118

Bednarek M, Plywaczewski R, Jonczak L, Zielinski J (2005) There is no relationship between chronic obstructive pulmonary disease and obstructive sleep apnea syndrome: a population study. Respiration 72(2):142-149

Berger KI, Ayappa I, Sorkin IB et al (2000) CO(2) homeostasis during periodic breathing in obstructive sleep apnea. J Appl Physiol 88(1):257-624

Berger KI, Ayappa I, Sorkin IB et al (2002) Postevent ventilation as a function of CO(2) load during respiratory events in obstructive sleep apnea. J Appl Physiol 93(3):917-924

Bradley TD, Rutherford R, Lue F et al (1986) Role of diffuse airway obstruction in the hypercapnia of obstructive sleep apnea. Am Rev Respir Dis 134(5):920-924

Bradley TD, Mateika J, Li D et al (1990) Daytime hypercapnia in the development of nocturnal hypoxemia in COPD. Chest 97(2):308-312

Breslin E, van der Schans C, Breukink S et al (1998) Perception of fatigue and quality of life in patients with COPD. Chest 114(4):958-964

Budweiser S, Riedl SG, Jörres RA et al (2007) Mortality and prognostic factors in patients with obesity-hypoventilation syndrome undergoing noninvasive ventilation. J Intern Med 261(4):375-383

Catterall JR, Douglas NJ, Calverly PM et al (1983) Transient hypoxemia during sleep in chronic obstructive pulmonary disease is not a sleep apnea syndrome. Am Rev Respir Dis 128(1):24-29

Chan CS, Bye PT, Woolcock AJ, Sullivan CE (1990) Eucapnia and hypercapnia in patients with chronic airflow limitation. The role of the upper airway. Am Rev Respir Dis 141(4 Pt 1):861-865

Chaouat A, Weitzenblum E, Krieger J et al (1995) Association of chronic obstructive pulmonary disease and sleep apnea syndrome. Am J Respir Crit Care Med 151(1):82-86

Chaouat A, Weitzenblum E, Kessler R et al (1997) Sleep-related O2 desaturation and daytime pulmonary haemodynamics in COPD patients with mild hypoxaemia. Eur Respir J 10(8):1730-

1735

Chaouat A, Weitzenblum E, Kessler R et al (1999) A randomized trial of nocturnal oxygen therapy in chronic obstructive pulmonary disease patients. Eur Respir J 14(5):1002-1008

Chaouat A, Weitzenblum E, Kessler R et al (2001) Outcome of COPD patients with mild daytime hypoxaemia with or without sleep-related oxygen desaturation. Eur Respir J 17(5):848-855

Chapman KR, Mannino DM, Soriano JB et al (2006) Epidemiology and costs of chronic obstructive pulmonary disease. Eur Respir J 27(1):188-207

Connaughton JJ, Catterall JR, Elton RA et al (1988) Do sleep studies contribute to the management of patients with severe chronic obstructive pulmonary disease? Am Rev Respir Dis 138(2):341-344

Douglas NJ, Calverley PM, Leggett RJ et al (1979) Transient hypoxaemia during sleep in chronic bronchitis and emphysema. Lancet 1(8106):1-4

Dunroy HM, Adams L, Corfield DR, Morrell MJ (2003) CO2 retention in lung disease; could there be a pre-existing difference in respiratory physiology. Respir Physiol Neurobiol 136(2-3):179-186

Fanfulla F, Grassi M, Taurino AE et al (2008) The relationship of daytime hypoxemia and nocturnal hypoxia in obstructive sleep apnea syndrome. Sleep 31(2):249-255

Flenley DC (1985) Sleep in chronic obstructive lung disease. Clin Chest Med 6(4):651-661

Fletcher EC, Miller J, Divine GW et al (1987) Nocturnal oxyhemoglobin desaturation in COPD patients with arterial oxygen tensions above 60 mmHg. Chest 92(4):604-608

Fletcher EC, Scott D, Qian W et al (1991) Evolution of nocturnal oxyhemoglobin desaturation in patients with chronic obstructive pulmonary disease and a daytime PaO2 above 60 mmHg. Am Rev Respir Dis 144(2):401-405

Fletcher EC, Donner CF, Midgren B et al (1992) Survival in COPD patients with a daytime PaO2 greater than 60 mmHg with and without nocturnal oxyhemoglobin desaturation. Chest 101(3):649-655

Fleetham J, West P, Mezon B et al (1982) Sleep, arousals, and oxygen desaturation in chronic obstructive pulmonary disease. Am Rev Respir Dis 126(3):429-433

Flick MR, Bloch AJ (1977) Continuous in-vivo monitoring of arterial oxygenation in chronic obstructive lung disease. Ann Intern Med 86(6):725-730

Freedman DS, Khan LK, Serdula MK et al (2002) Trends and correlates of class 3 obesity in the United States from 1990 through 2000. JAMA 288(14):1758-1761

Gòrecka D, Gorzelak K, Sliwinski P et al (1997) Effect of long-term oxygen therapy on survival in patients with chronic obstructive pulmonary disease with moderate hypoxaemia. Thorax 52(8):674-679

Guilleminault C, Cummiskey J, Motta J (1980) Chronic obstructive airflow disease and sleep studies. Am Rev Respir Dis 122(3):397-406

Iber C, Ancoli-Israel S, Chesson AL, Quan SF (2007) The AASM manual for the scoring of sleep and associated events: rules, terminology, and technical specifications, 1st ed. American Academy of Sleep Medicine. Westchester, Illinois, 2007

Hudgel DW, Martin RJ, Johnson B, Hill P (1984) Mechanics of the respiratory system and breathing pattern during sleep in normal humans. J Appl Physiol 56(1):133-137

Jennum P, Riha RL (2009) Epidemiology of sleep apnoea/hypopnoea syndrome and sleep-disordered breathing. Eur Respir J 33(4):907-914

Johnson MW, Remmers JE (1984) Accessory muscle activity during sleep in chronic obstructive pulmonary disease. J Appl Physiol 57(4):1011-1017

Jones RL, Nzekwu MM (2006) The effects of body mass index on lung volumes. Chest 130(3):827-833

Koo KW, Sax DS, Snider GL (1975) Arterial blood gases and pH during sleep in chronic obstructive pulmonary disease. Am J Med 58(5):663-670

Laaban JP, Chailleux E (2005) Daytime hypercapnia in adult patients with obstructive sleep apnea syndrome in France, before initiating nocturnal nasal continuous positive airway pressure

23

therapy. Chest 127(3):710-715

Larsson LG, Lindberg A, Franklin KA et al (2001) Obstructive sleep apnoea syndrome is common in subjects with chronic bronchitis. Reports from the Obstructive Lung Disease in Northern Sweden studies. Respiration 68(3):250-255

Leitch AG, Clancy LJ, Leggett RJ et al (1976) Arterial blood gas tensions, hydrogen ion, and electroencephalogram during sleep in patients with chronic ventilatory failure. Thorax 31(6):730-735

Levi-Valensi P, Weitzenblum E, Rida Z et al (1992) Sleep-related oxygen desaturation and daytime pulmonary haemodynamics in COPD patients. Eur Respir J 5(3):301-307

Levine S, Kaiser L, Leferovich J, Tikunov B (1997) Cellular adaptations in the diaphragm in chronic obstructive pulmonary disease. N Engl J Med 337(25):1799-1806

Lewis CA, Eaton TE, Fergusson W et al (2003) Home overnight pulse oximetry in patients with COPD: more than one recording may be needed. Chest 123(4):1127-1133

Little SA, Elkholy MM, Chalmers GW et al (1999) Predictors of nocturnal oxygen desaturation in patients with COPD. Respir Med 93(3):202-207

Macgowan NA, Evans KG, Road JD, Reid WD (2001) Diaphragm injury in individuals with airflow obstruction. Am J Respir Crit Care Med 163(7):1654-1659

Marshall NS, Barnes M, Travier N et al (2006) Continuous positive airway pressure reduces daytime sleepiness in mild to moderate obstructive sleep apnoea: a meta-analysis. Thorax 61(5):430-434

McNicholas WT (2000) Impact of sleep in COPD. Chest 117(2 Suppl):48S-53S

Mokhlesi B, Kryger MH, Grunstein RR (2008) Assessment and management of patients with obesity hypoventilation syndrome. Proc Am Thorac Soc 5(2):218-225

Mulloy E, McNicholas WT (1993) Theophylline improves gas exchange during rest, exercise, and sleep in severe chronic obstructive pulmonary disease. Am Rev Respir Dis 148(4 Pt 1):1030-1036

Mulloy E, McNicholas WT (1996) Ventilation and gas exchange during sleep and exercise in severe COPD. Chest 109(2):387-394

Mutlu GM, Rubinstein I (2005) The saga of obstructive sleep apnea syndrome and daytime hypercapnia: work in progress. Chest 127(3):698-699

Norman RG, Goldring RM, Clain JM et al (2006) Transition from acute to chronic hypercapnia in patients with periodic breathing: predictions from a computer model. J Appl Physiol 100(5):1733-1741

O'Donoghue FJ, Catchside PG, Ellis EE et al (2003) Sleep hypoventilation in hypercapnic chronic obstructive pulmonary disease: prevalence and associated factors. Eur Respi J 21(6):977-984

O'Donoghue FJ, Catchside PG, Ecker DJ, McEvoy RD (2004) Changes in respiration in NREM sleep in hypercapnic chronic obstructive pulmonary disease. J Physiol 559(Pt 2):663-673

Plywaczewski R, Sliwinski P, Nowinski A et al (2000) Incidence of nocturnal desaturation while breathing oxygen in COPD patients undergoing long-term oxygen therapy. Chest 117(3):679-683

Poole DC, Sexton WL, Farkas GA et al (1997) Diaphragm structure and function in health and disease. Med Sci Sports Exerc 29(6):738-754

Reid WD, Samrai B (1995) Respiratory muscle training for patients with chronic obstructive pulmonary disease. Phys Ther 75(11):996-1005

Resta O, Foschino-Barbaro MP, Bonfitto P et al (2000) Prevalence and mechanisms of diurnal hypercapnia in a sample of morbidly obese subjects with obstructive sleep apnoea. Respir Med 94(3):240-246

Sajkov D, McEvoy RD (2009) Obstructive sleep apnea and pulmonary hypertension. Prog Cardiovasc Dis 51(5):363-370

Sandek K, Andersson T, Bratel T et al (1999) Sleep quality, carbon dioxide responsiveness and hypoxaemic patterns in nocturnal hypoxaemia due to chronic obstructive pulmonary disease

(COPD) without daytime hypoxemia. Respir Med 93(2):79-87

Sanders MH, Newman AB, Haggerty CL et al (2003) Sleep and sleep-disordered breathing in adults with predominantly mild obstructive airway disease. Am J Respir Crit Care Med 167(1):7-14

Sergi M, Rizzi M, Andreoli A et al (2002) Are COPD patients with nocturnal REM sleep-related desaturations more prone to developing chronic respiratory failure requiring long-term oxygen therapy? Respiration 69(2):117-122

Sliwinski P, Macklem PT (1997) Inspiratory muscle dysfunction as a cause of death in COPD patients. Monaldi Arch Chest Dis 52(4):380-383

Stradling JR, Lane DJ (1983) Nocturnal hypoxaemia in chronic obstructive pulmonary disease. Clin Sci (Lond) 64:213-222

Tabachnick E, Muller NL, Bryan AC, Levison H (1981) Changes in ventilation and chest wall mechanics during sleep in normal adolescents. J Appl Physiol 51(3):557-564

Toraldo DM, Nicolardi G, De Nuccio F et al (2005) Pattern of variables describing desaturator COPD patients, as revealed by cluster analysis. Chest 128(6):3828-3837

Trask CH, Cree EM (1962) Oximeter studies on patients with chronic obstructive emphysema, awake and during sleep. N Engl J Med 266:639-642

Veale D, Chailleux E, Taytard A, Cardinaud JP (1998) Characteristics and survival of patients prescribed long-term oxygen therapy outside prescription guidelines. Eur Respir J 12(4):780-784

Vos PJ, Folgering HT, van Herwaarden CL (1995) Predictors for nocturnal hypoxaemia (mean SaO2 < 90%) in normoxic and mildly hypoxic patients with COPD. Eur Respir J 8(1):74-77

White JE, Drinnan MJ, Smithson AJ et al (1995) Respiratory muscle activity and oxygenation during sleep in patients with muscle weakness. Eur Respir J 8(5):807-814

Ventilazione notturna: quando CPAP, quando NIV

24

L'offerta terapeutica per le alterazioni respiratorie durante il sonno si è notevolmente ampliata nel corso degli ultimi anni. In passato le uniche opzioni terapeutiche disponibili erano la ventilazione a pressione positiva continua (CPAP) e la ventilazione a doppio livello di pressione. Progressivamente, nel corso degli anni, sono state introdotte altre modalità di ventilazione quali la CPAP automatica, o auto-CPAP, la AVAPS, la ventilazione servo-adattativa (ASV), l'auto BiPAP sino alla modalità più recente, l'auto-VPAP o la TA-mode (automatica auto-adattativa).

Tra le modalità di ventilazione sopra citate, alcune si prestano a un impiego diffuso a molte patologie, altre invece sono state introdotte per un uso elettivo in alcune condizioni patologiche. Per questo motivo prenderemo in esame i quadri patologici più frequenti.

24.1
Sindrome delle apnee ostruttive durante il sonno (OSAS)

La scelta del trattamento terapeutico dell'OSAS dipende da diversi fattori, essenzialmente dalla severità delle alterazioni respiratorie correlate al sonno e dalla presenza di eventuali comorbidità e della loro severità.

La terapia di prima scelta per il trattamento dell'OSAS è indubbiamente la ventilazione meccanica non invasiva a pressione positiva continua (CPAP). Una rilevante mole di letteratura scientifica ha dimostrato gli effetti positivi di tale terapia, evidenziando al tempo stessi i limiti e le difficoltà di impiego. Le indicazioni a tale terapia, le modalità di identificazione dei pazienti a essa candidabili e le procedure per la sua erogazione sono state definite da diversi documenti, sia internazionali che italiani.

Le indicazioni alla terapia ventilatoria con CPAP sono:
- pazienti con indice di disturbo respiratorio (*Respiratory Disturbance Index* – RDI) >30 eventi/ora, indipendentemente dalla presenza di sintomi;

Ventilazione meccanica non invasiva. Stefano Nava, Francesco Fanfulla
© Springer-Verlag Italia 2010

• pazienti con RDI 5-30 eventi/ora, sintomatici per ipersonnia diurna, compromissione delle funzioni cognitive, insonnia, patologie cardiovascolari.

Il principale meccanismo di azione della ventilazione CPAP è molto semplice.
Essa agisce come un *splint* pneumatico aumentando la pressione endoluminale delle
vie aeree superiori al di sopra del livello della loro pressione di chiusura, impeden-
done così il collabimento. Essa viene applicata attraverso un'interfaccia rappresentata da una maschera che può essere di diverso tipo, generalmente nasale o oro-nasale.
Altre azioni terapeutiche sono l'incremento dei volumi polmonari, la riduzione del-
l'edema delle vie aeree superiori, un più efficiente sistema di controllo del respiro e
il rimodellamento dei muscoli dilatatori della faringe con normalizzazione della loro
funzione.

Sono finalmente disponibili evidenze sostanziali che il trattamento terapeutico
con CPAP sia efficace nel correggere le alterazioni respiratorie durante il sonno,
riducendo il livello di sonnolenza diurna, la funzionalità globale del paziente, la sua
qualità di vita e le *performances* cognitive. Recenti meta-analisi hanno confrontato
gli effetti terapeutici ottenuti con la CPAP rispetto a quelli ottenuti con altre modalità terapeutiche, quali le protesi endo-orali, la terapia conservativa e i placebo. In tutti
i casi, gli Autori hanno concluso ribadendo la superiorità della CPAP nell'ottenere un
controllo ottimale e globale della patologia (Giles, Guest, Patel).

I lavori pubblicati in letteratura generalmente documentano un miglioramento di
tutti gli indici polisonnografici, quali l'indice di apnea-ipopnea (AHI), dell'indice di
desaturazione (ODI) e del livello medio di saturazione ossiemoglobinica rispetto alla
terapia conservativa, posizionale o con utilizzo di placebo, con ulteriore conferma
nelle successive valutazioni di follow-up (Giles, Patel). Parimenti, la CPAP non
influenza negativamente la durata del sonno rispetto al placebo o la terapia posizionale, anzi determina un miglioramento sensibile della macrostruttura del sonno attraverso un incremento della percentuale di sonno ad onde lente e del sonno REM e una
riduzione del numero di risvegli. Ovviamente, i risultati dipendono fortemente dal
livello di compromissione basale.

Gli effetti della CPAP sul livello di sonnolenza e sullo stato funzionale sono piuttosto complessi, anche per le metodiche di misura utilizzate. L'impatto della terapia
ventilatoria mediante CPAP sul livello di sonnolenza, sia obiettivo che soggettivo, è
stato generalmente valutato attraverso la variazioni dello *score* della scala di sonnolenza di Epworth (ESS) proposta da Johns. Alcuni studi, tra cui quello di Ballester,
hanno riportato un miglioramento dello *score* della ESS nei soggetti in terapia ventilatoria rispetto al gruppo trattato con terapia conservativa, sia igiene del sonno che
calo ponderale (Ballester et al, 1999). Una meta-analisi, condotta prendendo in
esame tutti gli studi di tipo controllato e randomizzato pubblicati sino al 2001 su
pazienti con eccessiva sonnolenza diurna in trattamento con CPAP, ha dimostrato
come la terapia ventilatoria produca un miglioramento significativo del livello di
sonnolenza oggettiva e soggettiva, riducendo lo *score* della scala di Epworth e
aumentando la latenza della comparsa di sonno. Questi risultati erano evidenti
soprattutto nei soggetti maggiormente compromessi e con sonnolenza diurna di
grado marcato (ESS >11) ed erano indipendenti dall'età, dal livello di peso corporeo
e dalla nazionalità. Una successiva meta-analisi, eseguita considerando sette studi

randomizzati condotti su soggetti affetti da OSA di grado lieve-moderato (AHI <30 eventi/ora), ha dimostrato come il trattamento con CPAP comporti una riduzione significativa della sonnolenza valutata con ESS (riduzione media di 1.2 punti) e un aumento della vigilanza (incremento pari a 2.1 minuti della latenza media di addormentamento al test di mantenimento veglia). Più recentemente, Siccoli e collaboratori hanno ulteriormente confermato, in uno studio randomizzato e controllato, il miglioramento del livello di sonnolenza diurna durante terapia con CPAP, oltre a un miglioramento della qualità della vita (Siccoli et al, 2008).

I dati disponibili sull'efficacia della terapia con CPAP sulle alterazioni neurocognitive e psicologiche evidenziati nei pazienti affetti da OSA sono ancora limitati. Due differenti studi, condotti però dal medesimo gruppo di ricerca, hanno evidenziato un miglioramento significativo a carico delle funzioni cognitive nei pazienti sottoposta a terapia CPAP rispetto al placebo. Diversamente, i dati riguardanti i miglioramenti a carico di altre funzioni superiori, quali attenzione, memoria e funzioni esecutive, sono contrastanti (Giles).

Simili considerazioni devono essere fatte per quanto riguarda l'impatto della terapia con CPAP sulla qualità di vita. I risultati disponibili non sono univoci, principalmente per le differenti scale di valutazione utilizzate. Alcuni studi riportano risultati favorevoli alla CPAP, mentre in altri non sono state evidenziate differenze significative rispetto alle terapie alternative. Inoltre, la terapia cronica con CPAP sembra garantire un miglioramento anche dei sintomi depressivi, spesso osservati in questi pazienti.

Gli effetti della terapia con CPAP sulle patologie cardiovascolari, in particolar modo l'ipertensione arteriosa, è stato oggetto di numerose ricerca e trial clinici (Becker, Cross, Pepperel). Alcuni studi hanno dimostrato un miglioramento di diversi fattori e meccanismi che sono coinvolti nella morbidità cardiovascolare nei pazienti OSA, ad esempio la riduzione del tono simpatico, dell'infiammazione, dei markers di stress ossidativo e del danno endoteliale. La terapia con CPAP induce un significativo miglioramento della pressione arteriosa, diversamente da quanto osservato nei pazienti trattati con placebo; questi risultati sono stati confermati anche da una recente metanalisi. Infine, altri studi hanno dimostrato una riduzione della morbilità e mortalità cardiovascolare nei pazienti OSA in trattamento con CPAP.

24.1.1
Titolazione della CPAP

La titolazione della CPAP può essere eseguita con diverse modalità, in accordo con il documento del gruppo di studio sui disturbi respiratori durante il sonno dell'Associazione Italiana Pneumologi Ospedalieri e con il protocollo proposto dall'*American Academy of Sleep Medicine* (AASM):
*   indagine polisonnografica completa standard con personale di laboratorio che sorveglia e manualmente modifica i valori di PAP;
*   indagine polisonnografica completa, sorvegliata o non sorvegliata, con utilizzo di dispositivo auto-CPAP;

24

- indagine polisonnografica completa o monitoraggio cardio-respiratorio completo notturno durante terapia con CPAP, il cui valore è stato estrapolato da dispositivo auto-CPAP utilizzato in precedenti registrazioni notturne. La titolazione ottenuta con dispositivo auto-CPAP deve derivare dall'analisi di un periodo di registrazione di almeno 3-4 ore consecutive, durante il quale non vi siano artefatti significativi (perdite di flusso dall'interfaccia, distacco di sensori).

Il *gold standard* di riferimento rimane comunque l'indagine polisonnografica completa e il valore terapeutico di CPAP viene definito come quel valore minimo di pressione positiva capace di correggere gli episodi di apnea, ipopnea, le desaturazioni ossiemoglobiniche a carattere fasico, il russamento e i micro-risvegli correlati alla limitazione di flusso inspiratorio in tutte le posizioni corporee e in tutte le fasi del sonno. L'AASM propone una definizione meno restrittiva del valore terapeutico di CPAP, introducendo tre diversi livelli di risultato:

1. Titolazione Ottimale – riduce l'indice di disturbo respiratorio (RDI) a valori inferiori a 5 eventi/ora per almeno 15 minuti di registrazione, che includono una fase di sonno REM in posizione supina non interrotta da frequenti risvegli;
2. Titolazione Buona – riduce l'RDI globale (riferito all'intera notte) a valori ≤ 10 o di almeno il 50% nei casi in cui il valore basale era <15; la registrazione deve includere almeno una fase REM in posizione supina non interrotta da frequenti risvegli;
3. Titolazione Adeguata – persistenza di un RDI globale >10 ma comunque inferiore al 75% del valore basale, oppure raggiungimento dei criteri di titolazione ottimale o buona per tutta la notte a eccezione della fase REM in posizione supina.

In entrambi i documenti viene ribadito il concetto che la titolazione della CPAP in caso di pazienti che presentano patologie concomitanti quali broncopneumopatia cronica ostruttiva, scompenso cardiaco cronico o patologie neuromuscolari deve necessariamente essere effettuata durante indagine polisonnografica completa standard in camera del sonno.

24.1.2
Aderenza alla terapia

La *compliance* alla terapia ventilatoria è un punto cardine nella gestione di un paziente affetto da OSA. Ottenere un regolare utilizzo del presidio ventilatorio deve essere considerato lo scopo finale di tutta la procedura diagnostica e terapeutica. L'ottimale durata del trattamento con CPAP nel corso della notte non può essere definito poiché dipende da diversi fattori, ad esempio le differenti abitudini di sonno dei pazienti. Tuttavia, un impiego inferiore a 5 ore/notte è universalmente considerato non adeguato. La disponibilità di nuovi dispositivi CPAP che includono al loro interno un sistema di memoria ha reso possibile definire compiutamente il pattern di aderenza al regime terapeutico del singolo paziente ed, eventualmente, definire strategie individuali di intervento per migliorarla. In verità, i pazienti con OSA sembrano mostrare un'aderenza terapeutica decisamente migliore rispetto a quanto comunemente riportato per pazienti affetti da altre patologie croniche, quali ad esempio asma bronchiale, BPCO (ivi compresa l'ossigenoterapia) o lo scompenso cardiaco cronico. Nella vita reale circa la metà dei pazienti utilizza la CPAP tutte le notti per almeno 6 ore; i rimanenti mostrano o un impiego stabilmente inferiore alle 6 ore, oppure si concedono, nell'arco della settimana, alcune pause (tipicamente nel week-end). Tuttavia, mantenere elevata l'aderenza al trattamento appare di estrema importanza perché è ormai chiaro come vi sia una sorta di effetto dose-risposta: maggiore è l'aderenza alla terapia ventilatoria, maggiori sono i miglioramenti ottenibili. Il numero di ore minimo necessario per ottenere risultati terapeutici dipende dal tipo di variabile di outcome considerata, oltre che dalla variabilità individuale: ad esempio, impiego superiore a 4 ore per ottenere nella maggior parte dei pazienti la normalizzazione del livello di sonnolenza soggettivo, oppure superiore a 6 ore per osservare la normalizzazione del livello di sonnolenza misurato oggettivamente.

Il raggiungimento di un livello adeguato di aderenza può essere particolarmente problematico quando le procedure di adattamento alla terapia ventilatoria sono limitate o quando il sistema di *home-care* non è sufficientemente coinvolto nel protocollo educazionale e di follow-up. Questi aspetti possono spiegare la differenza di *compliance* al trattamento con CPAP osservata tra i pazienti americani ed europei. Infatti, in Europa la *compliance* alla CPAP è sistematicamente più alta, generalmente superiore a 5 ore/notte.

Molti studi hanno cercato di identificare i possibili fattori che potevano influenzare, positivamente o negativamente, la *compliance* al trattamento. Globalmente, si può affermare che l'aderenza è maggiore nei pazienti più gravi, maggiormente sonnolenti, o in coloro i quali percepiscono chiaramente il miglioramento clinico. Al contrario, non sembra esserci una diretta relazione con la comparsa di effetti indesiderati. Infine, è stato chiaramente dimostrato che la disponibilità di specifici protocolli di adattamento alla terapia e di supporto educazionale è un fattore critico per ottenere un sostanziale incremento del livello di aderenza alla terapia. Parimenti importante è il tempo che intercorre tra la prescrizione della terapia ventilatoria e l'effettiva disponibilità del presidio terapeutico al domicilio: maggiore sarà il tempo intercorso, minore sarà il livello di *compliance*. Infine, la valutazione dell'aspetto psicologico del paziente consente di meglio identificare i suoi bisogni e aspettative, integrando il tradizionale intervento educazionale con uno specifico supporto psicoemozionale e comportamentale.

24.1.3
Effetti collaterali

La comparsa di effetti collaterali durante il trattamento con CPAP è un evento alquanto frequente, tanto che circa il 60% dei pazienti riporta un qualche tipo di problema durante la terapia, specie nelle prime settimane.

Gli effetti collaterali più comunemente riportati sono congestione nasale, secchezza delle mucose delle prime vie aeree, *discomfort* correlato al flusso di aria fredda. Episodi di epistassi occorrono meno frequentemente ma, talvolta, possono essere severi, mentre la comparsa di congestione nasale può compromettere il proseguimento della terapia. Generalmente i sintomi a carico delle alte vie aeree sono causati da perdite aeree, principalmente da apertura della bocca, che produce un elevato flusso aereo uni-direzionale dal naso alla mucosa orale. La comparsa di questi effetti collaterali può essere prevenuta in vari modi: impiego di un umidificatore riscaldato o maggiore cura nella scelta della maschera di ventilazione. Infatti, la qualità della maschera è un fatto-re altrettanto critico, particolarmente nel prevenire la comparsa di respirazione orale.

24.2
Persistenza dell'OSA nonostante il trattamento con CPAP

È possibile riscontrare ancora un numero significativo di eventi respiratori patologi-ci (apnee, ipopnee, desaturazioni) in soggetti in trattamento con CPAP. Un recente studio è stato condotto da Baltzan e collaboratori con lo scopo di identificare le pos-sibili cause di persistenza del quadro patologico, nonostante una sua apparente cor-rezione al momento della prescrizione della terapia ventilatoria (Baltzan et al, 2006). La prevalenza di pazienti con persistenza di disturbi respiratori era il 17% dell'inte-ro campione (101 pazienti) con un indice di apnea-ipopnea residuo superiore a 10 eventi/ora. Questi pazienti avevano un maggiore peso corporeo al momento della dia-gnosi, richiedevano valori di CPAP più elevati, mostravano un maggior numero di eventi di natura centrale durante la polisonnografia di titolazione, richiedevano più indagini polisonnografiche per la titolazione della CPAP e presentavano maggiori problemi di perdite aeree durante la ventilazione.

Negli ultimi anni è riemerso prepotentemente nella letteratura scientifica un fenomeno noto da molto tempo, sin da quando l'unica possibilità terapeutica per l'OSAS era la tracheotomia a permanenza. Ci riferiamo alla comparsa di eventi ripe-tuti di apnea centrale durante terapia ventilatoria con CPAP efficace nel correggere gli eventi di natura ostruttiva. Tale fenomeno è stato classificato come *Complex Sleep Apnea* (CompSAS). Questo termine deve essere limitato a quelle condizioni in cui il paziente presenta nell'indagine basale un quadro tipico di OSA, generalmente di moderata-severa entità, e durante la terapia con CPAP eventi di natura centrale che si associano a desaturazione e a risvegli. I dati disponibili in letteratura sono pochi e fra loro difformi. La prevalenza di questa forma oscilla tra il 6.5% e il 15%. Tuttavia, dopo un periodo di trattamento con CPAP, la prevalenza sembra ridursi all'1.5%. I differenti tassi di prevalenza osservati nei vari lavori sembrano attribuibili alle diver-se percentuali di pazienti con problemi cardiaci nelle serie di pazienti studiati. Infatti, i fattori di rischio evidenziati in questi studi risentono delle differenti popo-lazioni studiate: nessun fattore di rischio evidenziato nel lavoro di Morgenthaler e collaboratori (Morgenthaler et al, 2006); sesso maschile, storia di patologia cardiaca e presenza di *sleep apnea* centrale nell'indagine basale erano i fattori di rischio emersi nel lavoro di Lehman e collaboratori (Lehman et al, 2007); severità dell'OSA, presenza di un indice di eventi centrali superiore a 5 nella valutazione basale e uso di oppioidi sono stati identificati come fattori di rischio nello studio di Jahaveri e collaboratori (Jahaveri et al, 2009).

24.2.1
Alternative terapeutiche alla CPAP in corso di OSAS

Sostanzialmente vi sono tre possibili alternative alla CPAP in corso di OSAS. Le prime due, la ventilazione a doppio livello di pressione e la ventilazione con auto-BiPAP, sono state proposte per il trattamento di pazienti affetti da OSAS che richiedono valori di CPAP molto elevati, usualmente superiori a 15-17 cmH$_2$O, oppure allorquando la terapia con CPAP non si dimostri efficace.

La ventilazione a doppio livello di pressione è nata proprio con lo scopo di trattare questi pazienti; una possibile modalità di approccio alla titolazione dei parametri di ventilazione è descritta ampiamente nelle linee guida AASM, cui si rimanda per maggiore completezza (Kushida et al, 2008).

La ventilazione con auto-BiPAP (*Respironics auto-BiPAP M series®*) è stata recentemente introdotta nel mercato proprio per consentire una terapia più fisiologica per quei pazienti, generalmente grandi obesi o con elevata *compliance* delle vie aeree, che presentano la persistenza di fenomeni ostruttivi nonostante l'impiego di elevati livelli di pressione positiva. Il meccanismo di funzionamento di questo ventilatore è molto fisiologico, basandosi sul principio che gli eventi ostruttivi delle alte vie aeree si realizzano in momenti diversi del ciclo respiratorio: gli episodi di apnea ostruttiva o di russamento iniziano generalmente nella fase espiratoria, mentre gli episodi di ipopnea o di limitazione di flusso inspiratorio sono eventi tipicamente inspiratori. Questo ventilatore si presta quindi a un impiego nei pazienti che richiedono elevati livelli di pressione positiva oppure nei pazienti che presentano una grossa variabilità degli eventi ostruttivi nel corso della notte, generalmente correlata alla posizione corporea, alla fase di sonno o alle variazioni di resistenza delle alte vie aeree (*i.e.* modificazioni delle resistenze nasali). La titolazione dei parametri di ventilazione deve essere necessariamente individuale, avendo come presupposto i dati ottenuti in una precedente registrazione notturna in cui si era dimostrato il fallimento della terapia con CPAP tradizionale. Il ventilatore presuppone l'identificazione di un livello di EPAP di riferimento e un livello di IPAP massima; l'operatore dovrà poi impostare il livello di differenza massima tra l'IPAP e l'EPAP. Questa apparecchiatura sostanzialmente è capace di modificare dinamicamente e separatamente i livelli di pressione espiratoria e inspiratoria in base alle esigenze del paziente: aumenterà i valori di IPAP in presenza di ipopnee e limitazione di flusso inspiratoria, o i valori di EPAP in presenza di apnee o russamento.

Infine, la terza alternativa terapeutica è rappresentata dalla ventilazione servo-adattativa (ASV). Questa metodica, inizialmente sviluppata per il trattamento del respiro di Cheyne-Stokes nei pazienti affetti da scompenso cardiaco cronico, è stata utilizzata con relativo successo nei pazienti con CompSAS. È difficile prevedere in questo momento un suo impiego sistematico, in considerazione della scarsa conoscenza, come ricordato in precedenza, dei meccanismi fisiopatologici di questa particolare forma di OSAS e della sua evoluzione nel tempo. Infatti, una parte dei pazienti con CompSAS stabilizza il proprio pattern respiratorio dopo un periodo di trattamento con CPAP tradizionale.

24.3
Sindrome Obesità-Ipoventilazione (OHS)

L'approccio terapeutico a questo specifico quadro patologico deve essere obbligatoriamente complesso. Ovviamente il trattamento ventilatorio rappresenta la prima necessità, sia in acuto che in cronico. Nella Figura 24.1 è rappresentata una possibile *flow-chart* di trattamento terapeutico integrato.

I dati disponibili in letteratura dimostrano la notevole efficacia della terapia ventilatoria notturna, sia CPAP che NIV, nel migliorare lo scambio gassoso e controllare adeguatamente lo stato di ipercapnia cronica. Il presupposto principale dell'impiego della CPAP è la stabilizzazione delle vie aeree, sia alte che basse, e il miglioramento dei volumi polmonari, come già sottolineato precedentemente. Spesso però il trattamento ventilatorio con CPAP non appare sufficiente a controllare lo scambio gassoso durante il sonno, con necessità di associare l'ossigenoterapia o di controllare adeguatamente l'ipoventilazione notturna.

Il trattamento ventilatorio non invasivo è ora largamente utilizzato in questi pazienti per il trattamento dell'insufficienza respiratoria acuta (quando appropriata), in alternativa alla ventilazione invasiva, per la prevenzione della re-intubazione in pazienti precedentemente trattati invasivamente per un episodio di insufficienza respiratoria acuta, e per il trattamento dell'insufficienza respiratoria cronica. Le modalità di ventilazione utlizzate sono quelle tradizionali, già descritte per l'insufficienza respiratoria acuta, ivi compresa la ventilazione AVAPS (*Average Volume-Assured Pressure Support*). Non esiste al momento un protocollo standardizzato per la titolazione dei parametri di ventilazione. Negli studi sinora pubblicati, il livello di EPAP viene progressivamente incrementato sino alla correzione degli eventi ostruttivi delle alte vie aeree, mentre il livello di IPAP viene progressivamente incrementato per migliorare la ventilazione minuto (usualmente dai dati disponibili emerge un valore di IPAP superiore di almeno 8 cmH$_2$O alla EPAP). Storre e collaboratori, in uno studio randomizzato *cross-over* di confronto tra CPAP, BiPAP S/T e AVAPS, hanno dimostrato come la ventilazione non invasiva in modalità BiPAP determini un

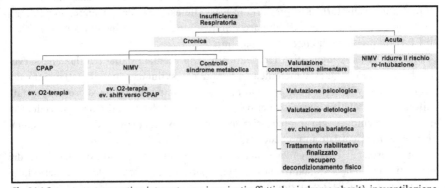

Fig. 24.1 Intervento terapeutico integrato per i pazienti affetti da sindrome obesità-ipoventilazione con insufficienza respiratoria cronica

miglioramento sostanziale dell'ossigenazione notturna, della qualità del sonno e della qualità di vita rispetto alla terapia con CPAP (Storre et al, 2006). La ventilazione in modalità AVAPS determina, rispetto alla BiPAP tradizionale, un ulteriore miglioramento della ventilazione notturna con un più evidente decremento della capnia. A ogni modo, indipentemente dalla modalità di ventilazione, anche per la NIV si evidenzia quanto già conosciuto per la CPAP: l'impiego cronico della ventilazione non invasiva migliora in questi pazienti i volumi polmonari, principalmente aumentanto il volume di riserva espiratorio. Infine, anche in questi pazienti i risultati attesi sono fortemente dipendenti dal livello di aderenza alla terapia, dal momento che il miglioramento dei gas ematici può essere ottenuto solo con un impiego superiore alle 5 ore/notte.

24.4
Ipoventilazione alveolare durante il sonno

24.4.1
Procedure per la prescrizione della ventilazione non invasiva a lungo termine

La maggior parte dei pazienti sottoposti a terapia ventilatoria non invasiva a lungo termine (*Long Term Mechanical Ventilation* - LTMV), siano essi affetti da BPCO o patologie restrittive toraciche o neuromuscolari, ricevono il trattamento terapeutico durante le ore di sonno. Questa scelta terapeutica è spesso compiuta anche per i pazienti con insufficienza respiratoria cronica, e non solo per coloro affetti da disturbi respiratori durante il sonno. Il risultato immediatamente apprezzabile della ventilazione non invasiva, specie quando viene applicata solo durante le ore notturne, è il miglioramento dei gas ematici in veglia, garantendo il miglior comfort per il paziente e la migliore qualità del sonno.

La scelta della modalità e dei parametri di ventilazione è un processo alquanto complesso. L'identificazione dei parametri di ventilazione, nella comune pratica clinica, si basa sulla valutazione delle specifiche alterazioni della funzione respiratoria e sul livello di comfort del paziente, e spesso viene effettuata durante un *trial* diurno misurando le variazioni dei gas ematici e il livello di tolleranza del paziente. Tuttavia, l'efficacia della ventilazione meccanica impostata con questa procedura empirica si è dimostrata simile a quella impostata con criteri fisiologici (*i.e.* studio della meccanica respiratoria) solo durante lo stato di veglia.

La seconda fase, necessaria per tutti i pazienti sottoposti a terapia ventilatoria notturna, riguarda la valutazione dell'adeguatezza della terapia ventilatoria durante il sonno (sia esso *nap* o sonno notturno). Le misure disponibili sono diverse, riassunte nella Tabella 24.1, ma non tutte comunemente disponibili nei centri ospedalieri. A questo proposito, deve essere sottolineato che lo scopo della ventilazione meccanica notturna non è solo quello di migliorare la ventilazione alveolare durante il sonno ma, parimenti, migliorare la qualità del sonno dei pazienti. Infatti, indipendentemente dalla patologia di base e dalla sua severità, scarse conoscenze sono attualmente

24

Tabella 24.1 Indagini per la diagnosi della patologia, la determinazione del livello di compromissione funzionale e l'impostazione dei parametri di ventilazione

Test	Utilizzo	Limiti	Vantaggi
Misura dei volumi polmonari	Sempre necessaria per una corretta diagnosi funzionale e per monitorare il decremento della funzione respiratoria		
Pressioni respiratorie massime alla bocca	Vedi sopra		
Pattern respiratorio durante respiro spontaneo	Importante ma non necessario		Rappresenta una guida alla scelta dei parametri di ventilazione
Pattern respiratorio durante ventilazione in veglia	Consente insieme alla emogasanalisi arteriosa di valutare la risposta alla VM	La quantificazione volume corrente può essere ottenuta solo con l'impiego di tecniche pletismografiche e taratura dei volumi	Guida la scelta dei parametri di ventilazione
Emogasanalisi arteriosa diurna	Necessaria sia in condizioni basali che durante ventilazione	Rilievo solo puntiforme dello stato dei gas ematici	Test di riferimento per valutare durante la veglia i gas ematici e la loro variazione durante VM
Polisonnografia/Poligrafia Notturna	Necessaria per la corretta diagnosi delle alterazioni respiratorie correlate al sonno	Impossibilità ad identificare le fasi di sonno REM (limitatamente al monitoraggio cardio–respiratorio) Alcuni sistemi non utilizzano la pletismografia induttiva	Unica metodica che consente di valutare la relazione paziente/ventilatore e di identificare tutti i fattori che limitano l'efficacia della VM

(cont. ↓)

(*cont.* **Tabella 24.1**)

Test	Utilizzo	Limiti	Vantaggi
Pulso-ossimetria notturna	Valutazione esclusiva dello stato di ossigenazione notturna	Non utilizzabile per valutare l'efficacia della ventilazione	Utile per la titolazione del flusso di O_2
Monitoraggio transcutaneo dei gas ematici	Consente di valutare il trend dei gas ematici	Misure non sempre valide e stabili (necessario confronto con i dati emogasanalitici), ritardo di risposta dei sensori, effetti collaterali legati ai sensori, costi elevati	Possibilità di valutare l'entità del fenomeno di ipoventilazione; valutare la risposta alla terapia ventilatoria durante il sonno
Meccanica respiratoria	Utilissima per l'identificazione fisiologica dei parametri di ventilazione	Relativamente invasiva e complessa che richiede specifiche apparecchiature	I parametri di ventilazione sono identificati sulla base delle specifiche richieste meccaniche del paziente

24

disponibili circa l'impatto della terapia ventilatoria sulla qualità e struttura del sonno o sul miglioramento della ventilazione alveolare. Infatti, è noto come i pazienti affetti da BPCO o insufficienza respiratoria cronica possono presentare diverse alterazioni quali ridotta efficienza o marcata frammentazione del sonno, riduzione percentuale del sonno a onde lente o del sonno REM, frequenti movimenti corporei, episodi di desaturazione ossiemoglobinica. I pochi studi che hanno indagato l'impatto della LTMV sul pattern ipnico hanno generalmente osservato un miglioramento della struttura del sonno rispetto a quanto osservato in condizioni di respiro spontaneo (Fig. 24.2). I fattori che sembrano influenzare negativamente la qualità del sonno durante la ventilazione meccanica sono la comparsa di alterazioni del pattern respiratorio indotte dalla stessa ventilazione (ad esempio apnee centrali, respiro periodico), la scelta di modalità di ventilazione non adatte alle condizioni del paziente, la presenza di perdite a livello della maschera, la presenza di scarsa coordinazione paziente-ventilatore per presenza di sforzi inspiratori inefficaci (Fig. 24.3), fenomeni di asincronia sia della fase inspiratoria che espiratoria. Le modalità di titolazione utilizzate assumono un ruolo determinante nella successiva efficacia globale della terapia ventilatoria. Infatti, in un nostro lavoro condotto su pazienti affetti da patologie neu-

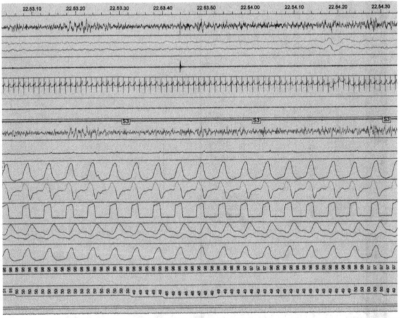

Fig. 24.2 Porzione di registrazione (epoca di 90 secondi) effettuata su un paziente affetto da BPCO e con n quadro di ipoventilazione alveolare durante il sonno. Si può apprezzare una ottimale coordinazione tra il paziente e il ventilatore. I segnali registrati sono (dall'alto in basso): EEG (C$_4$-A$_1$), elettrooculogramma (EOG) sinistro e destro; EMG sottomentoniero; EMG tibiale anteriore sinistro e destro; EKG; EEG (C$_3$-A$_2$); microfono; Volume Corrente; Flusso aereo; pressione in maschera; respirogramma toracico e addominale (con pletismografo induttivo); somma attività toracica ed addominale (metodica pletismografica); SpO$_2$; frequenza cardiaca; posizione corporea

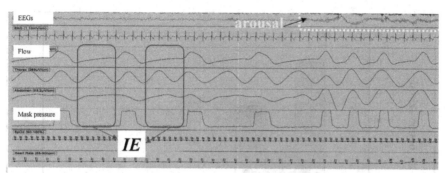

Fig. 24.3 Porzione di registrazione (epoca di 60 secondi) effettuata su un paziente affetto da BPCO in trattamento ventilatio con NIV. Si può apprezzare presenza di sforzi inspiratori inefficaci (IE) ripetuti che inducono reazione di *arousal*. I segnali registrati sono (dall'alto in basso): EEG (C_4-A_1; C_3-A_2), EKG; microfono; Flusso aereo; respirogramma toracico e addominale (con pletismografo induttivo); pressione in maschera; SpO_2; frequenza cardiaca

romuscolari già in ventilazione non invasiva da lungo tempo, si è evidenziato come la titolazione fisiologica (basata sui dati di meccanica respiratoria) dei parametri di ventilazione si associ a un migliore scambio gassoso durante il sonno, oltre che a una migliore qualità del sonno rispetto alla titolazione empirica (sostanzialmente basata sui dati raccolti in veglia). Inoltre, i miglioramenti della qualità del sonno erano sostanzialmente associati alla riduzione del numero di sforzi inspiratori inefficaci (Fanfulla 2005). Un nostro successivo lavoro ha investigato la prevalenza delle asincronie paziente/ventilatore in un gruppo di pazienti (n = 48) affetti da altre patologie croniche, BPCO, obesità-ipoventilazione o cifoscoliosi, già in trattamento ventilatorio domiciliare (Fanfulla, 2007). In primo luogo, mentre nessun paziente presentava sforzi inspiratori inefficaci durante la veglia, solo quattro pazienti durante il sonno avevano un indice orario di sforzi inefficaci <5/ora (Fig. 24.4); in particolare, il numero medio di sforzi inefficaci era 48 ±39.5, senza apprezzabili differenze tra i vari pazienti classificati sulla base della patologia che aveva indotto l'insufficienza respiratoria. Infine, la presenza di sforzi inspiratori inefficaci si associava a un peggioramento dello scambio gassoso notturno. Altri lavori successivi, hanno confermato questi risultati a testimonianza che la titolazione dei parametri di ventilazione nei pazienti affetti da ipoventilazione notturna debba essere effettuata durante il sonno o, quantomeno, debba essere sempre prevista una verifica notturna (polisonnografica o poligrafica) dell'efficacia dei parametri impostati durante la veglia. Sviluppi interessanti da questo punto di vista potranno derivare dall'impiego futuro di nuove modalità di ventilazione, da poco introdotte nel mercato, che si caratterizzano per la possibilità di variare il livello di supporto pressorio in base alle esigenze del paziente, oppure dall'introduzione nei ventilatori tradizionali di sistemi di monitoraggio delle asincronie paziente-ventilatore (Mulquenny, 2007).

Un aspetto spesso trascurato, ma capace di influenzare negativamente i risultati terapeutici, riguarda la scelta dei ventilatori. Diversi studi hanno indagato da diversi punti di vista la *performance* dei ventilatori meccanici usualmente impiegati a livello domiciliare, evidenziando profonde differenze tra i vari modelli a livello di diffe-

24

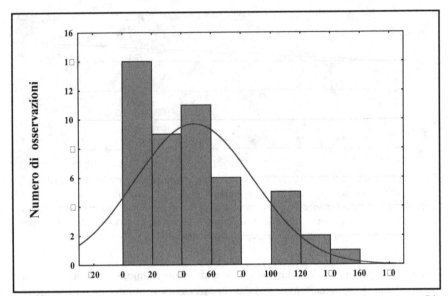

Fig. 24.4 Distribuzione dell'indice orario di sforzi inefficaci durante una registrazione notturna. Riprodotta da Fanfulla et al, 2007, con autorizzazione da Elsevier

renti parametri tecnici: sensibilità e rapidità del trigger, tempo di pressurizzazione, coerenza tra i livelli di pressione positiva impostati e quelli realmente erogati, ecc.

Infine, nel contesto di una terapia a lungo termine, la scelta dalla miglior interfaccia, nonché la gestione domiciliare delle apparecchiature, assumono un ruolo determinante. La possibilità di scelta è ora molto soddisfacente, dal momento che sono disponibili svariati modelli di maschera, nasali, oro-nasali e sistemi derivati dal circuito Adams. I dati disponibili in letteratura non hanno evidenziato significative differenze tra i vari tipi di interfaccia per quanto riguarda l'entità del miglioramento dei gas ematici. La scelta sarà quindi guidata dal paziente sulla base delle sue preferenze con lo scopo di raggiungere il miglior compromesso tra comfort, livello di perdite, facilità d'impiego e compatibilità con il ventilatore domiciliare prescelto. L'indicazione all'associazione di ossigeno dovrà essere valutata individualmente al fine di mantenere un adeguato livello di SaO_2 notturna (> 92%), ma solo dopo aver ottimizzato i parametri di ventilazione.

Infine, una volta iniziato il trattamento ventilatorio domiciliare, dovrà essere verificata la sua efficacia con uno specifico programma di follow-up, attraverso la misura dei gas ematici diurni, degli indici funzionali respiratori notturni o di indicatori soggettivi (qualità della vita, *compliance*, dispnea, sintomi, ecc.). Purtroppo in Italia la gestione domiciliare del paziente con insufficienza respiratoria cronica è ancora scarsamente strutturata con estreme variazioni territoriali, anche all'interno della medesima Regione. Questa carenza lancia profonde ombre sull'efficacia finale degli interventi terapeutici a lungo termine che così faticosamente vengono effettuati sui pazienti con insufficienza respiratoria cronica. Vi sono evidenze sostanziali, grazie a studi condotti in tutto il mondo, compresa l'Italia, che la presenza di un programma di assistenza domiciliare, quale che sia purché elettivamente disegnato per i pazienti affetti da BPCO o insufficienza respiratoria cronica, consente di migliorare la sopravvivenza del paziente, la sua qualità di vita, di ridurre i ricoveri ospedalieri, ivi compresi quelli in ICU, di ridurre il numero di esacerbazioni e quindi, in ultima analisi, di ridurre i costi della patologia respiratoria cronica. È tempo dunque che il movimento pneumologico italiano operi con incisività affinché un modello di gestione globale venga finalmente attuato sulla base dell'esperienza che in altri Stati europei è già ampiamente maturata.

Letture consigliate

Allam JS, Olson EJ, Gay PC, Morgenthaler TI (2007) Efficacy of adaptive servoventilation in treatment of complex and central sleep apnea syndromes. Chest 132(6):1839-1846

Bachour A, Maasilta P (2004) Mouth breathing compromises adherence to nasal continuous positive airway pressure therapy. Chest 126(4):1248-1254

Bachour A, Hurmerinta K, Maasilta P (2004) Mouth closing device (chinstrap) reduces mouth leak during nasal CPAP. Sleep Med 5(3):261-267

Ballester E, Badia JR, Hernàndez L et al (1999) Evidence of the effectiveness of continuous positive airway pressure in the treatment of sleep apnea/hypopnea syndrome. Am J Respir Crit Care Med 159(2):495-501

Baltzan MA, Kassissia I, Elkholi O et al (2006) Prevalence of persistent sleep apnea in patients treated with continuous positive airway pressure. Sleep 29(4):557-563

Baltzan MA, Elkholi O, Wolkove N (2009) Evidence of interrelated side effects with reduced compliance in patients treated with nasal continuous positive airway pressure. Sleep Med 10(2):198-205

Banerjee D, Yee BJ, Piper AJ et al (2007) Obesity hypoventilation syndrome: hypoxemia during continuous positive airway pressure. Chest 131(6):1678-1684

Basner RC (2007) Continuous positive airway pressure for obstructive sleep apnea. N Engl J Med 356(17):1751-1758

Battisti A, Tassaux D, Janssens JP et al (2005) Performance characteristics of 10 home mechanical ventilators in pressure-support mode: a comparative bench study. Chest 127(5):1784-1792

Becker HF, Jerrentrup A, Ploch T et al (2003) Effect of nasal continuous positive airway pressure treatment on blood pressure in patients with obstructive sleep apnea. Circulation 107(1):68-73

Caples SM, Gami AS, Somers VK (2005) Obstructive sleep apnea. Ann Intern Med 142(3):187-197

Consensus Conference (1999) Clinical indications for noninvasive positive pressure ventilation in chronic respiratory failure due to restrictive lung disease, COPD, and nocturnal hypoventilation – a consensus conference report. Chest 116(2):521-534

Cross MD, Mills NL, Al-Abri M et al (2008) Continuous positive airway pressure improves vascular function in obstructive sleep apnoea/hypopnoea syndrome: a randomised controlled trial. Thorax 63(7):578-583

D'Ambrosio C, Bowman T, Mohsenin V (1999) Quality of life in patients with obstructive sleep apnea: effect of nasal continuous positive airway pressure – a prospective study. Chest 115(1):123-129

Dellweg D, Barchfeld T, Klauke M, Eiger G (2009) Respiratory muscle unloading during auto-adaptive non-invasive ventilation. Respir Med 193(11):1706-1712

Devouassoux G, Lévy P, Rossini E et al (2007) Sleep apnea is associated with bronchial inflammation and continuous positive airway pressure-induced airway hyperresponsiveness. J Allergy

Clin Immunol 119(3):597-603

Dimsdale JE, Loredo JS, Profant J (2000) Effect of continuous positive airway pressure on blood pressure: a placebo trial. Hypertension 35(1 Pt 1):144-147

El-Solh AA, Aquilina A, Pineda L et al (2006) Noninvasive ventilation for prevention of post-extubation respiratory failure in obese patients. Eur Respir J 28(3):588-595

Engleman HM, Martin SE, Deary IJ, Douglas NJ (1994) Effect of continuous positive airway pressure treatment on daytime function in sleep apnoea-hypopnea syndrome. Lancet 343(8897):572-575

Engleman HM, Kingshott RN, Wraight PK et al (1999) Randomized placebo-controlled crossover trial of continuous positive airway pressure for mild sleep Apnoea/Hypopnea syndrome. Am J Respir Crit Care Med 159(2):461-467

Faccenda JF, Mackay TW, Boon NA, Douglas NJ (2001) Randomized placebo-controlled trial of continuous positive airway pressure on blood pressurein the sleep apnea-hypopnea syndrome. Am J Respir Crit Care Med 163(2):344-348

Fanfulla F, Delmastro M, Berardinelli A et al (2005) Effects of different ventilator settings on sleep and inspiratory effort in patients with neuromuscular disease. Am J Respir Crit Care Med 172(5):619-624

Fanfulla F, Taurino AE, Lupo ND et al (2007) Effect of sleep on patient/ventilator asynchrony in patients undergoing chronic non-invasive mechanical ventilation. Respir Med 101(8):1702-1707

Gay PC, Hubmayr RD, Stroetz RW (1996) Efficacy of nocturnal nasal ventilation in stable, severe chronic obstructive pulmonary disease during a 3-month controlled trial. Mayo Clin Proc 71(6):533-542

Gay P, Weaver T, Loube D et al (2006) Evaluation of positive airway pressure treatment for sleep related breathing disorders in adult. Sleep 29(3):381-401

Giles TL, Lasserson TJ, Smith BJ et al (2006) Continuous positive airways pressure for obstructive sleep apnoea in adults. Cochrane Database Syst Rev (1):CD001106

Gonzàlez MM, Parreira VF, Rodenstein DO (2002) Non-invasive ventilation and sleep. Sleep Med Rev 6(1):29-44

Guest JF, Helter MT, Morga A, Stradling JR (2008) Cost-effectiveness of using continuous positive airway pressure in the treatment of severe obstructive sleep apnoea/hypopnoea syndrome in the UK. Thorax 63(10):860-865

Guo YF, Sforza E, Janssens JP (2007) Respiratory patterns during sleep in obesity-hypoventilation patients treated with nocturnal pressure support: a preliminary report. Chest 131(4):1090-1099

Haentjens P, Van Meerhaeghe A, Moscariello A et al (2007) The impact of continuous positive airway pressure on blood pressure in patients with obstructive sleep apnea syndrome: evidence from a meta-analysis of placebo-controlled randomized trial. Arch Intern Med 167(8):757-765

Haniffa M, Lasserson TJ, Smith I (2004) Interventions to improve compliance with continuous positive airway pressure for obstructive sleep apnoea. Cochrane Database Syst Rev 18(4):CD003531

Heinemann F, Budweiser S, Dobroschke J, Pfeifer M (2007) Non-invasive positive pressure ventilation improves lung volumes in the obesity hypoventilation syndrome. Respir Med 101(6):1229-1235

Hoy CJ, Vennelle M, Kingshott RN et al (1999) Can intensive support improve continuous positive airway pressure use in patients with the sleep apnea/hypopnea syndrome? Am J Respir Crit Care Med 159(4 Pt 1):1096-1100

Hui DS, Choy DK, Li TS et al (2001) Determinants of continuous positive airway pressure compliance in a group of Chinese patients with obstructive sleep apnea. Chest 120(1):170-176

Insalaco G, Sanna A, Fanfulla F et al La terapia con dispositivo a pressione positiva nelle vie aeree: raccomandazioni per la prescrizione nel soggetto adulto affetto dalla sindrome delle apnee ostruttive nel sonno. Documento dell'associazione Italiana Pneumologi Ospedalieri (AIPO) a cura del gruppo di studio "Disturbi respiratori nel sonno". Disponibile su: www.aiponet.it

Javaheri S, Smith J, Chung E (2009) The prevalence and natural history of complex sleep apnea. J Clin Sleep Med 5(3):205-211

Jaye J, Chatwin M, Dayer M et al (2009) Autotitrating versus standard noninvasive ventilation: a randomized crossover trial. Eur Respir J 33(3):566-571

Jones SE, Packham S, Hebden M, Smith AP (1998) Domiciliary nocturnal intermittent positive pressure ventilation in patients with respiratory failure due to severe COPD: long-term follow up and effect on survival. Thorax 53(6):495-498

Johns MW (1991) A new method for measuring daytime sleepiness: the Epworth Sleepiness Scale. Sleep 14:(6)540–545

Kingshott RN, Vennelle M, Hoy CJ et al (2000) Predictors of improvements in daytime function outcomes with CPAP therapy. Am J Respir Crit Care Med 161(3 Pt 1):866-871

Kribbs NB, Pack AI, Kline LR et al (1993) Objective measurement of patterns of nasal CPAP use by patients with obstructive sleep apnea. Am Rev Respir Dis 147(4):887-895

Krieger J, McNicholas WT, Levy P et al (2002) Public health and medicolegal implications of sleep apnoea. Eur Respir J 20(6):1594-1609

Kushida CA, Littner MR, Hirshkowitz M et al (2006) Practice parameters for the use of continuous and bilevel positive airway pressure devices to treat adult patients with sleep-related breathing disorders. Sleep 29(3):375-380

Kushida CA, Chediak A, Berry RB et al (2008) Positive Airway Pressure Titration Task Force of the American Academy of Sleep Medicine. Clinical guidelines for the manual titration of positive airway pressure in patients with obstructive sleep apnea. J Clin Sleep Med 4(2):157-171

Lehman S, Antic NA, Thompson C et al (2007) Central sleep apnea on commencement of continuous positive airway pressure in patients with a primary diagnosis of obstructive sleep apnea-hypopnea. J Clin Sleep Med 3(5):462-466

Linee Guida di Procedura Diagnostica nella Sindrome delle Apnee Ostruttive nel Sonno dell'Adulto. Commissione Paritetica Associazione Italiana Medicina del Sonno (AIMS) e Associazione Italiana Pneumologi Ospedalieri (AIPO). Disponibili su www.aiponet.it o www.sonnomed.it

Loredo JS, Ancoli-Israel S, Dimsdale JE (1999) Effect of continuous positive airway pressure vs placebo continuous positive airway pressure on sleep quality in obstructive sleep apnoea. Chest 116(6):1545-1549

Marin JM, Carrizo SJ, Vicente E, Agusti AG (2005) Long-term cardiovascular outcomes in men with obstructive sleep apnoea-hypopnoea with or without treatment with continuous positive airway pressure: an observational study. Lancet 365(9464):1046-1053

Marshall NS, Barnes M, Travier N et al (2006) Continuous positive airway pressure reduces daytime sleepiness in mild to moderate obstructive sleep apnoea: a meta-analysis. Thorax 61(5):430-434

Martins De Araùjo MT, Vieira SB, Vasquez EC, Fleury B (2000) Heated humidification or face mask to prevent upper airway dryness during continuous positive airway pressure therapy. Chest 117(1):142-147

Massie CA, Hart RW (2003) Clinical outcomes related to interface type in patients with obstructive sleep apnea/hypopnea syndrome who are using continuous positive airway pressure. Chest 123(4):1112-1118

Massie CA, Hart RW, Peralez K, Richards GN (1999) Effects of humidification on nasal symptoms and compliance in sleep apnea patients using continuous positive airway pressure. Chest 116(2):403-408

McNicholas WT, Bonsigore MR (2007) Sleep apnoea as an independent risk factor for cardiovascular disease: current evidence, basic mechanisms and research priorities. Eur Respir J

24

29(1):156-178

Meecham Jones DJ, Paul EA, Jones PW, Wedzicha JA (1995) Nasal pressure support ventilation plus oxygen compared with oxygen therapy alone in hypercapnic COPD. Am J Respir Crit Care Med 152(2):538-544

Mehta S, Hill NS (2001) Noninvasive ventilation. Am J Respir Crit Care Med 163(2):540-577

Mokhlesi B, Tulaimat A, Evans AT et al (2006) Impact of adherence with positive airway pressure therapy on hypercapnia in obstructive sleep apnea. J Clin Sleep Med 2(1):57-62

Monasterio C, Vidal S, Duran J et al (2001) Effectiveness of continuous positive airway pressure in mild sleep apnea-hypopnea syndrome. Am J Respir Crit Care Med 164(6):939-943

Morgenthaler TI, Kagramanov V, Hanak V, Decker PA (2006) Complex sleep apnea syndrome: is it a unique clinical syndrome? Sleep 29(9):1203-1209

Morgenthaler TI, Aurora RN, Brown T et al (2008) Standards of Practice Committee of the AASM. Practice parameters for the use of autotitrating continuous positive airway pressure devices for titrating pressures and treating adult patients with obstructive sleep apnea syndrome: an update for 2007. An American Academy of Sleep Medicine report. Sleep 31(1):141-147

Mulqueeny Q, Ceriana P, Carlucci A et al (2007) Automatic detection of ineffective triggering and double triggering during mechanical ventilation. Intensive Care Med 33(11):2014-2018

Patel SR, White DP, Malhotra A et al (2003) Continuous positive airway pressure therapy for in treating sleepiness in a diverse population with obstructive sleep apnea: results of a meta-analysis. Arch Intern Med 163(5):565-571

Patruno V, Aiolfi S, Costantino G et al (2007) Fixed and autoadjusting continuous positive airway pressure treatments are not similar in reducing cardiovascular risk factors in patients with obstructive sleep apnea. Chest 131(5):1393-1399

Pelletier-Fleury N, Meslier N, Gagnadoux F et al (2004) Economic arguments for the immediate management of moderate-to-severe obstructive sleep apnoea syndrome. Eur Respir J 23(1):53-60

Pépin JL, Leger P, Veale D et al (1995) Side effects of nasal continuous positive airway pressure in sleep apnea syndrome. Study of 193 patients in two French sleep centers. Chest 107(2):375-381

Pépin JL, Krieger J, Rodenstein D et al (1999) Effective compliance during the first 3 months of continuous positive airway pressure. A European prospective study of 121 patients. Am J Respir Crit Care Med 160(4):1124-1129

Peppard PE, Young T, Palta M, Skatrud J (2000) Prospective study of the association between sleep-disordered breathing and hypertension. N Engl J Med 342(19):1378-1384

Pepperell JC, Ramdassingh-Dow S, Crosthwaite N et al (2002) Ambulatory blood pressure after therapeutic and subtherapeutic nasal continuous positive airway pressure for obstructive sleep apnoea: a randomised parallel trial. Lancet 359(9302):204-210

Pierobon A, Giardini A, Fanfulla F et al (2008) A multidimensional assessment of obese patients with obstructive sleep apnoea syndrome (OSAS): a study of psychological, neuropsychological and clinical relationships in a disabling multifaceted disease. Sleep Med 9(8):882-889

Poulet C, Veale D, Arnol N et al (2009) Psychological variables as predictors of adherence to treatment by continuous positive airway pressure. Sleep Med 10(9):993-999

Redline S, Adams N, Strauss ME et al (1998) Improvement of mild sleep-disordered breathing with CPAP compared with conservative therapy. Am J Respir Crit Care Med 157(3 Pt 1):858-65

Robert D, Argaud L (2007) Non-invasive positive ventilation in the treatment of sleep-related breathing disorders. Sleep Med 8(4):441-452

Schwartz DJ, Karatinos G (2007) For individuals with obstructive sleep apnea, institution of CPAP therapy is associated with an amelioration of symptoms of depression which is sustained long term. J Clin Sleep Med 3(6):631-635

Siccoli MM, Pepperell JC, Kohler M et al (2008) Effects of continuous positive airway pressure on quality of life in patients with moderate to severe obstructive sleep apnea: data from a randomized controlled trial. Sleep 31(11):1551-1558

Storre JH, Seuthe B, Fiechter R et al (2006) Average volume-assured pressure support in obesity-hypoventilation: a randomized crossover trial. Chest 130(3):815-821

Tobin MJ, Jubran A, Laghi F (2001) Patient-ventilator interaction. Am J Respir Crit Care Med 163(5):1059-1063

Vitacca M, Nava S, Confalonieri M et al (2000) The appropriate setting of noninvasive pressure support ventilation in stable COPD patients. Chest 118(5):1286-1293

Vitacca M, Barbano L, D'Anna S et al (2002) Comparison of five bilevel pressure ventilators in patients with chronic ventilatory failure: a physiologic study. Chest 122(6):2105-2114

Vitacca M, Bianchi L, Zanotti E et al (2004) Assessment of physiologic variables and subjective comfort under different levels of pressure support ventilation. Chest 126(3):851-859

Weaver TE, Maislin G, Dinges DF et al (2007) Relationship between hours of CPAP use and achieving normal levels of sleepiness and daily functioning. Sleep 30(6):711-719

Young T, Peppard PE, Gottlieb DJ (2002) Epidemiology of obstructive sleep apnea: a population health perspective. Am J Respir Crit Care Med 165(9):1217-1239

Appendice

Nella stesura delle schede tecniche ci siamo attenuti a quanto riportato dalle ditte costruttrici. Ci siamo imbattuti in errori e incongruenze, difficoltà di interpretazione e mancanza di alcuni dati.

In alcuni casi è stato impossibile reperire anche in rete un manuale operativo o illustrativo.

L'utente e le ditte non ce ne vogliano per questo. Queste schede tendono forse ad "appiattire" le caratteristiche di un ventilatore e a "esaltarne" quelle di altri, ma ricordiamo che quanto descritto sulla carta non corrisponde necessariamente alle *performances* di un ventilatore.

Esistono macchine molto buone, altre decisamente scadenti, anche se la media delle prestazioni è in media elevata, ma ci siamo ben guardati dall'esprimere ogni giudizio soggettivo.

La classificazione dei ventilatori è stata fatta in maniera forse arbitraria, soprattutto per quanto riguarda i "ventilatori da Terapia Intensiva specifici per NIV". Sotto questa dizione abbiamo raggruppato una serie di macchine che hanno la doppia funzione (domiciliare e ospedaliera), ma che permettono un monitoraggio adeguato e la possibilità eventuale di erogare ossigeno ad alto flusso.

Tutto è stato fatto (anche i nostri errori!) in buona fede, per cercare di illustrare ai clinici le principali caratteristiche di ciascun ventilatore in maniera obiettiva.

Ventilazione meccanica non invasiva. Stefano Nava, Francesco Fanfulla
© Springer-Verlag Italia 2010

840 Puritan Bennett

Modalità permesse in modulo NIV
PSV
PCV
A/C volume
BIPAP
SIMV
PAV
PAV plus
Tube Compensation

Uso
Ospedaliero
Adulto
Pediatrico

Caratteristiche
Pressione inspiratoria: da 0 a 70 cmH$_2$O
PEEP: 0-45 cmH$_2$O
Tidal Volume: 25-2500 ml
Frequenza: 1 a 100 b/m
Trigger inspiratorio a pressione: da -0.1 a -20 cmH$_2$O (sotto PEEP)
Trigger inspiratorio a flusso: da 0.2 a 20 L/m
Trigger espiratorio (% del picco): da 1 a 80; da 1L/m a 10 L/m con PAV plus
Rise time (%): da 1 a 100
Picco di flusso: sino a 150 L/m
Tipo onda di flusso: quadro o discendente
FiO$_2$: dal 21 al 100%
Massimo tempo inspiratorio: da 0.2 a 8 s
Tempo di plateau: 0-2.0 s
Tempo di apnea: 10-60 s
Possibilità di "respirone" (sigh)
Possibilità di nebulizzare farmaci
Doppio circuito

Monitoraggio
Schermo a colori con tracce in tempo reale
Monitoraggio meccanica respiratoria con pausa in- ed espiratoria

Alimentazione
Corrente elettrica
Possibilità batteria interna (30 min)

Peso
30-35 Kg (con schermo e fonte di back-up)

e360S-US (Newport)

Modalità permesse in modulo NIV
PSV
PCV
A/C volume
PCV con Volume Target
BIPAP
SIMV
CPAP
Tube Compensation

Uso
Ospedaliero
Adulto
Pediatrico

Caratteristiche
Pressione inspiratoria: da 0 a 60 cmH$_2$O
PEEP: 0-45 cmH$_2$O
Tidal Volume: 20-3000 ml
Frequenza: 1 a 120 b/m
Trigger inspiratorio a pressione: da 0 a -5 cmH$_2$O (sotto PEEP)
Trigger inspiratorio a flusso: da 0.1 a 2 L/m
Trigger espiratorio (% del picco): da 5 a 55
Rise time: da 1 a 19 (unità arbitrarie)
Picco di flusso: sino a 180 L/m
Tipo onda di flusso: quadro o discendente
FiO$_2$: dal 21 al 100%
Possibilità di "respirone" (sigh)
Doppio circuito

Monitoraggio
Schermo a colori con tracce in tempo reale
Monitoraggio meccanica respiratoria con pausa in- ed espiratoria

Alimentazione
Corrente elettrica
Possibilità batteria interna

Peso
17.3 Kg (con schermo e fonte di back-up)

Ventilatori da TERAPIA INTENSIVA con modulo NIV

ENGSTROM (G.E.)

Modalità permesse con modulo NIV
PSV
PCV
CPAP

Uso
Ospedaliero
Adulto
Pediatrico

Caratteristiche
Pressione inspiratoria: 1/30 cmH$_2$O (opzione NIV)
CPAP: 2-15 cmH$_2$O
Frequenza: 0 a 40 b/m
Trigger inspiratorio: flusso 1-9 L/m
Trigger espiratorio: variabile dal 5 all'80%
FiO$_2$: dal 21 al 100%
Massimo tempo inspiratorio: da 0.25 a 4 s
Rise time: variabile 0-500 ms
Doppio circuito
Compensazione perdite: sino 50 L/m

Monitoraggio
Monitoraggio curve in tempo reale
FiO$_2$

Alimentazione
Corrente elettrica

ESPRIT (Respironics)

Modalità permesse con modulo NIV
PSV
PSV timed

Uso
Ospedaliero
Adulto
Pediatrico

Caratteristiche
IPAP/EPAP: 2/25 cmH$_2$O
CPAP: da 0 a 35 cmH$_2$O
Frequenza: 1 a 80 b/m
Rise time: da 0.1 a 0.9 s
Trigger inspiratorio a pressione: da -20 a -0.1 cmH$_2$O
Trigger inspiratorio a flusso: 0.5 a 2° L/min con sistema di flow-by a 3 L/m
Trigger espiratorio: dal 10 al 45% del picco di flusso
FiO$_2$: dal 21 al 100%
Compensazione perdite: 60 L/m
Doppio circuito

Monitoraggio
Schermo a colori con tracce in tempo reale
Misure di meccanica respiratoria con pausa in- ed espiratoria
Interfaccia VueLink

Alimentazione
Corrente elettrica
Possibilità batteria interna

Peso
30 Kg (senza batteria)
39 Kg (con batteria e umidificatore)

Ventilatori da TERAPIA INTENSIVA con modulo NIV

EVITA 2 dura (Draeger)

Modalità permesse (opzione NIV)
PSV
PVC
CPAP
SIMV
BIPAP
MMV

Uso
Ospedaliero
Adulto
Pediatrico

Caratteristiche
Pressione inspiratoria: 0/80 cmH$_2$O
CPAP: 0-35 cmH$_2$O
Frequenza: 0 a 100 b/m
Trigger inspiratorio a flusso: da 0.3 a 15 L/min
FiO$_2$: dal 21 al 100%
Massimo tempo inspiratorio: da 0.1 a 10 s
Rise time: variabile 0-2 s
Picco di flusso: 180 L/m
Doppio circuito

Monitoraggio
Monitoraggio curve in tempo reale
FiO$_2$
Misure meccanica respiratoria

Alimentazione
Corrente elettrica

Peso
27 Kg

EVITA 4 (Draeger)

Modalità permesse (opzione NIV)
PSV
PVC
CPAP
SIMV
BIPAP
APRV
MMV
ILV

Uso
Ospedaliero
Adulto
Pediatrico

Caratteristiche
Pressione inspiratoria: 0/80 cmH$_2$O
CPAP: 0-35 cmH$_2$O
Frequenza: 0 a 100 b/m
Trigger inspiratorio a flusso: da 0.3 a 15 L/min
FiO$_2$: dal 21 al 100%
Massimo tempo inspiratorio: da 0.1 a 10 s
Rise time: variabile 0-2 s
Picco di flusso: 180 L/m
Doppio circuito

Monitoraggio
Monitoraggio curve in tempo reale
FiO$_2$
Misure meccanica respiratoria

Alimentazione
Corrente elettrica

Peso
29 Kg

Ventilatori da TERAPIA INTENSIVA con modulo NIV

EVITA XL (Draeger)

Modalità permesse (opzione NIV)
PSV
PVC
CPAP
SIMV
APRV
BIPAP
MMV

Uso
Ospedaliero
Adulto
Pediatrico

Caratteristiche
Pressione inspiratoria: 0/95 cmH$_2$O
CPAP: 0-50 cmH$_2$O
Frequenza: 0 a 100 b/m
Trigger inspiratorio a flusso: da 0.3 a 15 L/min
FiO$_2$: dal 21 al 100%
Massimo tempo inspiratorio: da 0.1 a 10 s
Rise time: variabile 0-2 s
Picco di flusso: 180 L/m
Doppio circuito

Monitoraggio
Monitoraggio curve in tempo reale
FiO$_2$
Misure meccanica respiratoria

Alimentazione
Corrente elettrica

Peso
29 Kg

EXTEND and EXTEND XT (Taema)

Modalità permesse (opzione NIV)
PSV spontanea
A/C volumetrica
PCV
SIMV

Uso
Ospedaliero
Adulto
Pediatrico

Caratteristiche
Volume corrente: 200-2000 ml (50 ml nel bambino)
Pressione inspiratoria: 0/25 cmH_2O
CPAP: 0-15 cmH_2O
Frequenza: 5 a 50 b/m
Trigger inspiratorio a flusso: 1-20 L/m
Trigger inspiratorio a pressione: -0,1 a -5 cmH_2O
Trigger espiratorio. 0-70% del picco di flusso
FiO_2: 21-100%
Massimo tempo inspiratorio: da 0.3 a 3.5 s
Rise time: variabile 50-150 cmH_2O/s
Picco di flusso: >200 L/m
Doppio circuito

Monitoraggio
Monitoraggio curve in tempo reale
FiO_2
Meccanica respiratoria

Alimentazione
Corrente elettrica

Peso
27 Kg

Ventilatori da TERAPIA INTENSIVA con modulo NIV

Ventilatori da TERAPIA INTENSIVA con modulo NIV

G2 (Hamilton)

Modalità permesse (opzione NIV)
PSV
PVC
CPAP

Uso
Ospedaliero
Adulto
Pediatrico

Caratteristiche
Pressione inspiratoria: 0/60 cmH$_2$O
CPAP: 0-35 cmH$_2$O
Frequenza: 4 a 80 b/m
Trigger inspiratorio a flusso: da 0.5 a 10 cmH2O
Trigger espiratorio: variabile dal 5 al 70%
FiO$_2$: dal 21 al 100%
Massimo tempo inspiratorio: da 0.1 a 9.9 s
Rise time: variabile 50-200 ms
Picco di flusso: 240 L/m
Doppio circuito

Monitoraggio
Monitoraggio curve in tempo reale
FiO$_2$
Misure meccanica respiratoria
Nebulizzazione

Alimentazione
Corrente elettrica

Peso
9,5 Kg

G5 (Hamilton)

Modalità permesse (opzione NIV)
PSV
PVC
CPAP

Uso
Ospedaliero
Adulto
Pediatrico

Caratteristiche
Pressione inspiratoria: 0/100 cmH$_2$O
CPAP: 0-50 cmH$_2$O
Frequenza: 5 a 120 oppure 60 (in SIMV) b/m
Trigger inspiratorio a pressione: da -0.5 a 10 cmH$_2$O
Trigger inspiratorio a flusso: da 0.5 a 10 cmH$_2$O. Automatico in NIV
Trigger espiratorio: variabile dal 5 al 70%
FiO$_2$: dal 21 al 100%
Massimo tempo inspiratorio: da 0.1 a 10 s
Rise time: variabile 25-200 ms
Picco di flusso: 180 L/m
Doppio circuito

Monitoraggio
Monitoraggio curve in tempo reale
FiO$_2$
Misure meccanica respiratoria
Possibilità di funzionare con miscela elio

Alimentazione
Corrente elettrica

Peso
57 Kg

Ventilatori da TERAPIA INTENSIVA con modulo NIV

iVent A20 AB Non-invasive ventilation with Adaptive bi-level (VersaMed)

Modalità permesse
PSV
CPAP
Adaptive Bi-level

Uso
Ospedaliero
Trasporto
Adulto
Pediatrico

Caratteristiche
Pressione inspiratoria: 5/80 cmH$_2$O
PEEP= 0-20 cmH$_2$0
Frequenza: 1 a 80 b/m
Trigger inspiratorio a flusso: 1 a 20 L/m
Trigger inspiratorio a pressione: da -0.5 a -20 cmH$_2$O, oppure off
Picco di flusso: sino a 120 L/m in Adaptive, sino a 180 nelle altre modalità
FiO$_2$: dal 21 al 100%
Massimo tempo inspiratorio: da 0.3 a 3 s, oppure Adaptive
Tempo di apnea: 0-120
Circuito singolo con valvola espiratoria

Monitoraggio
Schermo a colori con tracce in tempo reale
Meccanica respiratoria

Alimentazione
Corrente elettrica
Possibilità batteria interna (2 ore) ed esterna (4 ore)

Peso
10 Kg (con batteria interna ed esterna)

iVent A201 IC +AB (VersaMed)

Modalità permesse
PSV
PCV
A/C volume
CPAP
SIMV
Adaptive Bi-level

Uso
Ospedaliero
Trasporto
Adulto
Pediatrico

Caratteristiche
Pressione inspiratoria: 5/80 cmH$_2$O
PEEP: 0-20 cmH$_2$O
Tidal Volume: 50-2000 ml
Frequenza: 1 a 80 b/m
Trigger inspiratorio a flusso: da 1 a 20 L/m
Trigger inspiratorio a pressione: da -0.5 a -20 cmH$_2$O oppure off
Picco di flusso: sino a 120 L/m in Adaptive, sino a 180 nelle altre modalità
FiO$_2$: dal 21 al 100%
Massimo tempo inspiratorio: da 0.3 a 3 s, oppure Adaptive
Tempo di apnea: 0-120 s
Circuito singolo con valvola espiratoria

Monitoraggio
Schermo a colori con tracce in tempo reale
Meccanica respiratoria

Alimentazione
Corrente elettrica
Possibilità batteria interna (2 ore) ed esterna (4 ore)

Peso
10 Kg (con batteria interna ed esterna)

Ventilatori da TERAPIA INTENSIVA con modulo NIV

Ventilatori da TERAPIA INTENSIVA con modulo NIV

LTV 1200 PULMONETICS (Viasys)

Modalità permesse
A/C volume
SIMV
PSV
PVC
CPAP

Uso
Ospedaliero
Domiciliare
Adulto
Pediatrico

Caratteristiche
Pressione inspiratoria: 1/60 cmH$_2$O (PS), 1/99 (PCV)
CPAP: 0-20 cmH$_2$O
Volume Tidal: 50-2000 ml
Frequenza: 0 a 80 b/m
Trigger inspiratorio: off 1-9 L/m
Trigger espiratorio: variabile
Picco di flusso: sino a 160 L/m
FiO$_2$: dal 21 al 100%
Massimo tempo inspiratorio: da 0.3 a 9.9 s
Rise time: variabile
Singolo circuito con valvola espiratoria

Monitoraggio
Display digitale con possibilità di schermo

Alimentazione
Corrente elettrica
Batteria interna

Peso
6.5 Kg

RAPHAEL (Hamilton)

Modalità permesse (opzione NIV)
PSV
PVC
CPAP

Uso
Ospedaliero
Adulto
Pediatrico

Caratteristiche
Pressione inspiratoria: 0/50 cmH$_2$O
CPAP: 0-35 cmH$_2$O
Frequenza: 4 a 80 b/m
Trigger inspiratorio a flusso: da 1 a 10 cmH$_2$O
Trigger espiratorio: variabile dal 5 al 70%
FiO$_2$: dal 21 al 100%
Massimo tempo inspiratorio: da 0.1 a 9.6 s
Rise time: variabile 50-200 ms
Picco di flusso: 180 L/m
Doppio circuito

Monitoraggio
Monitoraggio curve in tempo reale
FiO$_2$
Misure meccanica respiratoria
Possibilità di funzionare con miscela elio

Alimentazione
Corrente elettrica
Batteria back-up di 60 min

Peso
7.7 Kg

Ventilatori da TERAPIA INTENSIVA con modulo NIV

SERVO NIV PLUS (Maquet)

Modalità permesse
PSV
PVC
CPAP

Uso
Ospedaliero
Adulto
Pediatrico

Caratteristiche
Pressione inspiratoria: 0/32 cmH$_2$O
CPAP: 2-20 cmH$_2$O
Frequenza: 4 a 150 b/m
Trigger espiratorio: variabile dal 10 al 70%
FiO$_2$: dal 21 al 100%
Massimo tempo inspiratorio: da 0.1 a 5 s
Rise time: variabile 0-400 ms
Doppio circuito

Monitoraggio
Monitoraggio curve in tempo reale
FiO$_2$

Alimentazione
Corrente elettrica

TRILOGY 100 (Respironics/Philips)

Modalità permesse (opzione NIV)
PSV spontanea
PSV timed
PCV
A/C volumetrica
SIMV

Uso
Domiciliare
Ospedaliero
Adulto
Pediatrico

Caratteristiche
IPAP: 4-50 cmH$_2$O
EPAP: 0-25 cmH$_2$O (circuiti attivi), 4-25 (circuiti passivi)
CPAP: 4-20 cmH$_2$O
Volume corrente: 50-2000 ml
Pressione inspiratoria: 0/30 cmH$_2$O
Frequenza: 0 a 60 b/m, da 1 a 60 in A/C
Trigger inspiratorio a flusso: 1-9 L/m
Trigger espiratorio: 10-40% del picco di flusso
FiO$_2$: dal 21 al 100%
Massimo tempo inspiratorio: da 0.3 a 5,0 s
Singolo circuito con dispositivo non-rebreathing
Singolo circuito con valvola espiratoria
Ossigeno basso flusso (sino 15 L/m)

Monitoraggio
Monitoraggio analogico tempo reale

Alimentazione
Corrente elettrica
Batteria

Peso
5 Kg (con batteria incorporata)

Ventilatori da TERAPIA INTENSIVA con modulo NIV

VELA (Viasys)

Modalità permesse
A/C volume
SIMV
PSV
PVC
CPAP
PRVC
APRV/BiPhasic

Uso
Ospedaliero
Adulto
Pediatrico

Caratteristiche
Pressione inspiratoria: 1/40 cmH$_2$O (opzione NIV)
CPAP: 0-35 cmH$_2$O
Volume Tidal: 50-2000 ml
Frequenza: 0 a 80 b/m
Trigger inspiratorio: flusso off 1-20 L/m
Trigger espiratorio: variabile dal 5 al 30%
Picco di flusso: sino a 180 L/m
FiO$_2$: dal 21 al 100%
Massimo tempo inspiratorio: da 0.3 a 30 s
Rise time: variabile
Doppio circuito
Umidificatore attivo e passivo

Monitoraggio
Monitoraggio curve in tempo reale
FiO$_2$
Meccanica Respiratoria (pausa in- ed espiratoria)

Alimentazione
Corrente elettrica

Peso
17.2 Kg

BiPAP Vision (Respironics)

Modalità permesse
PSV
PSV timed
CPAP
PAV

Uso
Ospedaliero
Adulto
Pediatrico

Caratteristiche
IPAP: 4/40 cmH2O
EPAP: 4-20 cmH2O
Frequenza: 4 a 40 b/m
Trigger inspiratorio: auto
Trigger espiratorio: auto
Picco di flusso: sino a 120 L/m
FiO_2: dal 21 al 100%
Massimo tempo inspiratorio: da 0.5 a 3 s
Rise time: 0.05 a 0.40 s
Singolo circuito con dispositivo di non-rebreathing

Monitoraggio
Schermo a colori con tracce in tempo reale
Perdite aeree

Alimentazione
Corrente elettrica

Peso
4.5 Kg

Ventilatori da TERAPIA INTENSIVA specifici per NIV

CARINA (Draeger)

Modalità permesse
A/C volume + SIMV
PSV
PVC BIPAP
CPAP

Uso
Domiciliare
Ospedaliero
Adulto
Pediatrico

Caratteristiche
Volume corrente: 100-2000 ml
Pressione inspiratoria: 5/40 cmH_2O (con dispositivo non-rebreathing), da 5 a 50 con valvola espiratoria
CPAP: 3-20 cmH_2O (con dispositivo non-rebreathing), da 1 a 20 con valvola espiratoria
Frequenza: 5 a 50 b/m
Trigger inspiratorio: off, normale, sensibile
FiO_2: dal 21 al 100%
Massimo tempo inspiratorio: da 0.3 a 8.0 s
Rise time: variabile 0-2 s
Picco di flusso: 180 L/m
Doppio circuito

Monitoraggio
Monitoraggio curve in tempo reale su piccolo schermo
FiO_2

Alimentazione
Corrente elettrica
Batteria esterna (8 ore)

Peso
5.5 Kg

ELISEE 250 (ResMed)

Modalità permesse
PSV
PCV
A/C volume
CPAP

Uso
Ospedaliero
TrasportoAdulto
Pediatrico

Caratteristiche
Pressione inspiratoria: 3/40 (pediatrico), 5/60 (adulto) cmH_2O
PEEP: 0-20 cmH_2O (pediatrico), 0-25 (adulto)
Tidal Volume: 50-500 ml (pediatrico), 300-2500 (adulto)
Tidal Volume di sicurezza: 50-500 ml (pediatrico), 300-2500 (adulto)
Frequenza: 2 a 80 b/m (pediatrico), 2 a 50 (adulto)
Trigger inspiratorio: da 1 a 5 (unità arbitrarie) – auto – escluso
Picco di flusso: sino a 120 L/m
FiO_2: dal 21 al 100%
Massimo tempo inspiratorio: da 0.3 a 3 s
Doppio o singolo circuito con valvola espiratoria

Monitoraggio
Schermo a colori con tracce in tempo reale

Alimentazione
Corrente elettrica
Possibilità batteria interna (3 ore) ed esterna (3 ore)

Peso
4.05 Kg (senza batteria)
4.8 Kg (con batteria interna ed esterna)

ELISEE 350 (ResMed)

Modalità permesse
PSV
PCV
A/C volume
SIMV
PSV con volume garantito
PSV con volume di sicurezza

Uso
Ospedaliero
Trasporto
Adulto
Pediatrico

Caratteristiche
Pressione inspiratoria: 3/40 (NIV pediatrico), 5/60 (adulto) cmH$_2$O
PEEP: 0-20 cmH$_2$O (pediatrico), 0-25 (adulto)
Tidal Volume: 50-500 ml (pediatrico), 300-2500 (adulto)
Tidal Volume di sicurezza: 50-500 ml (pediatrico), 300-2500 (adulto)
Frequenza: 2 a 80 b/m (pediatrico), 2 a 50 (adulto)
Trigger inspiratorio: da 1 a 5 (unità arbitrarie) – auto – escluso
Trigger espiratorio (% del picco): 10-90 e auto
Picco di flusso: sino a 120 L/m
Tipo onda di flusso: 1-5 (unità arbitrarie)
FiO$_2$: dal 21 al 100%
Massimo tempo inspiratorio: da 0.3 a 3 s
Tempo di plateau: 0-1.5 s (pediatrico), 0-2.0 s (adulti)
Tempo di apnea: 5-20 s (pediatrico), 10-60 (adulti)
Possibilità di "respirone" (sigh)
Possibilità di nebulizzare farmaci
Doppio circuito o singolo con valvola espiratoria

Monitoraggio
Schermo a colori con tracce in tempo reale

Alimentazione
Corrente elettrica
Possibilità batteria interna (3 ore) ed esterna (3 ore)

Peso
4.5 Kg (con batteria interna ed esterna)

HT50 (Newport NMI)

Modalità permesse
PSV
SIMV
PCV
A/C volumetrica
CPAP

Uso
Ospedaliero
Domiciliare
Trasporto
Adulto
Pediatrico

Caratteristiche
Volume corrente: da 100 a 2.200 ml
Pressione inspiratoria: 0/ 60 cmH$_2$O
PEEP: 0/30 cmH$_2$O
Frequenza: 1 a 99 b/m
Tempo inspiratorio: da 0.1 a 3 s
Picco di flusso: 100 L/m
Trigger inspiratorio a pressione: da 0 a -9.9 cmH$_2$O
FiO$_2$: dal 21 al 100% (opzionale)
Umidificatore (opzionale)
Circuito singolo con valvola espiratoria

Monitoraggio
Monitoraggio digitale

Alimentazione
Corrente elettrica
Batteria interna sino a 10 ore

Peso
Non dichiarato

Ventilatori da TERAPIA INTENSIVA specifici per NIV

LEGENDAIR (Covidien)

Modalità permesse
PSV
PSV timed
PSV con volume target
A/C volumetrica
SIMV
PCV
CPAP

Uso
Ospedaliero
Domiciliare
Trasporto
Adulto
Pediatrico

Caratteristiche
IPAP: 5/40 cmH$_2$O
EPAP: 0/20 cmH$_2$O
Frequenza: 4 a 40 b/m (60 pediatrici)
Rise time: da 1 a 4 (unità arbitrarie)
Trigger inspiratorio: da 1 a 5 (unità arbitrarie)
Trigger espiratorio (%): 15-75, oppure auto
FiO$_2$: dal 21 al 100%
Circuito doppio

Monitoraggio
Monitoraggio curve in tempo reale
FiO$_2$

Alimentazione
Corrente elettrica
Batteria interna sino a 11 ore

Peso
4.5 Kg

NEFTIS 2 (Taema)

Modalità permesse
PSV
PCV
A/C volume
SIMV
PSV con volume garantito

Uso
Ospedaliero
Domiciliare
Adulto
Pediatrico

Caratteristiche
Pressione inspiratoria: 5/30 cmH$_2$O
PEEP: 0-20 cmH$_2$O
Tidal Volume: 50-2000 ml
Tidal Volume garantito: 90-2000 ml
Frequenza: 5 a 60 b/m
Rise time: da 50 a 100
Trigger inspiratorio: da 1 a 3 (unità arbitrarie) – escluso
Trigger espiratorio (% del picco): 10-90
Picco di flusso: sino a 99 L/m
Onda di flusso: costante o discendente
FiO$_2$: no. Eventuale cella O$_2$
Massimo tempo inspiratorio: da 0.5 a 3 s
Doppio circuito o singolo con valvola espiratoria
Possibilità di umidificatore esterno

Monitoraggio
Schermo con tracce in tempo reale

Alimentazione
Corrente elettrica
Possibilità batteria interna (durata non dichiarata)

Peso
14.5 Kg (con batteria interna ed esterna)

Ventilatori da TERAPIA INTENSIVA specifici per NIV

OSIRIS 1 & 2 (Taema)

Modalità permesse
A/C volumetrica
PSV spontanea (solo con Osiris 2)
PCV (solo con Osiris 2)

Uso
Ospedaliero
Adulto
Pediatrico

Caratteristiche
Volume corrente: 100-1500 ml
Pressione inspiratoria: 5/40 cmH$_2$O
CPAP: 0-15 cmH$_2$O
Frequenza: 6 a 40 b/m
Trigger inspiratorio a pressione: 0,5-4 cmH$_2$O
FiO$_2$: dal 21 al 100%
Picco di flusso: 130 L/m
Singolo circuito con valvola espiratoria

Monitoraggio
Monitoraggio analogico

Alimentazione
Corrente elettrica
Batteria esterna (10 ore)

Peso
5 Kg

SMARTAIR Plus (Covidien)

Modalità permesse
PSV
PCV
PSV con volume target
CPAP

Uso
Ospedaliero
Domiciliare
Trasporto
Adulto
Pediatrico

Caratteristiche
IPAP: 0/30 cmH$_2$O (con sistema non-rebreathing 4/30)
EPAP: 0/20 cmH$_2$O (con sistema non-rebreathing 4/20)
Frequenza: 4 a 40 b/m
Rise time: da 1 a 4 (unità arbitrarie)
Trigger inspiratorio: da 1 a 5 (unità arbitrarie)
Trigger espiratorio (%): 15-75, oppure auto
FiO$_2$: dal 21 al 100%
Circuito singolo con valvola espiratoria o dispositivo non-rebreathing

Monitoraggio
Monitoraggio digitale

Alimentazione
Corrente elettrica
Batteria interna sino a 5 ore

Peso
3.8 Kg

Ventilatori da TERAPIA INTENSIVA specifici per NIV

SUPPORTAIR (Covidien)

Modalità permesse
PSV
PSV timed
PSV con volume target
A/C volumetrica
SIMV
PCV
CPAP

Uso
Ospedaliero
Trasporto
Adulto
Pediatrico

Caratteristiche
IPAP: 5/60 (40 in SIMV) cmH$_2$O
EPAP: 0/20 cmH$_2$O
Frequenza: 4 a 60 b/m (a seconda delle modalità)
Massimo tempo inspiratorio: da 0.8 a 3 s
Minimo tempo inspiratorio: da 0.1 a 2.8 s
Trigger inspiratorio: da 1 a 5 (unità arbitrarie)
Trigger espiratorio (%): 5-95, oppure auto
FiO$_2$: dal 21 al 100%
Circuito doppio

Monitoraggio
Monitoraggio curve in tempo reale

Alimentazione
Corrente elettrica
Batteria interna sino a 12 ore

Peso
4.9 Kg

V60 (Respironics/Philips)

Modalità permesse
PSV
PCV
AVAPS
CPAP con opzione C-Flex

Uso
Ospedaliero
TrasportoAdulto
Pediatrico

Caratteristiche
IPAP: 4/25 cmH$_2$O
EPAP: 4-40
Max press AVAPS: 6-40 cmH$_2$O
Min press AVAPS: 5-30 cmH$_2$O
Rise time: da 1 a 5 (unità arbitrarie)
AVAPS volume target: 200-2000 ml
Frequenza: 4 a 60 b/m
Trigger inspiratorio: auto-adaptive in automatico o da 0 al 100% su scala arbitraria
Trigger espiratorio: auto-adaptive
FiO$_2$: dal 21 al 100%
Massimo tempo inspiratorio: da 0.3 a 3 s
Singolo circuito con dispositivo non-rebreathing

Monitoraggio
Schermo a colori con tracce in tempo reale

Alimentazione
Corrente elettrica
Batteria interna (6 ore)

Peso
10.0 Kg (senza batteria)
10.9 Kg (con batteria)

Ventilatori da TERAPIA INTENSIVA specifici per NIV

VENTI logic LS (Weinmann)

Sotto questo nome vengono raggruppati 3 ventilatori, che differiscono fra loro per il tipo di circuito adottato

Modalità permesse
A/C volume (solo nei modelli con valvola espiratoria)
PSV
PVC
CPAP

Uso
Domiciliare
Ospedaliero
Adulto
Pediatrico

Caratteristiche
IPAP: 6/35 cmH$_2$O (con circuito non-rebreathing), 4/45 con valvola espiratoria
EPAP: 4-20 cmH$_2$O (con circuito non-rebreathing), 0-20 con valvola espiratoria
Frequenza: 5 a 45 b/m
Trigger inspiratorio: 8 livelli
Trigger espiratorio: 8 livelli
FiO$_2$: dal 21 al 100%
Massimo flusso: 300 L/m (con circuito non-rebreathing), 280 (con singolo circuito e valvola espiratoria), 260 (con doppio circuito)
Doppio circuito – singolo circuito con valvola espiratoria – singolo circuito con dispositivo non-rebreathing
Possibilità di avere incorporato il sistema LIAM (Lung Insufflation Assist Maneuver)

Monitoraggio
Monitoraggio analogico
FiO$_2$

Alimentazione
Corrente elettrica
Batteria minimo 1 ora

Vivo 40 (Breas)

Modalità permesse
PSV
PCV
PSV + Target Volume
PCV + Target Volume
CPAP

Uso
Domiciliare
Ospedaliero
Adulto
Pediatrico

Caratteristiche
IPAP/EPAP: 4/40 cmH$_2$O, 2/20 cmH$_2$O (Domiciliare o Ospedaliero)
CPAP: da 4 a 20 cmH$_2$O
Frequenza:4 a 40 b/m (PCV e PSV)
Ti: da 0.3 a 5 s
Rise time: da 1 a 9 (unità arbitrarie)
Trigger inspiratorio: automatico oppure da 1 a 9 (unità arbitrarie)
Trigger espiratorio: automatico oppure da 1 a 9 (unità arbitrarie)
Target Volume: 200-1500 ml
Possibilità umidificazione
Flusso mqssimo: > 200 L/min
Ti min: 0.3-3.0 s
Ti max: 0.3-3.0 s

Monitoraggio
Pressione: grafico a barre
Tidal volume calcolato con accuratezza dichiarata ± 20%
Calcolo perdite, accuratezza dichiarata ± 20%
Frequenza Respiratoria
I/E 1:10 to 10:1

Alimentazione
Corrente elettrica
Batteria interna 3.8 ore

Peso
4.0 Kg (con batteria e umidificatore)

VS III (ResMed)

Modalità permesse

Con doppio circuito
PSV
PSV con volume di sicurezza
PSV con volume garantito
A/C volumetrica
PCV

Con singolo circuito e dispositivo non-rebreathing
CPAP
PSV
PSV timed
PCV

Uso
Domiciliare
Ospedaliero
Trasporto
Adulto
Pediatrico

Caratteristiche
IPAP: 5/30 cmH$_2$O
Pressione di Supporto: 5/50
EPAP/PEEP: 4/20 cmH$_2$O
Frequenza: 5 a 50 b/m (adulto), 5 a 60 (pediatrico)
Massimo tempo inspiratorio: da 0.7 (o 0.4) a 3 s
Minimo tempo inspiratorio: da 0.3 a 2.5
Trigger inspiratorio a flusso: out, oppure da 3 a 6 L/m
Trigger inspiratorio a pressione: auto, oppure da 1 a 6 cmH$_2$O
Trigger espiratorio (%): 5-90, oppure auto
Rise time: da 0.1 a 2.3 s
FiO$_2$: basso flusso O$_2$
Circuito singolo con dispositivo non-rebreathing oppure doppio

Monitoraggio
Parametri analogici
Possibilità di registrare curve in tempo reale con schermo supplementare

Alimentazione
Corrente elettrica

Peso
2.9 Kg

FALCO 101 e 102 (SIARE)

Il FALCO 102 si caratterizza dal 101 per la possibilità di ventilare in SIMV e di essere provvisto di blender. Entrambi i ventilatori utilizzano circuiti bitubo e monotubo, il primo per permettere la ventilazione invasiva

Modalità permesse in modulo NIV
CPAP
PSV timed
PCV
PSV con volume garantito
SIMV (solo FALCO 102)

Uso
Ospedaliero
Trasporto
Adulto
Pediatrico

Caratteristiche
IPAP: 6 /40 cmH$_2$O
EPAP: 0/20
Frequenza: 5 a 50 b/m
Rise time: da 0.1 a 2.3 s
Trigger inspiratorio a flusso: 1 a 6 L/m
Tempo inspiratorio max: 1-3 s
Tempo inspiratorio minimo: 0,3-2,5 s
Trigger espiratorio: dal 5 al 90% del picco di flusso
FiO$_2$: non direttamente controllabile ad eccezione del FALCO 102 con mixer (21-100%)

Monitoraggio
Schermo a colori con tracce in tempo reale

Alimentazione
Elettrica
Possibilità batteria interna

Peso
3,9 Kg (con batteria)

BiPAP Harmony (Respironics)

Modalità permesse
PSV
PSV timed
CPAP
Bi-flex

Uso
Domiciliare
Adulto
Pediatrico

Caratteristiche
IPAP: 4/30 cmH$_2$O
EPAP: 4-25 cmH$_2$O
CPAP: 4-20 cmH$_2$O
Frequenza: 0 a 30 b/m
Trigger inspiratorio: auto
Trigger espiratorio: auto
Picco di flusso: sino a 120 L/m
FiO$_2$: basso flusso
Massimo tempo inspiratorio: da 0.5 a 3 s
Rise time: da 1 a 6 (unità arbitrarie)
Singolo circuito con dispositivo di non-rebreathing

Monitoraggio
Display digitale
Perdite aeree

Alimentazione
Corrente elettrica
Batteria interna

Peso
1.8 Kg (con batteria interna ed esterna)

BiPAP Synchrony (Respironics)

Modalità permesse
PSV
PSV timed
CPAP
AVAPS

Uso
Ospedaliero
Domiciliare
Adulto
Pediatrico

Caratteristiche
IPAP: 4/30 cmH$_2$O
EPAP: 4-25 cmH$_2$O
Frequenza: 0 a 30, oppure da 4 a 30 in modalità timed b/m
Trigger inspiratorio: auto
Trigger espiratorio: auto
Picco di flusso: sino a 120 L/m
FiO$_2$: basso flusso
Massimo tempo inspiratorio: da 0.5 a 3 s
Rise time: da 1 a 6 (unità arbitrarie)
Singolo circuito con dispositivo di non-rebreathing

Monitoraggio
Display digitale
Perdite aeree

Alimentazione
Corrente elettrica
Batteria interna

Peso
2.7 Kg (con batteria interna ed esterna)

Ventilatori BILEVEL semplici e/o domiciliari

DELTA 2 (Taema)

Modalità permesse
PSV
PSV timed

Uso
Domiciliare
Adulto
Pediatrico

Caratteristiche
Pressione inspiratoria: 4/30 hpa
CPAP: 2/25 hpa
Frequenza: 6 a 40 b/m
Tempo inspiratorio: 0.3-5 s
Trigger inspiratorio: 4 settings prestabiliti
Trigger espiratorio: 10-50% del picco di flusso
FiO_2: basso flusso
Singolo circuito con dispositivo non-rebreathing

Monitoraggio
Monitoraggio analogico

Alimentazione
Corrente elettrica
Batteria esterna

Peso
3,8 Kg

ELISEE 150 (ResMed)

Modalità permesse
PSV
PCV
A/C volume
SIMV
PSV con volume garantito
PSV con volume di sicurezza

Uso
Domiciliare
Adulto
Pediatrico

Caratteristiche
Pressione inspiratoria: 3/40 (NIV pediatrico), 5/60 (adulto) cmH$_2$O
PEEP: 0-20 cmH$_2$O (pediatrico), 0-25 (adulto)
Tidal Volume: 50-500 ml (pediatrico), 300-2500 (adulto)
Tidal volume di sicurezza: 50-500 ml (pediatrico), 300-2500 (adulto)
Frequenza: 2 a 80 b/m (pediatrico), 2 a 50 (adulto)
Trigger inspiratorio: da 1 a 5 (unità arbitrarie) – auto – escluso
Trigger espiratorio (% del picco): 10-90 e auto
Picco di flusso: sino a 120 L/m
Tipo onda di flusso: 1-5 (unità arbitrarie)
FiO$_2$: dal 21 al 100%
Massimo tempo inspiratorio: da 0.3 a 3 s
Tempo di apnea: 5-20 s (pediatrico), 10-60 (adulti)
Possibilità di "respirone" (sigh)
Doppio circuito o singolo con valvola espiratoria

Monitoraggio
Schermo a colori con tracce in tempo reale

Alimentazione
Corrente elettrica
Possibilità batteria interna (4-6 ore) ed esterna (4-6 ore)

Peso
4.45 Kg (con batteria interna ed esterna)

Ventilatori BILEVEL semplici e/o domiciliari

GOODKNIGHT 425 ST (Covidien)

Modalità permesse
PSV
PSV timed
CPAP

Uso
Domiciliare
Adulto
Pediatrico

Caratteristiche
IPAP: 3/25
EPAP: 3/20 cmH$_2$O
Frequenza: 4 a 25 b/m
Trigger inspiratorio: da 1 a 10 (unità arbitrarie)
Trigger espiratorio: da 1 a 10 (unità arbitrarie)
Flusso massimo: 120 L/m
FiO$_2$: basso flusso
Circuito singolo con dispositivo non-rebreathing

Monitoraggio
Monitoraggio digitale

Alimentazione
Corrente elettrica

Peso
2.1 Kg
6.8 Kg

iVent A201 HC Home Care (VersaMed)

Modalità permesse
PSV
SIMV
A/C volume
CPAP
Adaptive Bi-level

Uso
Domiciliare
Adulto
Pediatrico

Caratteristiche
Pressione inspiratoria: 5/80 cmH$_2$O
PEEP: 0-20 cmH$_2$O
Tidal Volume: 50-2000 ml
Frequenza: 1 a 80 b/m
Trigger inspiratorio a flusso: 1 a 20 L/m
Trigger inspiratorio a pressione: -0.5 a -20 cmH$_2$O, oppure off
Picco di flusso: 180 L/m
FiO$_2$: basso flusso di O$_2$
Massimo tempo inspiratorio: da 0.3 a 3 s, oppure Adaptive
Tempo di apnea: 0-120
Circuito singolo con valvola espiratoria

Monitoraggio
Schermo a colori con tracce in tempo reale
Meccanica respiratoria

Alimentazione
Corrente elettrica
Possibilità batteria interna (2 ore) ed esterna (4 ore)

Peso
10 Kg (con batteria interna ed esterna)

Ventilatori BILEVEL semplici e/o domiciliari

OSIRIS 3 (Taema)

Modalità permesse
PSV spontanea
A/C volumetrica
PCV

Uso
Trasporto
Adulto
Pediatrico

Caratteristiche
Volume corrente: 100-2000 ml
Pressione inspiratoria: 5/40 cmH$_2$O
CPAP: 0-15 cmH$_2$O
Frequenza: 6 a 40 b/m
Trigger inspiratorio a pressione: 0-4 cmH$_2$O
FiO$_2$: dal 21 al 100%
Picco di flusso: 130 L/m
Doppio circuito

Monitoraggio
Monitoraggio analogico

Alimentazione
Corrente elettrica
Batteria esterna (6-14 ore)

Peso
5 Kg

PV403 (Breas)

Modalità permesse
A/C volumetrica
PSV
PCV
SIMV

Uso
Domiciliare
Ospedaliero
Adulto
Pediatrico

Caratteristiche
Volume corrente: 300-1600 ml
Pressione inspiratoria: 6/50 cmH$_2$O
PEEPesterna: mediante valvola esterna da regolare
Frequenza: 4 a 40 b/m
Tempo inspiratorio: 0.5-5 s
Trigger inspiratorio a pressione: da -2 a +8 cmH$_2$O (da regolare con valore + in caso di posizionamento valvola esterna)
Trigger espiratorio: 10-50% del picco di flusso
FiO$_2$: basso flusso
Singolo circuito con valvola espiratoria

Monitoraggio
Monitoraggio analogico

Alimentazione
Corrente elettrica
Batteria esterna (6-10 ore)

Peso
5,5 Kg

Ventilatori BILEVEL semplici e/o domiciliari

Serie VPAP (ResMed)

Sotto questa definizione includiamo 7 ventilatori che si differenziano fra loro per alcune caratteristiche (*i.e.* possibilità di avere o meno la modalità "*timed*", l'opzione *easy-breath*, l'umidificatore incorporato o meno). Le specifiche tecniche sono invece molto simili fra loro. In questa scheda ci riferiremo al modello più avanzato, e cioè il VPAP IV ST.

Modalità permesse
PSV
PSV timed
Timed
CPAP

Uso
Domiciliare
Trasporto
Adulto
Pediatrico

Caratteristiche
IPAP: 4/25 cmH$_2$O
EPAP: 5/25 cmH$_2$O
CPAP: 4/20 cmH$_2$O
Frequenza: 5 a 30 b/m
Massimo tempo inspiratorio: da 0.1 a 4 s
Minimo tempo inspiratorio: da 0.1-Ti max
Trigger inspiratorio: 5 livelli arbitrari
Rise time: 150-900 ms
Picco di flusso: 170 L/m
FiO$_2$: basso flusso O$_2$
Tempo di apnea: 0-120
Circuito singolo con dispositivo non-rebreathing

Monitoraggio
Parametri analogici

Alimentazione
Corrente elettrica

Peso
1.3 Kg

Vivo 30 (Breas)

Modalità permesse
PSV
PCV
CPAP

Uso
Domiciliare

Caratteristiche
IPAP/EPAP: 4/30 cmH$_2$O, 2/20 cmH$_2$O
CPAP: da 4 a 20 cmH$_2$O
Frequenza: 4 a 40 b/m (PCV e PSV)
Ti: da 0.3 a 5 s
Rise time: da 1 a 9 (unità arbitrarie)
Trigger inspiratorio: automatico, oppure da 1 a 9 (unità arbitrarie)
Trigger espiratorio: automatico, oppure da 1 to 9 (unità arbitrarie)
Target Volume: 200-1500 ml
Possibilità umidificazione
Flusso massimo: >200 l/m
Ti min: 0.3 – 3.0 s
Ti max: 0.3 – 3.0 s

Monitoraggio
Pressure: grafico a barre
Tidal volume calcolato con accuratezza dichiarata ± 20%
Calcolo perdite, accuratezza dichiarata ± 20%
Frequenza Respiratoria
I/E 1:10 to 10:1

Alimentazione
Corrente elettrica

Peso
3,3 Kg (con batteria e umidificatore)

CPAP stand-alone

I sistemi di CPAP cosiddetti *stand-alone* sono degli apparati che non necessitano di ventilatori o fonti di energia elettrica.

L'interfaccia (maschera o casco) viene collegata a una fonte di ossigeno ad alto flusso (almeno 30 L/m). Esistono vari modi per erogare una pressione positiva continua (*i.e.* mediante una valvola esterna, un sistema vicariato dall'ingegneria aeronautica che sfrutta le turbolenza del flusso, oppure banalmente un sistema ad acqua), a seconda del tipo di sistema che vi viene proposto.

I risultati clinici sono assolutamente sovrapponibili usando i vari tipi di CPAP.